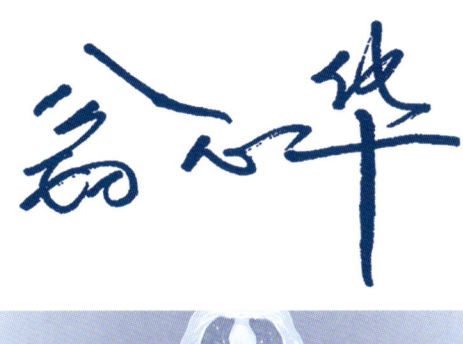

疑难感染病和发热病例
精选与临床思维

―― 2024 ――

主审

翁心华

主编

张文宏　张继明

上海科学技术出版社

图书在版编目（CIP）数据

翁心华疑难感染病和发热病例精选与临床思维. 2024 / 张文宏，张继明主编. -- 上海：上海科学技术出版社，2025. 1. -- ISBN 978-7-5478-6911-6

Ⅰ. R4

中国国家版本馆CIP数据核字第20245A9E63号

翁心华疑难感染病和发热病例精选与临床思维（2024）

主审　翁心华
主编　张文宏　张继明

上海世纪出版（集团）有限公司
　　　　　　　　　　　　　　　　　出版、发行
上 海 科 学 技 术 出 版 社
（上海市闵行区号景路159弄A座9F-10F）
邮政编码201101　www.sstp.cn
徐州绪权印刷有限公司印刷
开本 787×1092 1/16 印张 13
字数 240千字
2025年1月第1版　2025年1月第1次印刷
ISBN 978-7-5478-6911-6/R·3151
定价：148.00元

本书如有缺页、错装或坏损等严重质量问题，请向印刷厂联系调换

内容提要

2024年复旦大学附属华山医院终身教授翁心华获得中央宣传部、国家卫生健康委员会2024年"最美医生"称号，以表彰他作为一名临床医生坚持人民至上、生命至上，以仁心仁术为人民健康做出的贡献。翁心华教授是国内德高望重的感染病学家、内科学家，他所带领的复旦大学附属华山医院感染科，是我国最早的国家级重点学科之一，又是我国最重要的集感染病预防、诊断、治疗为一体的临床医疗中心之一，也是国家首批博士点、首批国家重点学科、国家教育部"211"重点一期和二期建设学科，并于2021年获批国家传染病医学中心。

数十年来，复旦大学附属华山医院感染科收治了大量疑难感染病和发热待查病例，在诊治疑难感染病方面形成了独特的学科特色和优势。本书精选了该科近1年来所遇到的25例疑难感染病和发热待查的病例，也包括一些罕见的疑难肝病病例。相较于前几年本系列收录的病例，今年收集的病例临床诊治难度又有提升，不仅包括了免疫缺陷导致的疑难机会性感染、与感染性疾病表现类似的非感染性疾病等，还收录了慢性活动性EB病毒感染病例的救治、碳青霉烯类耐药革兰阴性菌中枢神经系统感染病例的救治等，体现了在疑难重症感染性疾病救治方面的进展，相信能给读者带来抽丝剥茧探查真相的阅读体验，也会带来最新的临床诊治进展信息。同时随着基因检测技术和肝脏病理检查水平的提高，一些较为罕见的疑难肝病也得到了明确诊断，本书也收录了几例在诊断和处理上有独到之处的疑难肝病病例。此外，近年来多学科合作的重要性日益凸显，本次收录的不少病例是依赖MDT团队的合作才得到有效的诊治，这非常有助于提高感染科医生对疑难病例的诊治水平，大大提高了处理该类疾病的诊疗效率。

本书展示了这些精选案例的主诊医师在诊治过程中的临床思路和心得体会，并由翁心华教授等具有丰富临床经验的资深教授结合国内外文献对病例进行点评，对感染病相关专业的医务工作者的临床工作有较大的启示和帮助。

编者名单

主　审

翁心华

主　编

张文宏　张继明

副主编

邵凌云　陈　澍　王新宇

秘　书

胡越凯　喻一奇　周　晛

编　者

艾静文	陈　晨	陈　澍	陈沛冬	陈云飞	程　琦	曹　劲	高　岩
胡越凯	黄　翀	黄玉仙	江英骏	蒋卫民	金嘉琳	李　宁	李　谦
李　杨	刘其会	刘袁媛	卢　清	毛日成	秦艳丽	阮巧玲	邵凌云
沈　蕾	施光峰	孙　峰	汪　婷	王　森	王　璇	王瑾瑜	王新宇
徐　斌	杨飞飞	杨清銮	于　洁	余雪莹	虞胜镭	喻一奇	张　舒
张　炜	张冰琰	张昊澄	张继明	张巨波	张文宏	张馨赟	张咏梅
赵华真	郑建铭	周　晛	朱浩翔	朱利平			

前 言

临床医生对自己亲身参与诊治的病例,其认识的深度可能要远超从书本得到的知识。而如果将其中具有特殊性和学习价值的病例进行认真总结归纳,并和同行交流,临床医生的收获则将更为丰厚。我从医六十多年的经历告诉我这个观点是无比正确的。

近年来,免疫缺陷患者继发感染病例逐渐成为本丛书不可缺少的组成部分,这其实也反映了现代感染病学科发展的一个重要趋势。这些被称为机会性感染的疾病,在10多年前,治疗多以经验性治疗为主,常采取广覆盖的策略来弥补病原体未知的缺陷,但结局往往并不理想。而随着各种新型诊断技术的成熟,以及临床越来越多治疗经验的积累和总结,我们现在有很大机会能够弄清楚这些免疫缺陷患者感染的病原体和导致免疫缺陷的原因和机制,真正做到感染病的精准治疗。本书收录了多例先天和继发的免疫缺陷导致的细菌、真菌、不典型病原体感染病例,包括原发性免疫缺陷病相关病例,如MSMD伴发NTM感染的病例,通过多学科团队的共同努力以及免疫调节治疗的使用,最终帮助患者取得了较为理想的治疗效果,这些病例的诊疗经验为我们对不明原因机会性感染患者的病因探究提供了新的思路。

在反复发热的病例中,有很大一部分导致发热的原因并非感染性疾病。正是由于难以区分,不少这样的病例会收治在感染科。本书收录了多个与感染性疾病表现类似的非感染性疾病病例,如"以脓肿为首发症状的颅咽管瘤""酷似肝脓肿的EB病毒相关淋巴上皮瘤样肝内胆管癌"等,在诊治过程中对感染和非感染病因的鉴别诊断过程非常具有参考价值,经过多学科专家的反复讨论和临床思路的大胆转换,这些病例的诊断最终得以明确。

另外,随着近年来免疫检查点抑制剂、CD20单抗等生物制剂等的使用,其相关免疫不良反应不断出现,这类病例的诊断和治疗对临床提出了挑战,本书也展示了这类病例的诊治过程,为感染科医生处理相关问题带来了启示和参考。此外,我们还要重视重症感染性病例的诊断和救治能力的提升,本书收录了不少重症感染病例或者在诊治过程中病情加重的病例,这些病例对感染科医生的临床救治能力提出了考验,通过病例的展示和分析,可以帮助我们提高对重症感染病例的早期识别和救治能力,这也是感染科医生需要努力的方向。

因此,疑难感染病和发热待查病例的病因/病原诊断,是对一名感染科医生临床思路最好的训练和考验,而这必须要从询问病史和体格检查等临床基本功开始做起,在病史和体征中寻找蛛丝马迹,然后再通过适当的辅助检查来帮助诊断。近来临床上广泛开展的宏基因组测序技术为病原体的确定带来了很多便利,但其结果的解读仍需结合临床表现和其他检查结果综合判断,切忌仅依赖一个检查结果就做出病因/病原判断,否则会使临床诊断方向误入歧途。因此,需要我们临床医生不断学习和提高,以掌握和使用新技术、新进展。

最后想要说的是,这本书是以我名字命名的系列图书的第13本了,正所谓"十年树木,百年树人",要培养一名具有丰富经验的临床感染病专家,或许十年才刚起步,但我很高兴地看到通过本系列病例图书的出版,我们科室不少年轻医生在这十多年获得了成长。同时,也在此感谢参与这些病例诊治过程的每一位兄弟科室的同仁和来自全国五湖四海的同道,他们给我们带来的经验和给予的指导对于这些病例的诊治也起到了非常关键的作用。当然,本书还是会有一些欠缺、疏漏的地方,衷心希望各位读者批评指正。

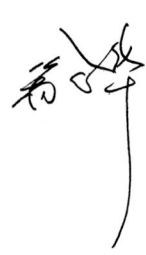

2024年9月

目 录

1. 像雾像雨又像风——接受抗CD20单抗治疗患者反复病毒感染的多种肺部影像学变化   1
2. 以噬血细胞性淋巴组织细胞增生症为首发表现的慢性活动性EB病毒感染病例的救治   12
3. 腹腔巨大孤立脓肿保守治疗无效   19
4. 泌尿道手术后继发耐多药革兰阴性杆菌血流感染   25
5. 头孢德罗治疗碳青霉烯类耐药鲍曼不动杆菌中枢神经系统感染   34
6. PET-CT联合肝活检辅助诊断多发性骨髓瘤患者化疗后肝结核   43
7. 孟德尔遗传易感分枝杆菌病伴发罕见非结核分枝杆菌感染患者的精准诊治   53
8. 以球蛋白显著升高为特点的干扰素-γ自身抗体阳性的播散性非结核分枝杆菌病   62
9. 以肺栓塞为主要临床表现的成人重症支原体肺炎   71
10. 急性病程的Q热感染性心内膜炎   78
11. 念珠菌椎骨骨髓炎   85
12. 新型冠状病毒感染后同时合并肺曲霉及肺毛霉感染   92
13. 血和脑脊液隐球菌荚膜多糖抗原检测阴性,但脑脊液培养阳性的隐球菌脑膜炎   99
14. 白血病控制稳定后多种病原体轮番感染   106
15. 包裹性腹膜硬化症   112
16. 误诊为胸腰椎结核的抗中性粒细胞胞质抗体相关性血管炎   119
17. 主要累及肝脏的轻链型淀粉样变性   125

18	罕见的以坏疽性脓皮病为主要表现的骨髓增生异常综合征	134
19	疑为肺部感染的肺黏液腺癌	145
20	所见非所得——以"脓肿"为首发表现的颅咽管瘤	153
21	酷似肝脓肿的EB病毒相关淋巴上皮瘤样肝内胆管癌	161
22	鼻窦曲霉病合并淋巴瘤	169
23	慢性肝病背景上出现发热、脾大、血细胞减少表现的脾淋巴瘤	174
24	一场"肝硬化"的迷雾——慢性乙型病毒性肝炎合并门静脉肝窦血管性疾病	183
25	激素抵抗型重症免疫检查点抑制剂相关肝毒性的诊疗	190

1

像雾像雨又像风——接受抗CD20单抗治疗患者反复病毒感染的多种肺部影像学变化

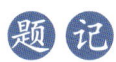

题记

抗CD20单抗治疗会造成患者B细胞耗竭,从而导致呼吸道病毒难以清除,临床症状反复且表现形式多样。本例为接受抗CD20单抗治疗的淋巴瘤患者,抗肿瘤治疗过程中呼吸道出现多种病毒感染,且部分病毒反复感染,整个病程反复迁延半年余,临床表现类似但肺部影像学表现多样,每次病情波动时临床医生面对的主要问题也有所不同。通过对本例病例的系统回顾,进一步提高了我们对免疫缺陷宿主继发感染复杂性的认识。

病史摘要

第一次诊疗经过

入院病史
患者,女性,37岁。2023-02-27收入我科。

主诉
诊断淋巴瘤半年,间断发热伴咳嗽、咳痰1个月。

现病史
患者2022-08发现腹胀,10月于复旦大学附属肿瘤医院行腹膜后淋巴结穿刺活检,分子病理诊断为滤泡性淋巴瘤。PET-CT:① 全身广泛淋巴结受侵犯,以腹腔后膜为著,双侧颈部、锁骨上、右侧内乳、双侧腋窝、后纵隔、双侧横膈前组、膈脚后、肝胃间隙、腹膜后、腹腔、肠系膜、双侧髂血管旁、腹股沟多发肿大结节;② 右上肺结节,未见FDG代谢增高。2022-12-02行化疗(奥妥珠单抗注射液1 000 mg D0、D8、D15、D21+苯达莫司汀D1+苯达莫司汀150 mg D2 q4w)(GB方案)。2022-12-20新型冠状病毒核酸阳性,出现畏寒、发热,体温最高38℃,偶有咳嗽、咳痰,暂停第16次化疗。2023-01-05复查新型冠状病毒核酸阴性,肺CT:两肺多发小磨玻璃影,左肺底片状模糊影。01-07患者继续行GB方案化疗,过程顺利,无特殊不适。患者 2023-01-20 再次发热，体温最高 40℃，于当地医院急诊就诊，予头孢菌素+甲泼尼龙（具体不详），后因治疗效果不佳，改阿奇霉素+地塞米松（具体不详），患者体温峰值略有下降。01-28 于外院住院，新型冠状病毒核酸阳性，肺部CT：左肺、右肺上下叶炎症，较前部分吸收、部分进展。住院期间，予奈玛特韦/利托那韦抗病毒，糖皮质激素抗炎，辅以对症支持治疗，02-04 患者好转出院，后未服用激素持续治疗。02-15 患者再次发热，体温最高 39℃，伴咳嗽、咳痰，02-19 再次外院住院治疗，鼻咽拭子新型冠状病毒核酸阴性，血常规：白细胞 2.18×10^9/L，红细胞 2.59×10^{12}/L，血红蛋白 69 g/L；高敏C反应蛋白 24.53 mg/L，红细胞沉降率 150 mm/h。肺部CT较前明显进展。予头孢唑肟抗感染，糖皮质激素抗炎治疗，患者仍有反复发热，体温最高 38.5℃。02-24 患者转至我院急诊就诊，予莫西沙星 0.4 g qd+地塞米松 5 mg qd ivgtt。今为进一步治疗，转入我科住院。

患病以来患者精神好，胃纳可，睡眠好，二便正常，无体重明显下降。

既往史及个人史

2022 年诊断为"滤泡型淋巴瘤"，具体见现病史；否认高血压、糖尿病、冠心病等病史；无吸烟、饮酒史，无其他药物、毒物接触史。

入院查体

体温（T）：37.4℃，脉搏（P）：89次/分，呼吸（R）：20次/分，血压（BP）：95/65 mmHg。神志清楚，发育正常，查体合作，轮椅推入病房。全身皮肤黏膜未见异常，无瘀点、瘀斑，全身浅表淋巴结无肿大。眼睑正常，睑结膜未见异常，双侧瞳孔等大等圆，对光反射灵敏。双肺呼吸音清晰，未闻及干、湿啰音。心率89次/分，律齐，各瓣膜区未闻及杂音。腹平坦，腹壁软，全腹无压痛，无肌紧张及反跳痛，肝脾肋下未触及，肝肾区无叩击痛。四肢无畸形，关节无红肿，双下肢无水肿。

入院后实验室检查和辅助检查

- **血常规**：白细胞 3.53×10^9/L，中性粒细胞百分比 64.3%，淋巴细胞百分比 20.4%，血红蛋白 81 g/L↓，血小板 257×10^9/L。
- **炎症指标**：C反应蛋白（CRP）27 mg/L↑，降钙素原 0.06 ng/mL↑，红细胞沉降率 49 mm/h↑，白介素2受体 1 142 U/mL↑，中性粒细胞CD64指数 24.75↑，铁蛋白 617 ng/mL↑，白介素6 43.47 pg/mL↑。
- **肝肾功能**：谷丙转氨酶 8 U/L，谷草转氨酶 12 U/L↓，总胆红素 9.9 μmol/L，碱性磷酸酶 67 U/L，γ-谷氨酰转移酶 32 U/L，白蛋白 34 g/L↓，球蛋白 23 g/L，肌酸激酶 6 U/L↓，乳酸脱氢酶（LDH）203 U/L，肌酐 46 μmol/L，尿素 3.4 mmol/L。
- **电解质**：钾 3.3 mmol/L↓，钠 140 mmol/L，氯化物 102 mmol/L，钙 1.99 mmol/L↓，磷 1.08 mmol/L，镁 0.81 mmol/L。
- **心肌标志物**：肌钙蛋白T<0.003 ng/mL↓，肌红蛋白<21 ng/mL↓，肌酸激酶同工酶（质量）（CK-MB mass）<0.3 ng/mL，NT-BNP 84 pg/mL。
- **凝血功能**：国际标准化比值 1.08，凝血酶原时间 12.6 秒，活化部分凝血活酶时间 30.8

秒,纤维蛋白原定量5.1 g/L↑,D-二聚体0.79 FEUmg/L↑,纤维蛋白原降解产物3.3 μg/mL。
- 免疫球蛋白:IgG 6.51 g/L↓,IgA 0.6 g/L↓,IgM 0.29 g/L↓。
- 淋巴细胞绝对值计数:T淋巴细胞绝对值(CD3$^+$)619 cells/μL↓,Th淋巴细胞绝对值(CD3$^+$CD4$^+$)90 cells/μL↓,Tc淋巴细胞绝对值(CD3$^+$CD8$^+$)516 cells/μL,B淋巴细胞绝对值(CD3$^-$CD19$^+$)1 cells/μL↓。
- 血、尿免疫固定电泳:阴性。
- CMV DNA:$4.17×10^2$ copies/mL。
- 病原学相关检查:血隐球菌乳胶凝集定量试验(-),血GM试验(-),血G试验<10 pg/mL,EBV DNA(全血和血浆)低于检测下限,结核分枝杆菌特异性细胞免疫反应检测(-)。
- 鼻咽拭子:新型冠状病毒核酸(-)。
- B超(2023-03-01):胆囊多发结石;脾大。肝脏、胰腺、双肾未见明显异常。双侧颈部、双侧锁骨上、双侧腋下、双侧腹股沟以及后腹膜未见明显异常肿大淋巴结。双下肢动脉血流通畅,未见明显异常。双下肢深静脉未见明显血栓。
- 肺部CT(2023-02-28):两肺多发炎症改变(图1-1)。

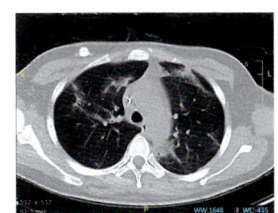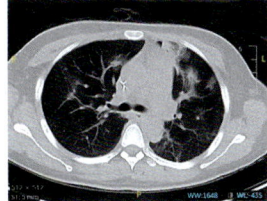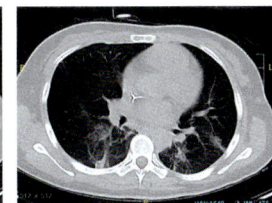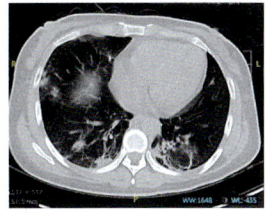

图1-1 肺部CT(2023-02-28)

入院后诊疗经过

患者入院后予以更昔洛韦0.25 g q12h抗病毒,莫西沙星抗感染,地塞米松5 mg qd抗炎,低分子肝素抗凝,辅以雾化吸入、化痰、护胃、补钙等对症治疗,患者仍有间断发热,体温最高可达39℃。复查炎症指标(CRP、铁蛋白、CD64指数等)无明显好转。

临床关键问题及处理(一)

关键问题1 如何考虑患者肺部感染的病原学诊断?

患者合并有滤泡性淋巴瘤,治疗方案中包含抗CD20单抗,可严重消耗外周血B细胞,此后B细胞数量通常需要6～9个月或更长时间才能恢复正常。部分患者在接受抗CD20单抗治疗后可出现有临床意义的持续性低丙种球蛋白血症,从而引起严重感染。低丙种球蛋白血症定义为一种或多种免疫球蛋白缺陷:IgG<6.0 g/L、IgA<0.50 g/L、IgM<0.50 g/L。该患者入院后IgG 6.51 g/L↓、IgA 0.6 g/L↓、IgM 0.29 g/L↓,符合低丙种球蛋白血症诊断标准。

抗CD20单抗相关低丙种球蛋白血症所致的感染中,最常见的是肺部感染,细菌、病毒或机会性感染（如肺孢子菌）均有发生可能。该患者接受抗巨细胞病毒治疗后仍有发热，炎症反应控制不佳，需考虑有其他病原体感染可能。2023-03-03完善电子支气管镜检查及肺泡灌洗术，肺泡灌洗液涂片和培养（细菌+真菌+分枝杆菌）阴性，肺泡灌洗液二代测序结果：人类疱疹病毒5型（CMV）（序列数：60），新型冠状病毒（BA.5.2.48）（序列数：29,196），甲型流感病毒H1N1（序列数：698）。诊断为巨细胞病毒肺炎、新型冠状病毒肺炎和甲型流感病毒感染，治疗方案调整为更昔洛韦0.25 g q12h，莫诺拉韦0.8 g q12h，玛巴洛沙韦20 mg po（图1-2）。患者体温逐渐正常，2023-03-08复查胸部CT较前大部分病灶吸收，右肺少许新发病灶，考虑肺炎吸收期（图1-3）。治疗过程中患者激素逐渐减量，至出院时激素减量至甲泼尼龙10 mg qd，新型冠状病毒核酸转阴，并口服盐酸缬更昔洛韦预防性抗巨细胞病毒（CMV）。

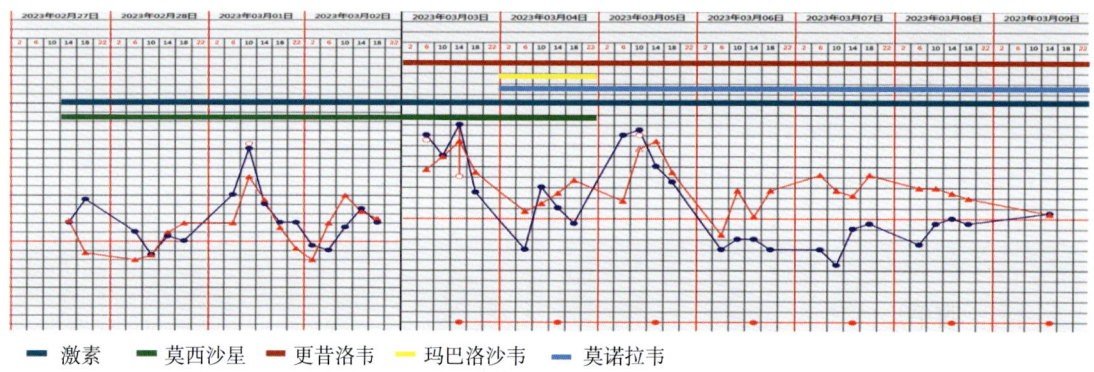

图1-2 患者第一次诊疗经过

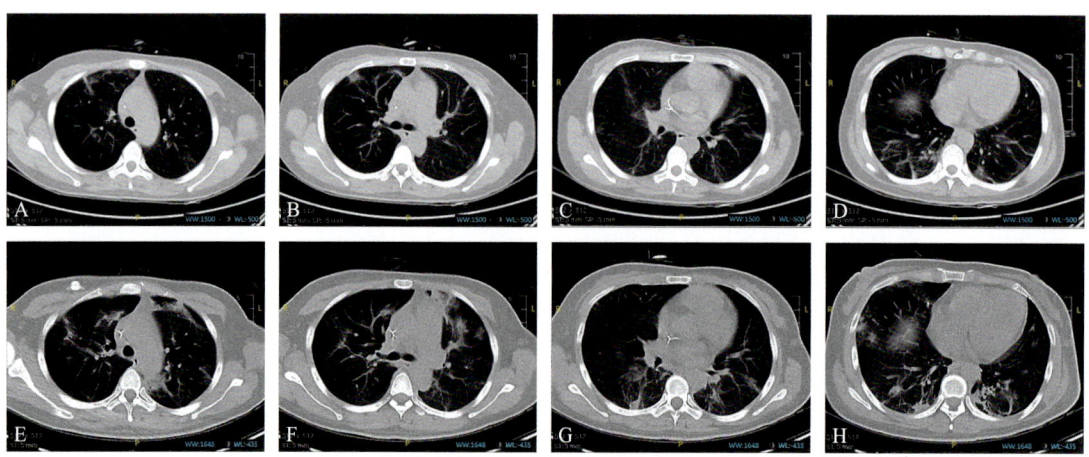

图1-3 第一次住院期间肺部影像学随访 A～D. 2023-03-08肺部CT；E～H. 2023-02-28肺部CT。

第二次诊疗经过

患者上次出院后遵嘱服药，居家间断吸氧，无特殊不适。2023-04-05受凉后出现发热，体温最高40℃，伴咳嗽、咳痰，主要为白色黏痰，因患者长期卧床，难以咳出，遂于04-07至外院住院，予青霉素、阿莫西林克拉维酸钾抗感染，地塞米松、甲泼尼龙抗炎，那屈肝素钙抗凝，质子泵抑制剂护胃等治疗后出院，出院时患者体温平，咳嗽、咳痰较前明显好转。出院后患者仍居家间断吸氧，活动较前减少，活动耐量较前逐步下降，静息吸氧时指末氧饱和度可维持在98%以上，日常活动（如上厕所、吃饭）后氧饱和度最低可下降至75%。05-05患者自觉气促、呼吸困难，仍有咳嗽及咳白色黏痰，遂至外院住院，血常规：白细胞$5.3×10^9$/L，淋巴细胞百分比5.3%↓，中性粒细胞百分比84.7%↑，血红蛋白97 g/L↓，血小板$314×10^9$/L，白蛋白25 g/L↓，随机血糖17.76 mmol/L↑。05-26胸部CT：两肺多发炎症，胰腺炎伴周围渗出。当地医院予高流量吸氧，患者住院期间测新型冠状病毒核酸阳性，出现发热，且咳嗽、咳痰、气促加重，予甲泼尼龙抗炎，奈玛特韦/利托那韦抗病毒，亚胺培南-西司他丁钠、头孢噻利、头孢哌酮-舒巴坦、比阿培南、复方磺胺甲噁唑抗感染，氟康唑、卡泊芬净抗真菌，更昔洛韦抗病毒、抑酸护胃、补充白蛋白及营养支持等治疗后，患者气促及咳嗽症状稍有好转，活动后仍稍感胸闷、气促，仍不能脱离氧疗。10天前患者无明显诱因下右上肢及双下肢出现散在紫癜，直径约0.5~1 mm，不凸出于皮肤表面，压之不褪色，4天前进展至左上肢，当地医院未予特殊处理。现患者为进一步诊治再次收入我科。

入院查体

T：36.1℃，P：103次/分，R：33次/分，BP：92/66 mmHg。神志清楚。全身皮肤黏膜未见异常，无瘀点、瘀斑。双肺呼吸音清晰，未闻及干、湿啰音。心率103次/分，律齐，各瓣膜区未闻及杂音。腹平坦，腹壁软，全腹无压痛，无肌紧张及反跳痛。双下肢无水肿。

入院后实验室检查和辅助检查

- 血气分析：酸碱度7.467↑，氧饱和度96.7%，氧分压10.45 kPa↓，二氧化碳分压5.44 kPa。
- 血常规：白细胞计数$12.22×10^9$/L↑，中性粒细胞百分比94.7%↑，淋巴细胞百分比1.6%↓，血红蛋白108 g/L↓，血小板计数$217×10^9$/L。
- 生化：乳酸脱氢酶446 U/L↑，碱性磷酸酶146 U/L↑，尿素11.7 mmol/L↑，肌酐31 μmol/L↓，γ-谷氨酰转移酶92 U/L↑。
- 凝血功能：D-二聚体1.08 FEUmg/L↑。
- 炎症指标：全血C反应蛋白9.26 mg/L↑，铁蛋白1 364.00 ng/mL↑，降钙素原0.07 ng/mL↑，红细胞沉降率68 mm/h↑，白介素6<1.50 pg/mL，中性粒细胞CD64指数63.23。
- 免疫球蛋白：血免疫球蛋白M 0.25 g/L↓，血免疫球蛋白G 3.63 g/L↓，血免疫球蛋白A 0.47 g/L↓。
- 淋巴细胞亚群：T淋巴细胞绝对值140 cells/μL↓，Th淋巴细胞绝对值20 cells/μL↓，Tc淋巴细胞绝对值115 cells/μL↓，B淋巴细胞绝对值1 cells/μL↓，NK细胞绝对值56 cells/μL↓，T淋巴细胞相对值71.05%，Th淋巴细胞相对值10.00%↓，Tc淋巴细胞相对值58.13%↑，$CD4^+/CD8^+$值0.17↓，B淋巴细胞相对值1.00%↓，NK细胞相对值28.41%↑。
- 新型冠状病毒核酸检测：阳性（CT值28/28）。
- 巨细胞病毒DNA定量检测：$1.99×10^3$ copies/mL。
- 痰培养：阴沟肠杆菌。

- 其他检查：余凝血功能、心肌标志物、风湿免疫自身抗体、细胞因子、尿常规、粪常规均未见明显异常。乙肝、丙肝、结核、隐球菌、EBV、其他呼吸道病原体等均阴性。G试验、GM试验阴性。
- B超（2023-06-06）：胆囊多发结石。肝脏、胰腺、脾脏、双肾、膀胱显示部位未见明显异常。双侧输尿管未见明显扩张。双下肢动脉血流通畅，未见明显异常。左侧小腿肌间静脉局部血栓形成，余双下肢深静脉未见明显血栓。
- 胸部CT平扫（2023-06-07）：两肺多发炎症，较前（23-03-08）增多，请结合临床，建议治疗后复查；纵隔内多发积气（图1-4）。

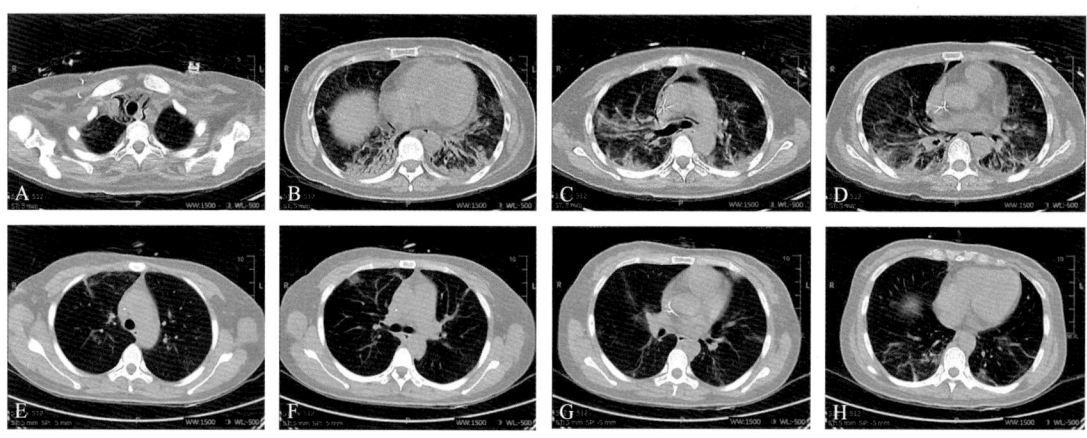

图1-4 肺部CT 2023-06-07肺部CT（A～D）显示两肺多发炎症，较前（23-03-08，E～H）增多；纵隔内多发积气。

入院后诊疗经过

入院后予以高流量湿化吸氧，甲泼尼龙抗炎（20 mg qd逐步减量，06-17起减至8 mg qd维持中），乙酰半胱氨酸+尼达尼布抗肺纤维化，奈玛特韦-利托那韦抗新型冠状病毒，更昔洛韦0.25 g q12h抗CMV（06-07～06-19），哌拉西林-他唑巴坦4.5 g q8h（06-06～06-23）抗感染，低分子肝素抗凝，补充免疫球蛋白，辅以护胃、化痰、通便等治疗。经过上述治疗，患者氧合逐渐改善，予逐步下调高流量参数，06-14复查胸部CT：两肺炎症，较前（2023-06-07）部分吸收；原纵隔气肿基本吸收（图1-5）。改用鼻导管吸氧，指末氧饱和度可维持在96%以上。虽然患者症状和氧饱和度均在好转，但自06-07起开始抗新型冠状病毒治疗，患者新型冠状病毒核酸始终不能持续转阴，06-15新型冠状病毒抗体：新型冠状病毒IgG抗体12.57（+）s/co、新型冠状病毒IgM抗体0.03（-）s/co，患者抗体滴度偏低与B细胞缺乏有关，予氘瑞米德韦（VV116）继续抗新型冠状病毒治疗，06-23复查新型冠状病毒核酸CT值35/34。患者06-13起血常规三系逐渐下降，考虑为更昔洛韦药物所致，06-20复查CMV-DNA：7.39×10^2 copies/mL，换用盐酸缬更昔洛韦抗CMV，并予吉粒芬对症处理（升白细胞）。患者体温平，一般情况可，无其他不适主诉，不吸氧时指末氧饱和度可维持在96%以上，予带药出院，嘱患者出院后遵嘱服药，定期复查胸部CT。

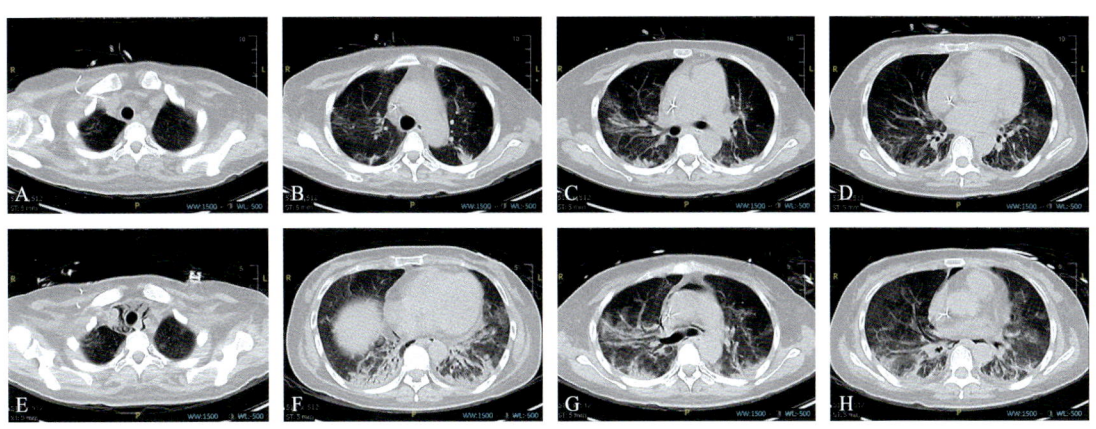

图1-5 第二次住院期间肺部影像学随访 A～D. 2023-06-14肺部CT；E～H. 2023-06-07肺部CT。

临床关键问题及处理（二）

关键问题1　患者此次住院主要临床问题如何评估？

患者本次入院的特征性表现是持续新型冠状病毒感染，双肺间质性纤维化改变伴纵隔内积气。患者依然符合低丙种球蛋白血症的诊断标准，新型冠状病毒抗体滴度偏低，相关研究发现，接受抗CD20单抗治疗的患者，即使血清免疫球蛋白正常或仅轻度减少，疫苗反应也常会有所减弱，这或许可以解释该患者反复持续新型冠状病毒感染。

多数新型冠状病毒肺炎患者出院时会有不同程度的炎症后肺纤维化，其发病机制与多条途径有关，其中新型冠状病毒感染后诱发的细胞因子风暴所致全身炎症反应持续失调，会诱导肺纤维形成或加重。患者新型冠状病毒持续阳性，炎症指标波动，反复的炎症活动导致肺纤维化风险显著增加，肺功能明显下降，低氧所致的呼吸驱动增加导致出现纵隔内积气。

针对该患者此次的病情变化，我们的治疗重点包括三部分。① 抗病毒治疗：患者诊断低丙种球蛋白血症，病毒难以清除，往往需要多次或延长抗病毒治疗。本例患者先后使用奈玛特韦-利托那韦和氘瑞米德韦，同时补充人免疫球蛋白，最终实现新型冠状病毒核酸阴转。② 抗炎治疗：根据《北京清华长庚医院呼吸科新型冠状病毒肺炎后肺纤维化简明诊治建议（第1版）》，针对新型冠状病毒肺炎后肺纤维化推荐糖皮质激素起始治疗剂量为醋酸泼尼松0.3～0.4 mg/kg或其等效剂量；本例患者中，我们予以患者甲泼尼龙起始剂量20 mg qd。③ 抗纤维化治疗：目前的研究显示尼达尼布对新型冠状病毒肺炎后肺纤维化有一定效果，乙酰半胱氨酸具有抗氧化和抗炎作用，对新型冠状病毒肺炎后肺纤维化也有一定作用。本例患者入院后即给予尼达尼布联合乙酰半胱氨酸抗氧化治疗。上述治疗后，患者病情明显好转，新型冠状病毒核酸阴性，纵隔积气吸收。

第三次诊疗经过

患者上次出院后遵嘱服药，居家间断吸氧，其间曾有3次新型冠状病毒核酸阳性，予以抗病毒治疗后核酸转阴。2023-09-10在受凉后出现发热，体温最高39℃，无畏寒、寒战，物理降温后体温可恢复正常,伴胸闷、气促,偶有少许咳嗽,少痰,偶有头晕不适,四肢乏力,遂于2023-04-20就诊于我院急诊科查血常规,示白细胞3.1×10⁹/L,淋巴细胞百分比16.1%,中性粒细胞百分比67.5%,血红蛋白106 g/L。呼吸道多种病原体核酸检测阴性;CMV-DNA定量低于检测下限;急诊生化:总胆红素13.2 mmol/L,谷草转氨酶21 U/L,谷丙转氨酶11 U/L,肌酐33 μmol/L,尿酸0.136 mmol/L,钾3.0 mmol/L,钠141 mmol/L;G试验435.88 pg/mL;胸部CT示双肺弥漫性炎症,部分实变。给予甲泼尼龙80 mg、多西环素、利奈唑胺抗感染,伏立康唑抗真菌等治疗,咳嗽、咳痰加重,偶有剧烈咳嗽,复查血常规,示白细胞2.05×10⁹/L、淋巴细胞百分比13.7%、中性粒细胞百分比80.4%、血红蛋白102 g/L。胸闷、气促无明显好转,为进一步诊治收入我科。

入院查体

T: 37℃, P: 112次/分, R: 33次/分, BP: 94/60 mmHg。神清,全身皮肤黏膜未见异常,无肝掌,全身浅表淋巴结无肿大。未见皮下出血点,未见皮疹;双肺呼吸音粗,闻及干、湿性啰音。心率113次/分,律齐;腹平坦,腹壁软,全腹无压痛,无肌紧张及反跳痛,肝脾肋下未触及,肝肾脏无叩击痛,肠鸣音4次/分,生理反射正常,病理反射未引出。

入院后实验室检查和辅助检查

- **血气分析**:实际碳酸氢根浓度27.5 mmol/L↑,酸碱度7.439,氧饱和度100.0%↑,氧分压23.23 kPa↑,二氧化碳分压5.54 kPa。
- **炎症指标**:红细胞沉降率70 mm/h↑,全血C反应蛋白50.05 mg/L↑,铁蛋白304.00 ng/mL↑,降钙素原0.14 ng/mL↑,白介素2受体3 274 U/mL↑。
- **血常规**:白细胞计数1.36×10⁹/L↓,血红蛋白99 g/L↓,血小板计数222×10⁹/L。
- **生化**:乳酸脱氢酶455 U/L↑,碱性磷酸酶45 U/L,白蛋白31 g/L↓,总胆红素8.0 μmol/L,γ-谷氨酰转移酶12 U/L,谷丙转氨酶4 U/L↓,谷草转氨酶10 U/L↓。
- **凝血功能**:活化部分凝血活酶时间30.4秒,国际标准化比值1.04,D-二聚体1.36 FEUmg/L↑,纤维蛋白原定量5.1 g/L↑,凝血酶原时间12.1秒。
- **病原体相关检查**:EB病毒DNA定量检测(血浆)低于定量检测下限,巨细胞病毒DNA定量检测低于定量检测下限,新型冠状病毒核酸检测阴性(-),甲乙流Xpert阴性,呼吸道多种病原体核酸检测阴性,血G试验、血GM试验、血隐球菌荚膜多糖抗原检测均阴性。
- **胸部CT**(2023-09-23):胸廓双侧对称,两肺纹理增多,两肺弥漫性高密度影,边缘模糊,部分内见支气管影。纵隔内未见明显肿大淋巴结。心脏不大。双侧胸腔未见液体密度影。诊断结论:双肺弥漫性炎症,部分实变,建议治疗后复查(图1-6)。

入院后诊疗经过

入院后予高流量湿化吸氧,甲泼尼龙抗炎(40 mg qd逐步减量,10-02起减至32 mg qd维持中),乙酰半胱氨酸胶囊+尼达尼布胶囊抗肺纤维化,低分子肝素抗凝,补充免疫球蛋白,辅以护胃、化痰、通便等治疗。经过上述治疗,患者氧合逐渐改善,予逐步下调Highflow参数,10-07复查胸部CT,示双肺弥漫性炎症及纤维条索,较前片(2023-09-28)明显吸收(图1-7)。

图1-6 肺部CT（2023-09-23）

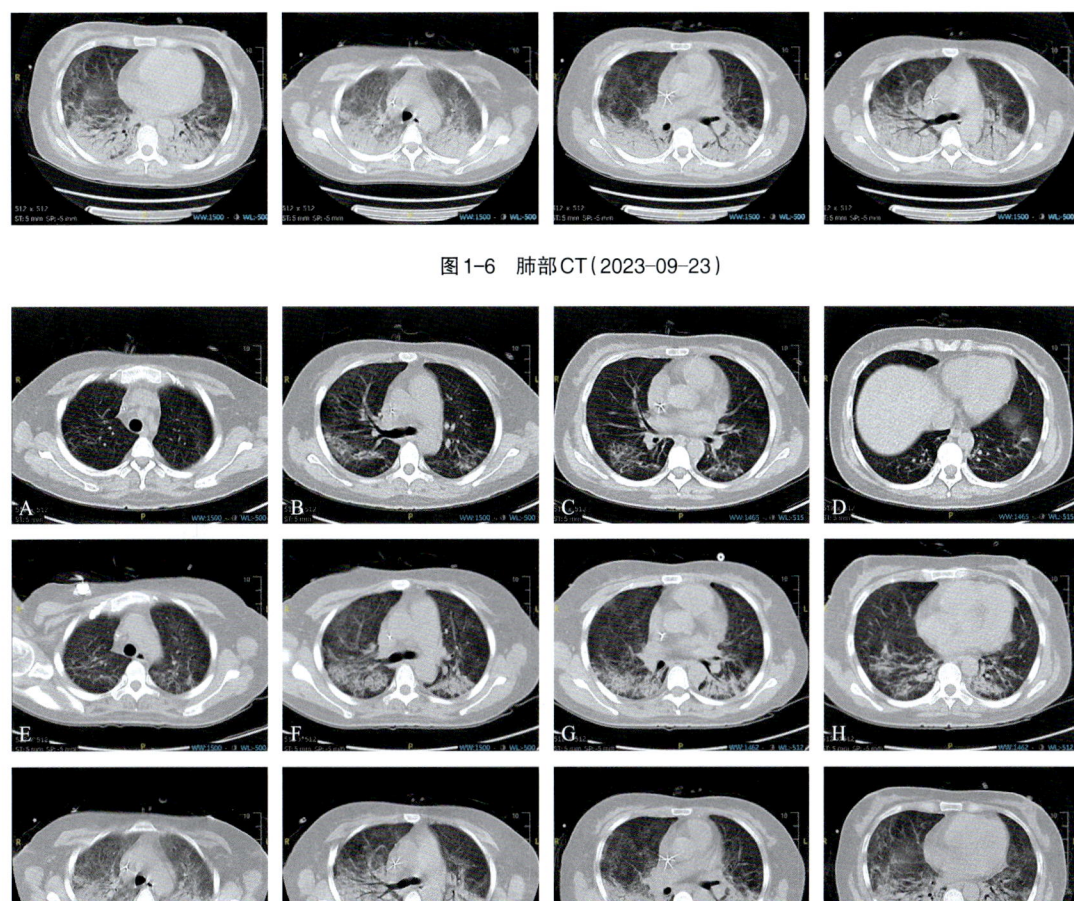

图1-7 第三次住院期间肺部影像学随访 A～D. 2023-10-07肺部CT；E～H. 2023-09-28肺部CT；I～L. 2023-09-23肺部CT。

改用鼻导管吸氧，指末氧饱和度可维持在98%以上。患者体温平，一般情况可，无其他不适主诉，予带药出院，嘱患者出院后遵嘱服药，定期复查胸部CT。

临床关键问题及处理（三）

关键问题1 患者此次起病主要临床问题如何评估？

患者此次起病的主要临床表现为发热、咳嗽、进行性呼吸困难。因肺部影像学进展迅速，快速出现低氧血症，气管镜风险大，故未行气管镜明确有无病原体感染证据，但常规病原体筛查（鼻咽拭子、痰培养、病原体血清学指标和病原体PCR等）均未提示有可疑病原体感染。患者自2023-05出院后仍有反复新型冠状病毒感染病史，且本次起病前也有发热表现，肺部CT表现为双肺弥漫性病变，以明显实变病灶为主，少许渗出性改变。

机化性肺炎是损伤后肺组织修复的一种模式,感染是继发性机化性肺炎的常见病因。干咳、流感样表现和劳力性呼吸困难是常见症状,实变是机化性肺炎中最常见的发现,发生于近75%的病例中,病变通常在双基底、支气管血管周围和/或外周。故综合患者的病史、临床表现和影像学表现,考虑感染后继发机化性肺炎不除外。

背景知识介绍

（1）抗CD20单抗治疗与低丙种球蛋白血症的关联：抗CD20单抗针对B细胞CD20分子上的特定靶位,主要用于治疗B细胞恶性肿瘤和某些自身免疫性疾病。由于其消耗外周血B细胞,使外周血B细胞数量显著下降,B细胞数量通常需要6～9个月或更长时间才能恢复正常,部分患者可出现有临床意义的持续性低丙种球蛋白血症,从而引起严重感染。多个疗程的抗CD20单抗治疗、活动性肿瘤、抗CD20单抗联合化疗、高龄以及治疗前就已存在低丙种球蛋白血症是抗CD20单抗治疗期间或治疗后出现低丙种球蛋白血症和感染的危险因素。

（2）新型冠状病毒肺炎后肺纤维化（post novel-coronavirus-pneumonia pulmonary fibrosis, PCPF）：多数新型冠状病毒肺炎患者都有不同程度的炎症后肺纤维化,重症新型冠状病毒肺炎后肺纤维化尤为显著。PCPF的发病机制尚未明确,感染后的炎症风暴引起的肺泡上皮损伤,炎症后肺泡-毛细血管膜的完整性受到破坏,谷胱甘肽（GSH）缺乏,氧化应激及血管紧张素醛固酮系统的失衡等均可能参与肺纤维的形成。

PCPF最常见的症状包括乏力、咳嗽、呼吸困难、胸痛等,严重者可导致呼吸衰竭,危及生命。胸部影像学表现为不同程度的小叶间隔增厚、网格影、实质条带、牵拉性支气管扩张、蜂窝影等。多数PCPF患者会出现肺弥散功能下降,部分会有限制性通气功能障碍,其下降的严重程度和病情的严重程度呈正相关。

根据《北京清华长庚医院呼吸科新型冠状病毒肺炎后肺纤维化简明诊治建议（第1版）》,PCPF的推荐治疗主要包括抗炎+抗纤维化+抗氧化,以及肺康复治疗,即3+1方案。抗炎治疗主要药物是小剂量的糖皮质激素,抗纤维化的主要药物是尼达尼布或吡非尼酮,抗氧化的药物包括乙酰半胱氨酸和或百令胶囊等。肺康复包括氧疗、肺康复、躯体康复、精神康复等。

（3）机化性肺炎（organizing pneumonia, OP）：OP是指肺泡和肺泡管中存在肉芽组织栓的一组疾病,由成纤维细胞、肌成纤维细胞、疏松结缔基质、胶原组成,肉芽组织栓可以延伸至细支气管。OP是损伤后肺组织修复的一种模式。根据病因分为隐源性机化性肺炎（cryptogenic organizing pneumonia, COP）和继发性机化性肺炎（secondary organizing pneumonia, SOP）,COP没有明确的病因,SOP继发于已知原因,包括感染、药物、结缔组织疾病、血液系统恶性肿瘤、放射性损伤、免疫缺陷、炎症性肠病或其他原因。

OP没有特异性的临床特点,干咳、流感样表现和劳力性呼吸困难是常见的症状。

OP影像学可以表现为磨玻璃影,也可以表现为结节影或反晕征,还可以表现为条带影、纤维化影或肺小叶增厚的铺路石征。总体而言,OP影像学主要以下列三种表现为主：以实变为主,以结节为主,以线状或网状为主。OP的诊断主要通过临床表现、影像学及病理表现进行综合判断。如果临床影像高度提示OP,并能找到继发因素,则活检可能被认为是不必要的。

推荐糖皮质激素治疗OP,通常建议以0.5～1.5 mg/kg开始,然后在6～12个月的时间内逐渐停用。OP的糖皮质激素应答较好。然而,约20%的患者出现不良反应或治疗失败,可能需要调整方案采用其他免疫抑制疗法,如环磷酰胺、硫唑嘌呤、麦考酚酯或利妥昔单抗。

新型冠状病毒流行至今已近5年,对于这种病毒的特点和对人体所造成的影响仍在不断的探索和更新中。而病毒感染包括新型冠状病毒在特殊人群主要是免疫缺陷人群中则可以表现更为复杂,这种复杂性体现在多个方面:病毒清除困难导致的反复感染可呈现类似慢性化病程;同一时期多种病原体包括多种病毒同时感染造成的漏诊、漏治风险;反复感染相关炎症损伤后继发纤维化造成的脏器功能损害;感染因素或非感染因素(炎症)均可出现相似的临床表现并在肺部导致快速进展的病灶。上述复杂性在本例患者的诊治过程中均有涉及,通过回顾本例患者多次诊治的过程,也再次提示针对这些特殊人群建立更为严谨和全面的诊治思维的重要性。

(喻一奇 徐 斌 邵凌云 卢 清)

参·考·文·献

[1] Fischer T, Ni A, Bantilan KS, et al. The impact of anti-CD20-based therapy on hypogammaglobulinemia in patients with follicular lymphoma[J]. Leuk Lymphoma, 2022, 63(3): 573−582.
[2] King TE Jr, Lee JS. Cryptogenic Organizing Pneumonia[J]. N Engl J Med, 2022, 386(11): 1058−1069.
[3] Passamonti F, Nicastri E, Di Rocco A, et al. Management of patients with lymphoma and COVID-19: Narrative review and evidence-based practical recommendations[J]. Hematol Oncol, 2023, 41(1): 3-15.

2 以噬血细胞性淋巴组织细胞增生症为首发表现的慢性活动性 EB 病毒感染病例的救治

题记

噬血细胞性淋巴组织细胞增生症（hemophagocytic lymphohistiocytosis, HLH）又称噬血细胞综合征，是一组多器官、多系统受累，伴机体免疫功能紊乱受损的巨噬细胞增生性疾病，由多种原因可以诱发，感染性疾病的病毒感染中以EB病毒（EBV）感染诱发HLH最为常见。该例患者以HLH为首发症状，病程仅为1个月左右，通过其临床资料的分析，最终诊断为慢性活动性EBV感染（CAEBV）。该患者在HLH的救治过程中，出现了复杂的合并症，包括脓毒症、弥散性血管内凝血（DIC）等。为达到治愈CAEBV的目的，对其进行了造血干细胞移植并取得了成功。通过分享本案例的救治过程，希望为大家提供EBV相关HLH及CAEBV的诊治经验。

病史摘要

入院病史
患者，男，30岁。

主诉
发热1个月余伴血小板减少12天。

现病史
患者2023-10初劳累后出现发热，Tmax 40℃，波动于38～39℃，午后起热。无咳嗽、咳痰、腹痛、腹泻、头痛、头晕等不适主诉。患者至当地医院予更昔洛韦抗病毒治疗后，体温仍反复。2023-10中旬化验，示：白细胞2.96×10^9/L，中性粒细胞百分比46%，淋巴细胞百分比41.6%，C反应蛋白12.8 mg/L，乳酸脱氢酶（LDH）952 U/L，谷丙转氨酶239 U/L，谷草转氨酶220 U/L。胸部CT：肺部无明显异常，脾大，脂肪肝。患者遂入当地医院进一步诊疗。当地医院先后予奥马环素抗感染（11-01～11-13），甲泼尼龙20 mg q12h（11-03～11-11）及地塞米松

20 mg qd（11-12～11-15）抗炎。患者体温无好转，入院期间 Tmax 39.5℃。10-29/11-01/11-12 复查各项指标提示白细胞逐渐下降（$2.96×10^9$/L→$2.11×10^9$/L→$2.09×10^9$/L），血小板逐渐下降（$145×10^9$/L→$134×10^9$/L→$43×10^9$/L），LDH 显著升高（952 U/L→1 108 U/L→2 842 U/L）。抗 EB 病毒早期抗体 IgM 0.05COI，抗 EB 病毒衣壳抗体 IgM 1.39 U/mL，抗 EB 病毒衣壳抗体 IgA 1.42 U/mL，抗 EB 病毒衣壳抗体 IgG>750 U/mL，抗 EB 病毒核抗体 IgG>600 U/mL，抗 EB 病毒核抗体 IgA 0.15 U/mL。2023-11-12 当地医院完善铁蛋白定量为 88 230 μg/L，骨髓涂片提示粒系增生活跃，易见噬血细胞。为进一步诊治，患者于 2023-11-15 收入我科。

既往史
患者 2022-07 曾受"双侧扁桃体切除术"，术后一般可。患者否认肝炎、结核、伤寒等传染病史；否认其他手术、外伤史、输血史；否认食物、药物过敏史；预防接种史不详；否认高血压、冠心病、糖尿病等慢性病史。

个人史
居住于江苏省淮安市，否认牲畜、宠物接触史；否认吸烟饮酒史。

家族史
否认高血压、糖尿病等慢性病家族史、肿瘤家族史。

婚育史
已婚已生育。

入院查体
T：37.6℃，P：100 次/分，R：22 次/分，BP：126/77 mmHg。神志清楚，回答切题，查体合作，巩膜未见黄染，全身皮肤无出血点、瘀斑、皮疹，全身浅表淋巴结无肿大。睑结膜无充血，巩膜无黄染，双眼对光反射灵敏。双肺呼吸音清晰，未闻及干、湿性啰音。心率 100 次/分，律齐；腹平坦，腹软，全腹无压痛及反跳痛，肝肋下未触及，脾脏肋下 1 指。肠鸣音 4 次/分，双下肢无水肿。

入院后实验室检查
- **血常规**：白细胞 $1.55×10^9$/L，中性粒细胞百分比 78.1%，淋巴细胞百分比 12.9%，红细胞 $4.29×10^{12}$/L，血小板 $64×10^9$/L。
- **生化**：谷丙转氨酶 210 U/L，谷草转氨酶 400 U/L，γ-谷氨酰转移酶 133 U/L，总胆红素 27.6 μmol/L。肾功能及心功能未见明显异常。
- **炎症指标**：C 反应蛋白 22.49 mg/L，红细胞沉降率 8 mm/h，降钙素原 0.29 ng/mL，铁蛋白>10 000 μg/L，乳酸脱氢酶 2 400 U/L。
- **凝血功能**：国际标准化比值 INR 1.3，活化部分凝血活酶时间（APTT）55.6 秒，D-二聚体 63.04 mg/L，纤维蛋白原（FIB）1.0 g/L。
- **感染性指标**：G 试验、GM 试验、乳胶凝集试验、乙肝抗体阴性、HIV 抗体阴性，病毒抗体多联检（-）。
- **噬血细胞综合征 42 种基因突变**：阴性。

- 肿瘤标志物检查：未见明显异常。
- 自身抗体、免疫球蛋白及风湿性疾病指标：未见明显异常。

辅助检查
- 超声：脾大136 mm×53 mm，全身浅表淋巴结未见明显异常。
- 胸部CT：两肺炎症，双侧胸腔积液。
- PET-CT：肝脏脾脏肿大、骨髓FDG代谢弥漫性增高，结合病史，考虑血液系统病变可能大，建议结合骨髓穿刺病理。双肺多发斑片、结节，纵隔及双肺门淋巴结，伴FDG代谢增高，考虑炎性。

入院后诊疗经过

患者入院后完善相关检查，患者噬血细胞综合征诊断明确，入院后首要目标是明确可能引起HLH的病因。入院后完善检查，患者血浆EBV-DNA 1.13×10^4 copies/mL，全血EBV-DNA 1.37×10^5 copies/mL。进一步进行EBV淋巴细胞分选，结果提示：NK细胞EBV核酸定量4.36×10^3 copies/10^5 cells，T细胞EBV核酸定量4.69×10^3 copies/10^5 cells，B细胞EBV核酸定量3.11×10^3 copies/10^5 cells。考虑EBV相关HLH。结合患者外院EB病毒抗体的结果（抗EB病毒衣壳抗体IgM阴性，抗EB病毒衣壳抗体和核抗体IgG阳性），且患者病程中有肝脾及肺部累积，所以患者虽然此次自述病程仅有1个月余，仍考虑该患者为慢性活动性EBV感染（CAEBV）诱发HLH。因此，给予地塞米松（DXM）10 mg q12h+丙种球蛋白冲击治疗、低分子肝素抗凝、头孢曲松抗感染，患者体温降至正常，相关指标逐渐好转，1周后激素减量至DXM 7.5 mg q12h。

然而2023-11-23患者又出现高热，11-24改头孢曲松为美罗培南1 g q8h经验性抗感染治疗。11-26血培养报阴沟肠杆菌阳性，血宏基因组二代测序（mNGS）检测到肠杆菌科细菌，遂予美罗培南升级为2 g q8h，联合阿米卡星抗感染治疗。追问病史，患者11-23前自行食用外卖后发生腹泻。

此时，患者在治疗CAEBV所致HLH过程中，合并出现了脓毒症。患者虽脓毒症诊断明确，但考虑之前激素治疗有效，不易太快减量。因此，在11-23～11-28保持DXM 7.5 mg q12h治疗剂量，予以积极抗感染治疗。但患者体温仍有反复，血清sIL-2R等炎症指标升高，血小板下降，患者出现DIC倾向（图2-1）。于是，11-28临床启动普通肝素抗凝治疗，每4小时监测APTT。

治疗后患者APTT从64.9秒降至55.7秒，血小板从63×10^9/L升至73×10^9/L，但是D-二聚体持续>20.8 FEUmg/L，纤维蛋白原从0.87 g/L逐渐降至0.79 g/L，DIC纠正不完全，患者深静脉置管处出现渗血（图2-2）。结合患者后续复查血培养及血ddPCR阴性，抗感染治疗有效，DIC由EB病毒诱发HLH所致可能大。请血液科专家会诊后，建议加用芦可替尼5 mg bid po联合地塞米松加强噬血治疗，为异基因造血干细胞移植（HSCT）创造条件。12-02加用芦可替尼后，患者凝血功能指标缓解，三系上升，体温恢复正常。

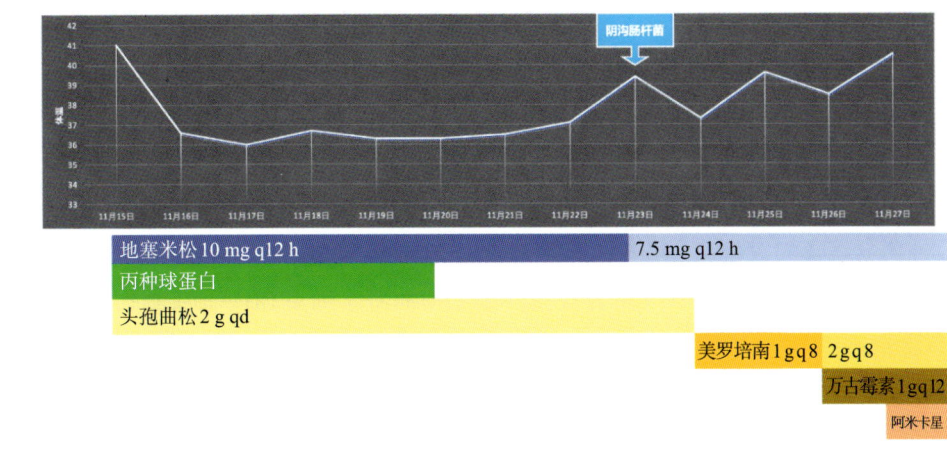

Il-2R	5 500					1983			7500
CRP	22.49	15.69	5	5	5	59.01		49.12	38.5
PCT	0.29	0.16	0.04		0.09				11.3
WBC	1.55	1.45	1.68	2.48	1.5	3.32		1.53	1.24
PLT	64	89	135	176	122	59		20	20
D-dimer	63.04	20.98	1.48	2.16	1.78	2.53		20.8（上限）	100.72
FIB	1.09	0.94	0.84	1.34	1.82	1.81		1.56	1.27

图2-1 患者治疗经过的总结　CRP：C反应蛋白（mg/L）；PCT：降钙素原（ng/mL）；WBC：白细胞（×10⁹）；D-dimer：D-二聚体（FEUmg/L）；FIB：纤维蛋白原（g/L）。

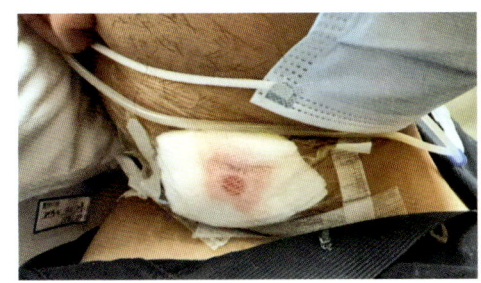

日　期	D-二聚体（FEUmg/L）	APTT（秒）	FIB（g/L）	PLT（×10⁹/L）
11-29	>20.8	64.9	0.87	63
11-30	>20.8	64.9	0.77	74
12-01	>20.8	55.7	0.79	73

图2-2　患者DIC相关指标动态变化　APTT：活化部分凝血活酶时间；FIB：纤维蛋白原；PLT：血小板。

患者2023-12上旬转血液科完善异基因HSCT术前准备，于2024-02接受异基因造血干细胞移植，2024-04复查全血及血浆EBV-DNA阴性。

临床关键问题及处理

关键问题1　EB病毒感染的病程如何判定？

2022年，日本厚生劳动研究小组修订了慢性活动性EB病毒感染的诊断标准，必须同时满足以下条件：① 持续或反复发作3个月以上的传染性单核细胞增多症样症状；② 检测外周血和/或受感染组织中EBV基因组数量增加；③ 检测外周血和/或受累组织中EBV感染的T细胞或NK细胞；④ 排除目前已知自身免疫性疾病、肿瘤性疾病以及免疫缺陷性疾病所致的上述临床表现。

但近年来，临床实践中也逐渐发现抗体检测的重要性。机体感染EBV后产生针对不同抗原的抗体，包括病毒衣壳抗原（viral capsid antigen, VCA）、早期抗原（early antigen, EA）、核抗原（nuclear antigen, NA）等。EBV特异性抗体谱的检测对于确定EBV感染状态及急慢性感染阶段具有重要价值。目前实验室常用的特异性抗体检测包括抗VCA-IgG、抗VCA-IgM、抗EA-IgG和抗EBNA-IgG。原发性EBV感染过程中，首先产生针对VCA的IgM和IgG，随后在急性感染的后期抗EA-IgG出现，恢复期晚期，EBNA-IgG产生。VCA-IgA和EA-IgA的阳性结果提示存在持续性EBV抗原刺激，对诊断慢性活动性EB病毒感染或EBV相关肿瘤具有重要意义。在本例病例中，患者发病仅1个月余，但抗体检测结果显示，提示近期感染的抗VCA-IgM阴性，而提示慢性感染的抗VCA-IgG和EBNA-IgG为阳性，结合患者的临床表现和实验室检查结果，考虑该患者为慢性活动性EB病毒感染。

关键问题2 DIC治疗中肝素抗凝的使用原则是什么？如何判断DIC是否得到纠正？

本例病例中，患者存在HLH，在治疗过程中继发了脓毒症，继而导致患者出现DIC倾向。根据国内外的DIC指南，建议在高凝状态患者中使用肝素类药物，以防止患者DIC进一步发展，而其中指南推荐低分子肝素优于普通肝素。但在本患者的治疗中，由于患者继发了脓毒症，我们需要进一步思考低分子肝素和普通肝素在脓毒症中的治疗价值。其中，普通肝素具有一定的抗炎作用，并可对一些炎性介质产生抑制有关。脓毒症发生发展的主要病理生理机制就是炎症反应与凝血功能紊乱，故而应用普通肝素可能会改善脓毒症的病情进展。同时，普通肝素具有起效快、在需要抗凝控制时能够用鱼精蛋白完全快速逆转的优势，对于需要密切监测的重症DIC患者，普通肝素具有一定的优势。因此，结合上述考虑，在本病例的治疗选择中，我们启动了普通肝素3~15 IU/(kg·h)的抗凝策略。

在普通肝素抗凝的过程中，临床需要每4小时监测APTT（同时建议监测血常规、血小板），APTT需要维持在1.5~2倍，一般40~45秒。当APTT低于正常值1.5倍时，可以适当增加肝素维持剂量，大于2倍时，适当减少肝素维持剂量。值得注意的是，肾功能衰竭患者需适当减量，其次临床需要关注肝素诱发的血小板减少症（HIT）发生的可能（通常发生率约为3%~5%）。

诊疗过程中，临床需要及时评估DIC纠正是否有效。临床可根据APTT变化评估肝素用量是否到位，同时通过监测D-二聚体评估高凝状态是否阻断。若高凝状态未完全阻断，则每天应适当补充纤维蛋白原，但可暂停冷沉淀和血浆输注。若患者存在渗血风险，若DIC已经部分纠正，可改为低分子肝素继续抗凝治疗。

关键问题3 慢性活动性EB病毒感染如何治疗？

慢性活动性EB病毒感染（CAEBV）是一种治疗上极具挑战性的疾病，其缺乏有效的根治手段，免疫调节剂大多效果有限，而皮质类固醇和其他免疫抑制剂仅能提供短暂的症状缓解。

在众多治疗方法中，异基因造血干细胞移植是唯一被证实能治愈慢性活动性EB病毒感染的方法。

目前，治疗主要是根据日本学者提出的"三步疗法"，旨在通过分阶段的方法控制疾病的进展。第一步是免疫调节疗法，控制疾病症状；免疫调节治疗主要利用皮质类固醇、环孢素等免疫抑制剂来抑制活化的T和NK细胞，暂时缓解临床症状。然而，这类药物无法彻底清除EBV感染的T细胞和NK细胞，治疗效果短暂且有限。第二步多药联合化疗，降低EBV感染细胞的负荷以及疾病的活动性。化疗作为"三步疗法"的第二步，旨在尽可能清除EBV感染的细胞，提高后续移植的成功率，降低移植后复发的可能。一线化疗方案改良CHOP方案，相对安全并且能在一定程度上控制疾病进展。第三步是异基因造血干细胞移植，通过第一步和第二步治疗为第三步的移植治疗创造条件。异基因造血干细胞移植能够清除残留的EBV感染细胞，并重建正常的免疫功能。

然而，何时进行移植一直是争议的焦点。在疾病早期进行移植效果被认为更佳，随着疾病的进展，患者可能转变为不符合移植条件的情况，失去移植的机会。尽管移植技术日趋成熟，但移植后的复发风险、并发症等问题仍需关注。

鉴于现有治疗方法的局限性，新药以及治疗方案研发尤为重要，多种针对PD-1等免疫检查点的单克隆抗体在针对慢性活动性EB病毒感染的疗效和安全性研究正处于临床试验阶段。在慢性感染或肿瘤中，持续的抗原暴露会导致PD-1表达，限制了免疫介导的病原体或肿瘤细胞的清除能力。抑制PD-1和PD-L1之间的相互作用，有望逆转EBV或癌症相关的免疫抑制，从而恢复机体清除EBV感染的免疫功能，这一治疗方法不仅为患者提供了新的治疗选择，也为后续进行异基因造血干细胞移植创造更有利的条件。

背景知识介绍

慢性活动性EB病毒感染（CAEBV）是一种由EB病毒感染引起的疾病。EB病毒作为首个被识别的人类肿瘤病毒，全球范围内超过90%的成人感染，通常情况下以无症状的感染形式在B淋巴细胞中潜伏。当病毒与宿主之间的平衡被打破时，感染会触发一系列EBV相关的疾病。

CAEBV是临床中一项预后极差的疾病，它可以浸润多个器官，导致机体功能严重受损。在东亚地区，CAEBV主要感染T细胞和NK细胞为主，B细胞型CAEBV较为罕见。在2022年世界卫生组织修订的第5版造血与淋巴组织肿瘤分类中，CAEBV被归类为EBV阳性T细胞与NK细胞淋巴增殖性疾病和儿童期淋巴瘤之一，并被称为全身性慢性活动性EBV病。患者表现为全身炎症反应，持续性传染性单核细胞增多症样的症状，部分可出现危及生命的并发症，如噬血细胞综合征、间质性肺炎、恶性淋巴瘤等。除了全身性CAEBV，还有两种独特的皮肤性CAEBV表现形式：种痘样水疱病样淋巴细胞增生性疾病和重度蚊虫叮咬过敏，同样表现为T细胞或NK细胞的EBV感染，伴有克隆性增殖，并可能最终发展为淋巴瘤。

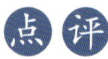

点评

该患者以噬血细胞性淋巴组织细胞增生症（HLH）为首发症状，入院完善病因检查后发现全血及血浆EBV-DNA阳性，虽然病程仅有1个月余，但结合EB病毒抗体检查，考虑该患者为慢性活动性EB病毒感染引起HLH，是一例非常棘手的病例。在后续的治疗中，患者相继出现了脓毒症、DIC等合并症，使得临床诊治难上加难。在针对脓毒症的治疗中，除去早期积极的病原学诊断，我们也不应盲目减量激素，而是应该结合原发病的治疗效果进行通盘考量。而在后续DIC的对症治疗中，虽然相关指南常规推荐低分子肝素优于普通肝素，但临床也根据患者伴发脓毒症、病情较重的特点，最终选择了普通肝素。最终，在控制脓毒症及DIC等合并症后，患者通过异基因造血干移植达到了清除EB病毒的目的。

纵观这一病例，我们可以发现，慢性活动性EB病毒进展期的临床诊疗中可能面临许多复杂的合并症。部分危重症患者病情复杂，仿佛"摇晃的钟摆"，临床医生常面临治疗方案的选择。此时，应当进行细致的个体化分析、多学科交流、查阅文献，做出正确选择。

（艾静文　张昊澄　周　哲　王　森　沈　蕾　邵凌云）

参 考 文 献

[1] Kawada J I, Ito Y, Ohshima K, et al. Updated guidelines for chronic active Epstein-Barr virus disease[J]. Int J Hematol, 2023, 118(5): 568−576.

[2] Kawa K, Sawada A, Sato M, et al. Excellent outcome of allogeneic hematopoietic SCT with reduced-intensity conditioning for the treatment of chronic active EBV infection[J]. Bone Marrow Transplant, 2011, 46(1): 77−83.

[3] Bollard C M, Cohen J I. How I treat T-cell chronic active Epstein-Barr virus disease[J]. Blood, 2018, 131(26): 2899−2905.

[4] Song Y, Wang J, Wang Y, et al. PD-1 blockade and lenalidomide combination therapy for chronic active Epstein-Barr virus infection[J]. Clin Microbiol Infect, 2023, 29(6): 796.e7−.e13.

[5] Alaggio R, Amador C, Anagnostopoulos I, et al. The 5th edition of the World Health Organization Classification of Haematolymphoid Tumours: Lymphoid Neoplasms[J]. Leukemia, 2022, 36(7): 1720−1748.

3

腹腔巨大孤立脓肿保守治疗无效

题 记

一例无明显免疫功能缺陷的老年男性患者，体检发现肝右叶旁腹腔巨大孤立脓肿，病原学检查提示脆弱拟杆菌和铜绿假单胞杆菌混合感染，经皮穿刺引流及静脉抗感染药物治疗超6周后，脓肿大小较前有所缩小，但仍有80 mm×25 mm，患者仍有反复高热。最终通过外科干预后才得以清除病灶，缓解发热。

病史摘要

入院病史

患者，男性，72岁，上海人，2023-09-26收入我科。

主诉

体检发现腹腔占位2周。

现病史

患者2023-09-13于我院体检，肾脏B超提示附见肝内混合性占位。当时患者无明显畏寒，其间曾自测腋温最高37.5℃，有时伴有右上腹轻度不适感，否认寒战，否认明显腹胀、腹痛、腹泻等症状，否认尿频、尿急、尿痛。当时查血常规：白细胞计数13.26×10^9/L，成熟中性粒细胞百分比80.4%，红细胞计数4.10×10^{12}/L，血红蛋白102 g/L；肝功能：谷丙转氨酶19 U/L，谷草转氨酶20 U/L，总胆红素14.2 μmol/L，直接胆红素6.2 μmol/L，白蛋白36.4 g/L，球蛋白45.6 g/L，γ-谷氨酰转移酶56 U/L，碱性磷酸酶147 U/L。患者于2023-09-19行肝脏MRI增强，提示肝右叶外侧见较大囊实性异常信号占位，大小约9.1 cm×6.2 cm，形态不规则，边界不清，周围伴渗出性改变；考虑感染性病变伴脓肿形成可能大，累及肝右叶；肝多发小囊肿；附见右侧胸腔积液。院外未予特殊治疗。今为进一步诊治，门诊拟诊为"腹腔占位待查，脓肿可能大"收入我科住院。

患病以来患者精神好,胃纳可,睡眠好,大小便正常,无体重明显下降。

既往史及个人史

2018年曾受"阑尾切除术",术顺,术后有反复发热,经积极治疗后好转。有高血压病史10年,血压最高达150/100 mmHg,平日服用氯沙坦钾氢氯噻嗪降压,血压控制良好。否认糖尿病史。否认肝炎、结核病等传染病病史,否认食物及药物过敏史,否认输血史。饮酒30年,平均100 g/d,常饮白酒,未戒酒。

婚育史和家族史

已婚已育,否认家族遗传病史。

入院查体

T: 36.5℃, P: 78次/分, R: 18次/分, BP: 134/77 mmHg, 身高: 163 cm, 体重: 63 kg。神志清,精神可,发育正常,步入病房,查体合作;全身浅表淋巴结无肿大;双肺呼吸音清晰,未闻及干、湿性啰音;心率78次/分,律齐,各瓣膜区未闻及明显杂音;腹平坦,腹壁软,右上腹稍压痛,无肌紧张及反跳痛,肝、脾肋下未触及,肠鸣音3次/分;双下肢无水肿,肌力正常,肌张力正常,生理反射存在,病理反射未引出。

入院后实验室检查(2023-09-26)

- 血常规:白细胞计数10.12×10^9/L↑,红细胞计数3.75×10^{12}/L↓,血红蛋白92 g/L↓,血小板计数337×10^9/L,嗜碱性粒细胞百分比0.3%,嗜酸性粒细胞百分比0.9%,成熟淋巴细胞百分比10.5%↓,成熟单核细胞百分比8.0%,成熟中性粒细胞百分比80.3%↑。
- 炎症指标:C反应蛋白70.78 mg/L↑,血清淀粉样蛋白A>300.00 mg/L↑,红细胞沉降率118 mm/h↑,中性粒细胞CD64指数1.22。
- 肝功能:谷丙转氨酶30 U/L,谷草转氨酶30 U/L,总胆红素8.0 μmol/L,直接胆红素4.3 μmol/L,γ-谷氨酰转移酶61 U/L↑,碱性磷酸酶165 U/L↑,白蛋白35.0 g/L↓,球蛋白45.6 g/L↑,前白蛋白70 mg/L,总蛋白80.6 g/L;乳酸脱氢酶184 U/L。
- 电解质:钠131 mmol/L↓,镁0.87 mmol/L,氯94 mmol/L↓,钾4.1 mmol/L,钙2.27 mmol/L。
- 肾功能:肌酐64 μmol/L,eGFR(EPI公式计算)94 mL/min。
- 铁代谢:总铁结合力41.8 μmol/L,转铁蛋白1.8 g/L↓,血清铁3.3 μmol/L↓,铁蛋白520.8 μg/L↑,铁饱和度8%↓,不饱和铁结合力38.5 μmol/L。
- 凝血功能:凝血酶原时间14.5秒,纤维蛋白降解产物9.00 μg/mL↑,活化部分凝血活酶时间48.8秒↑,国际标准化比值1.13,纤维蛋白原定量6.02 g/L↑,D-二聚体2.12 FEUmg/L↑。
- 糖化血红蛋白:6.30%↑。
- 结核感染T细胞检测(斑点法):阴性(-),阴性对照孔(N)2个,抗原孔(T)3个,阳性对照孔(P)100个。
- 隐球菌荚膜多糖抗原检测:阴性。
- G试验(血浆1-3-B-D葡聚糖):<10 pg/mL。
- 免疫球蛋白:免疫球蛋白G亚型4 15.261 g/L↑,免疫球蛋白IgA 4.54 g/L↑,免疫球蛋白IgG 22.70 g/L↑，免疫球蛋白IgM 2.21 g/L。
- HIV抗体、PRP、TPPA抗体、乙肝表面抗原、丙肝抗体：阴性。
- 肿瘤标志物：糖类抗原12-5 87.10 U/mL↑，余未见明显异常。
- 自身免疫相关抗体：阴性。
- TBNK淋巴细胞亚群检测：$CD3^+$（T细胞）64.35%，$CD4^+$（辅助性T细胞）40.95%，$CD8^+$（抑制性T细胞）19.35%，$CD4^+/CD8^+$比值2.12，$CD16^+CD56^+$（NK细胞）19.30%↑，$CD19^+$（B细胞）14.70%，$CD3^+$（总T细胞绝对计数）671个/μL，$CD8^+$（抑制性T细胞绝对计数）202个/μL，$CD4^+$（辅助性T细胞绝对计数）427个/μL↓，$CD16^+CD56^+$（NK细胞绝对计数）201个/μL，$CD19^+$（B细胞绝对计数）153个/μL。

入院后辅助检查
- 胸部CT扫描（2023-09-26）：右侧胸腔积液。附见肝右叶较大混杂密度灶，建议增强检查；肝内多发囊肿可能。T12椎体轻度楔形变。
- 腹部（肝、胆、胰、脾）彩色多普勒超声检查（2023-09-26）：肝内见数个较大（27 mm×17 mm）、界清无回声区，后方回声增强，未见血流信号。肝前近膈顶见混合性回声区，大小约133 mm×68 mm。结论：肝前混合性病灶，脓肿？肝囊肿。胆囊未显示。胰、脾未见明显异常。
- 肝脏超声造影（含六氟化硫微泡对比剂）（2023-09-26）：肝前近膈顶见混合性回声区，大小约133 mm×68 mm，形态不规则，与肝脏分界不清；周边见环状增强，呈高增强，病灶内始终未见明显增强。诊断：肝前混合性占位，考虑包裹性脓肿可能大。
- 肝脏CT增强（2023-09-27）：肝右叶外侧感染性病变伴脓肿形成并累及肝右叶可能大（11.0 cm×6.8 cm）；肝多发小囊肿。

临床关键问题及处理

关键问题1 该患者脓肿来源是哪里，如何进一步明确？

该患者在门诊肝脏MRI增强提示肝右叶外侧见较大囊实性异常信号占位，考虑感染性病变伴脓肿形成可能大，累及肝右叶（图3-1），拟"腹腔占位，脓肿可能大"收治入院。入院后完善胸部CT，见肝右叶较大混杂密度灶。仔细阅片后发现脓肿位置主要在肝右叶外侧，遂进一步完善腹部B超及超声造影，提示脓肿位于肝前近膈顶，累及肝右叶，包裹性脓肿可能大，遂明确为腹腔脓肿（肝前近膈顶，累及肝右叶）。患者入院排除禁忌后，2023-09-27行B超引导下肝脓肿穿刺，引流液送宏基因组二代测序提示：脆弱拟杆菌（序列数12954）（表3-1），引流液打入血培养瓶，2023-09-29厌氧瓶结果回报：脆弱拟杆菌；2023-09-30需氧瓶结果回报：铜绿假单胞杆菌（全敏感）。完善3套外周血血培养（需氧+厌氧+分枝杆菌）均回报阴性，考虑"腹腔脓肿（脆弱拟杆菌，铜绿假单胞杆菌）"诊断明确。

患者无糖尿病基础，无明显免疫缺陷背景，腹腔脓肿形成原因不明。进一步完善全身PET-CT检查，提示：①肝右叶外侧低密度灶FDG代谢不均匀增高（与肝右叶分界不清），考虑炎性病

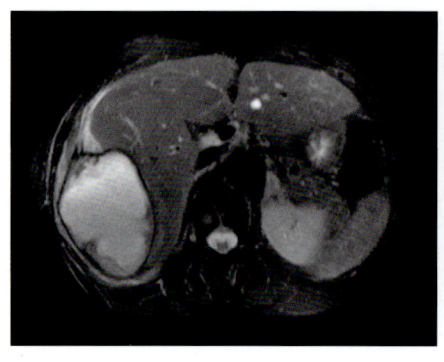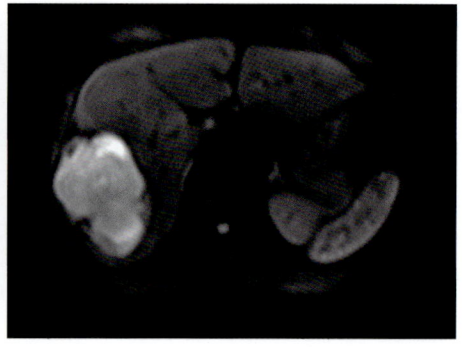

图3-1 肝脏MRI增强（2023-09-19） 肝右叶见T2WI上团片状高信号灶，周围水肿表现，DWI呈明显高信号，提示肝脓肿。

表3-1 脓肿引流液二代测序结果（2023-09-28）

类型	属			种		
	属名	相对丰度	序列数	种名	鉴定置信度	序列数
G⁻	拟杆菌属 *Bacteroides*	87.7%	14 377	脆弱拟杆菌 *Bacteroides fragilis*	99%	12 954

变可能大，建议结合病理。余全身（包括脑）PET显像未见FDG代谢明显异常增高灶。② 左肺散在斑片结节FDG代谢未见明显异常增高，考虑良性，建议随诊。右侧胸腔积液。③ 肝多发囊肿。④ L5椎体滑脱；T12椎体轻度楔形变；椎体退行性变（图3-2）。完善小肠CT增强：未见明显异常。完善骨髓穿刺术：涂片/流式/活检未见明显异常，考虑该患者为腹腔孤立脓肿。

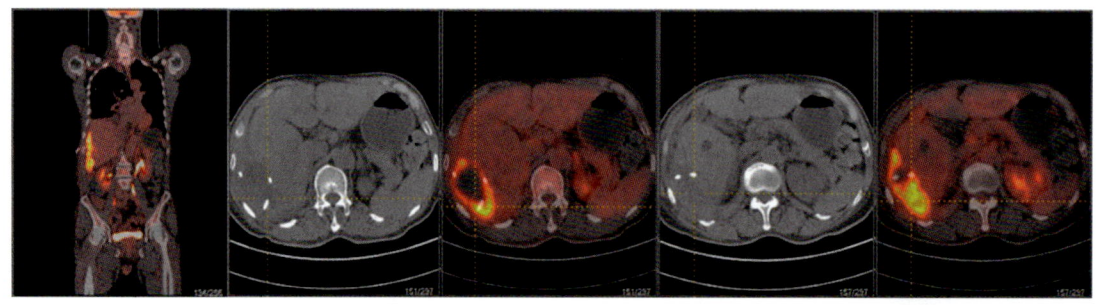

图3-2 PET-CT（2023-10-25） 肝右叶外侧不规则低密度影，PET示其放射性社区不均匀增高（内见放射性分布缺损区），与肝右叶分界不清，较大摄取范围约8.4 cm×4.4 cm×1.1 cm，SUV最大值10.6。CT示肝内另见多发囊性低密度灶，较大者约2.6 cm×1.8 cm。

关键问题2　腹腔脓肿进一步治疗方案？

患者入院后立即完善腹腔脓肿穿刺及持续引流，根据病原学结果，2023-09-27起予头孢哌酮钠-舒巴坦钠3 g q12h+甲硝唑0.5 g q12h静脉抗感染治疗。患者2023-10-07再次发热，考虑感染控制不佳，先后更换抗感染药物为头孢哌酮-舒巴坦3 g q12h+阿米卡星60万U qd、美罗培南1.0 g q8h+吗啉硝唑0.5 g q12h等多种抗感染治疗,患者体温仍有波动,治疗近1个月,复查脓液革兰染色涂片,仍可见革兰阴性杆菌,2023-10-23脓液培养仍提示铜绿假单胞菌,遂于2023-10-30更换抗感染药物为亚胺培南-西司他丁钠1瓶q6h+阿米卡星60万U qd+吗啉硝唑0.5 g q12h治疗,后患者体温平(图3-3);2023-11-06降阶梯为头孢哌酮-舒巴坦3 g q12h+阿米卡星60万U qd+吗啉硝唑0.5 g q12h ivgtt继续抗感染治疗,辅以纠正电解质紊乱,补充白蛋白等对症支持治疗。

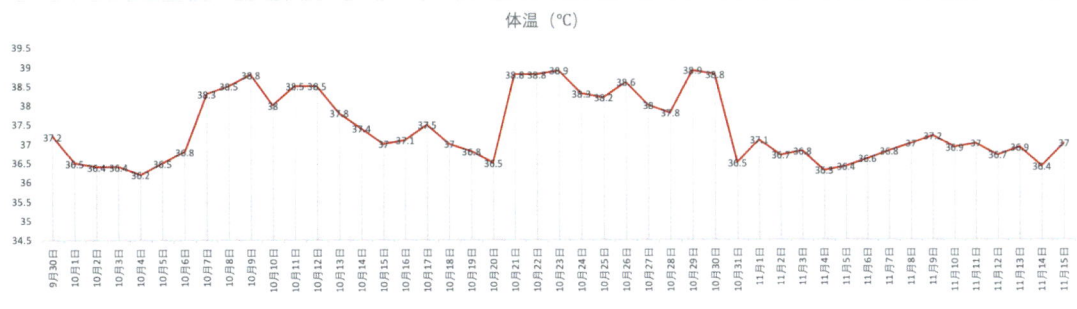

图3-3　患者体温趋势图

经治疗脓肿逐渐缩小,2023-11-15复查B超:肝前近膈顶见不均匀低回声区,大小约80 mm×25 mm,形态欠规则,与肝脏分界不清,内见36 mm×11 mm液性区较前缩小。2023-11-06、2023-11-15脓液培养未报阳。但近1周脓肿引流量已逐渐减少至消失,调整引流管位置也未能引流出脓液。考虑目前静脉抗感染时间已超6周,脓肿仍难以消失,内科保守治疗效果欠佳,遂请普外科会诊,与患者及家属充分沟通,建议至普外科进一步行病灶切除术。患者及家属表示理解,遂于2023-11-20于我院普外科行腹腔镜下脓肿切除术、腹腔粘连松解术、膈肌修补术,术中探查感染病灶在肝肾间隙、胆囊、结肠肝区间,与膈肌粘连,难以分离,遂中转开腹,取右侧肋缘下10 cm切口开腹,游离肝脏,将感染病灶脓腔自膈肌剥离,修补膈肌,送检部分囊肿壁。术顺,术后病理提示:(腹腔)肝组织伴间质纤维化,胆管周围慢性炎症伴小胆管增生,结合临床符合脓肿壁改变。术后3个月复查腹部CT,病灶完全消失,且无复发(图3-4)。

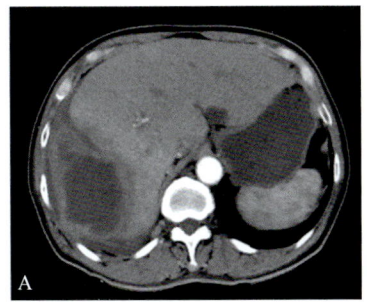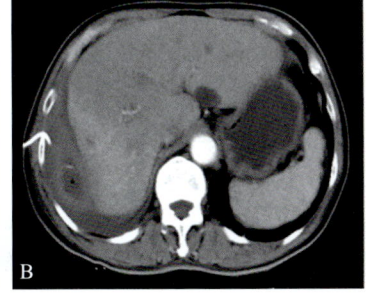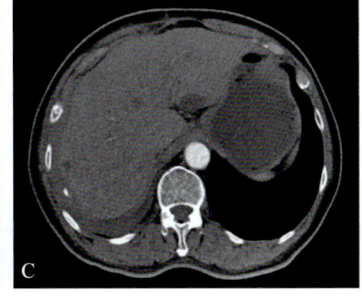

图3-4　肝脏CT增强　A. 2023-09-27CT增强示肝右叶团片状异常密度,病灶周围壁厚伴强化,内部不强化,提示肝脓肿累及肝外腹腔;B. 2023-11-03 CT增强示腹腔脓肿引流术,引流管置入,脓肿体积较前减小;C. 2024-02-27 CT增强未见异常强化灶,提示肝脓肿已完全消失。

背景知识介绍

腹腔脓肿通常源自胃肠道炎症或破裂，有时也可来自泌尿道或女性生殖道。一般由固有黏膜防御屏障缺损，使肠道正常菌群侵染腹腔所致。精确的微生物谱取决于菌群确切的胃肠道来源。

结肠菌群在腹腔感染中尤其常见，包括大肠菌群、链球菌、肠球菌，以及厌氧菌。大多数研究分离出的优势菌株为脆弱拟杆菌和大肠埃希菌。作为厌氧菌，脆弱拟杆菌能够耐受少量氧气，使其成为腹腔感染中一种高侵袭性的厌氧性病原体。本例患者经过引流液宏基因组二代测序及血培养瓶培养均得到脆弱拟杆菌，为该患者脓肿的优势菌株之一。

对腹腔脓肿的治疗，手术干预和/或经皮穿刺引流通常至关重要。清除感染的坏死组织可能需手术干预，而脓肿清除通常必须进行引流。条件允许下优选经皮穿刺脓肿引流。大多数临床治疗失败是由于未能及时手术干预和/或经皮穿刺引流控制感染源。本例患者入院后迅速明确脓肿范围，并在B超定位引导下完成脓肿穿刺及引流术，第一时间获得病原学依据，并针对性抗感染治疗。经过内科保守治疗及经皮穿刺引流，患者的腹腔脓肿较前缩小，但由于该患者脓肿范围较大，累及肝右叶、膈顶，脓肿壁厚，经治疗6周后大小仍有80 mm × 25 mm，调整引流管位置也未再引流出脓液。因此，需要借助外科手术干预方式，彻底清除感染的坏死组织。

腹腔感染是临床常见疾病，常表现为腹痛、发热等症状，本例患者体检发现腹腔病灶，无明显畏寒等表现，不易早期发现病灶。治疗过程中出现反复发热，经充分内科保守治疗辅以脓肿引流术，患者仍有发热，提示感染病灶控制欠佳，外科手术清除病灶是本例成功治疗的重要因素，提示控制感染源是腹腔感染治疗至关重要的环节，也是治疗成败的关键环节。

（杨清銮　阮巧玲　高　岩）

参 · 考 · 文 · 献

[1] Brook I, Frazier EH. Aerobic and anaerobic microbiology in intra-abdominal infections associated with diverticulitis[J]. J Med Microbiol, 2000, 49(9): 827−830.

[2] Baughn AD, Malamy MH. The strict anaerobe Bacteroides fragilis grows in and benefits from nanomolar concentrations of oxygen[J]. Nature, 2004, 427(6973): 441−444.

[3] Reitz KM, Kennedy J, Li SR, et al. Association Between Time to Source Control in Sepsis and 90-Day Mortality[J]. JAMA Surg, 2022, 157(9): 817−826.

[4] Solomkin JS, Mazuski JE, Bradley JS, et al. Diagnosis and management of complicated intra-abdominal infection in adults and children: guidelines by the Surgical Infection Society and the Infectious Diseases Society of America[J]. Clin Infect Dis, 2010, 50(2): 133−164.

4 泌尿道手术后继发耐多药革兰阴性杆菌血流感染

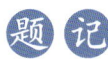

题记

泌尿道手术后有一定的感染风险,且由于耐多药革兰阴性杆菌的检出率逐步升高,耐多药革兰阴性杆菌所致的尿源性血流感染的治疗难度亦有所增加。本例患者在接受泌尿道手术后继发脓毒症休克,血培养提示产金属酶的产酸克雷伯菌,并累及腰椎,抗感染治疗难度非常大。最终通过控制感染灶,合理选择抗菌药物,患者最终好转出院。

病史摘要

入院病史
患者,男性,73岁。2023-07-19收入我科。

主诉
膀胱结石术后反复发热伴寒战1个月余。

现病史
患者2023-06-09因血尿、尿痛至A医院就诊,诊断"前列腺增生合并膀胱结石",行"经尿道前列腺电切术+尿道狭窄扩张术",术后患者恢复可。06-16 14:00 A医院门诊拔除导尿管,当天17:00即出现高热症状,体温最高39.4℃,伴寒战,自服退热药2小时后体温降至38.2℃,24:00血压低至70/40 mmHg,心率80次/分,至B医院重症监护室住院治疗,血常规:白细胞(WBC)26.47×10⁹/L,中性粒细胞百分比91.5%,降钙素原(PCT)>100 ng/mL↑,C反应蛋白(CRP)35.39 mg/L↑。尿常规:白细胞10~12个/HP。B医院住院期间先后予以头孢哌酮-舒巴坦3.0 g q8h(06-16~06-18)、美罗培南1.0 g q8h(06-19~06-24)抗感染治疗。治疗期间体温波动于38.6~40.5℃,监测PCT由96.71 ng/mL下降至20.72 ng/mL。06-24血培养回报:产酸克雷伯菌NDM型碳青霉烯酶(金属酶),中段尿培养:热带念珠菌。根据药敏试验结果调整抗感染治疗方案:(阿米卡星1.0 g qd+多黏菌素B 150 mg q12h+氨曲南1.0 g q8h)(06-

25~06-26)+氟康唑200 mg qd(06-25),同时完善胸部、全腹部、盆腔CT,未见新发感染病灶。06-27根据微生物室联合药敏结果,提示头孢他啶-阿维巴坦联合氨曲南抗产酸克雷伯菌NDM型碳青霉烯酶(金属酶)具有协同治疗作用,更改抗感染方案为(头孢他啶-阿维巴坦2.5 g q8h+氨曲南2.0 q6h)(06-27~07-06),PCT由12.39 ng/mL下降至0.68 ng/mL,但其间患者仍有反复发热,体温波动于38.5~39.2℃,肺部CT示双肺新发炎症,考虑病毒性肺炎可能大。同时,患者出现反复腰痛,骶椎增强MRI提示多发腰椎椎体、骶尾椎脂肪浸润可能,L4、L5椎体终板炎;L3-L5椎间盘膨出;L4椎体后方椎管内病变,脓肿不除外,腰背部肌肉、软组织水肿。更改抗感染方案为(阿米卡星1.2 g qd+哌拉西林-他唑巴坦4.5 g q8h)(07-07~07-18),其间患者体温波动于38.4~39.5℃,07-14患者血培养再次报阳:产酸克雷伯菌NDM型碳青霉烯酶(金属酶),07-18监测CRP由46.91 mg/L上升至88.59 mg/L,PCT由0.48 ng/ml上升至8.76 ng/mL。为进一步诊治,收入我科。

患病以来患者精神好,胃纳可,睡眠好,大小便正常,无体重明显下降。

既往史及个人史

2023-06-09因"前列腺增生合并膀胱结石"行"经尿道前列腺电切术+尿道狭窄扩张术"。有糖尿病史10年,平日服用瑞格列奈片,空腹血糖维持于8 mmol/L,血糖控制不满意。无吸烟、饮酒史,无其他药物、毒物接触史。

入院查体

T: 36.6℃,P: 76次/分,R: 18次/分,BP: 106/64 mmHg。神志清楚,发育正常,查体合作,轮椅推入病房。全身皮肤黏膜未见异常,无瘀点、瘀斑,全身浅表淋巴结无肿大。眼睑正常,睑结膜未见异常,双侧瞳孔等大等圆,对光反射灵敏。双肺呼吸音清晰,未闻及干、湿啰音。心率76次/分,律齐,各瓣膜区未闻及杂音。腹平坦,腹壁软,全腹无压痛,无肌紧张及反跳痛,肝脾肋下未触及,肝肾区无叩击痛。留置导尿管通常,尿液可见絮状物沉淀。腰背部无红肿、压痛。四肢肌力、肌张力正常。双下肢无水肿。

入院后实验室检查和辅助检查

- **血常规**:白细胞计数7.22×10^9/L,中性粒细胞百分比78.4%↑,淋巴细胞百分比7.5%↓,单核细胞百分比6.8%,血红蛋白89 g/L↓,红细胞计数3.05×10^{12}/L↓,血小板计数308×10^9/L。
- **肝肾功能**:谷丙转氨酶30 U/L,谷草转氨酶12 U/L↓,白蛋白32 g/L↓,总胆红素4.2 μmol/L,碱性磷酸酶103 U/L,γ-谷氨酰转移酶63 U/L↑,肌酐71 μmol/L,尿素8.3 mmol/L,eGFR(EPI公式计算)88.5 mL/min↓。
- **尿常规**:颜色稻黄色,尿比重1.014,pH 5.5,浊度清亮,潜血(+),蛋白质(+),管型计数3.23/μL↑,红细胞计数186.9/μL↑,白细胞计数1 350.7/μL↑,白细胞脂酶(+++),细菌计数298.1/μL↑。
- **炎症指标**:铁蛋白396.00 ng/mL,白介素6 39.61 pg/mL↑,C反应蛋白160.08 mg/L↑,CD64 58.00↑,红细胞沉降率60 mm/h↑,降钙素原4.30 ng/mL↑,白介素2受体3 625 U/mL↑,中性粒细胞CD64指数58.00。

- 凝血功能：抗凝血酶Ⅲ 58.2%↓，纤维蛋白原定量5.8 g/L↑，凝血酶时间13.7秒↓，凝血酶原时间14.9秒↑，活化部分凝血活酶时间30.9秒，D-二聚体2.26 FEUmg/L↑，纤维蛋白降解产物7.4 μg/mL↑，国际标准化比值1.29↑。
- 免疫球蛋白，补体：血免疫球蛋白E 173.76，血免疫球蛋白G 11.30 g/L，血免疫球蛋白M 0.60 g/L，血免疫球蛋白A 2.10 g/L，补体C4 0.320 g/L，补体C3片段1.150 g/L。
- 自身免疫相关抗体：均阴性。
- 中段尿培养：热带念珠菌3万CFU/mL。
- 血培养：阴性。
- 痰培养：光滑念珠菌。
- 结核感染：T细胞检测阳性，抗原刺激孔18，阴性对照孔0，阳性对照孔≥20。
- 其他病原体检查：血巨细胞病毒IgM抗体（-），IgG抗体（+）；CMV DNA、EBV DNA（血浆或全血）均阴性；血G试验、GM试验、隐球菌荚膜多糖抗原检测（-）；痰细菌核酸、细菌培养、结核培养均阴性。
- 胸部CT（2023-07-20）：双肺炎症，两侧胸腔积液，请治疗后复查；纵隔内肿大淋巴结。
- 腹部B超及经直肠前列腺B超（2023-07-20）：胆囊胆固醇结晶，右肾囊肿，左肾结石。肝脏、胰腺、脾脏、双侧输尿管、后腹膜未见明显异常。前列腺内腺处炎性病灶。
- 腰椎MRI增强（2023-07-21）：L4、L5椎体及L4层面椎管内异常强化灶，考虑感染性病灶可能；腰椎椎体多发脂肪浸润；L3/4、L4/5、L5/S1椎间盘轻度膨出；腰椎退行性改变（图4-1）。

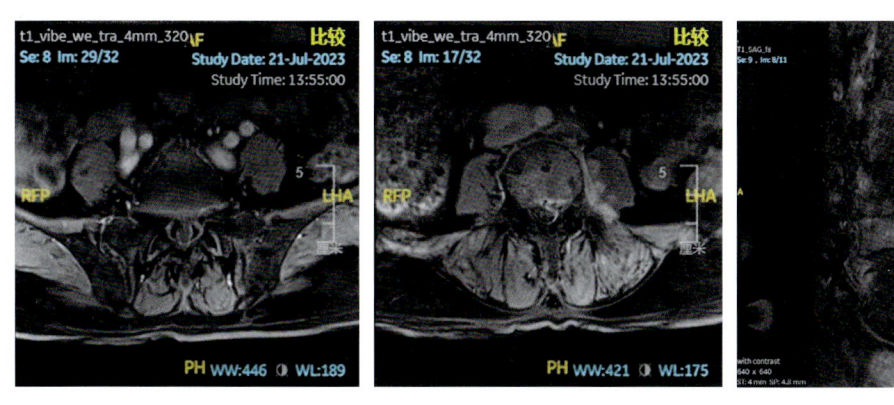
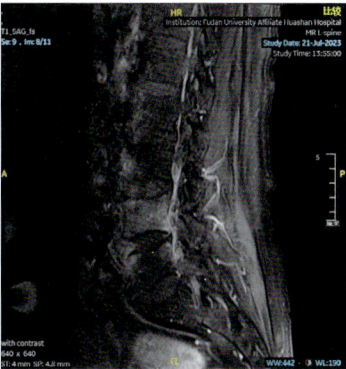

L4层面　　　　　　　　　L5层面　　　　　　　　　矢状位

图4-1　腰椎MRI增强（2023-07-21）

- 盆腔MRI增强（2023-07-24）：泌尿系术后；尿道上段扩张，感染可能大；前列腺炎症待排；腰背部肌肉水肿，结合临床随诊（图4-2）。

入院后诊疗经过

第一阶段抗感染（2023-07-19 ～ 2023-07-25）

患者入院后诉腰痛，发热38℃，无畏寒、寒战，更换导尿管后尿液呈淡黄色，可见絮状物。

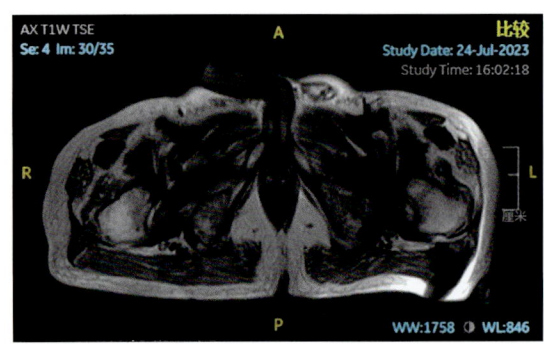
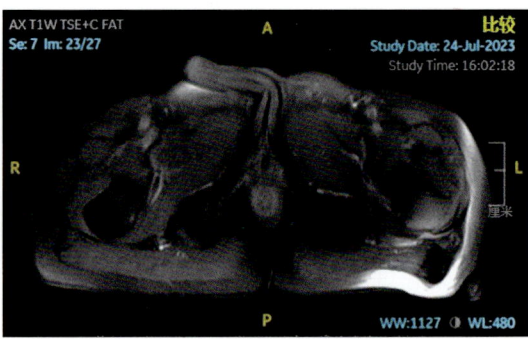

T1WI　　　　　　　　　　　　　　　　T1WI增强

图4-2　盆腔MRI增强（2023-07-24）

结合患者外院的病史和实验室检查结果，脓毒症诊断明确，考虑泌尿道局部存在感染病灶，前列腺内炎性病灶，入院后首次的血培养回报阴性，同步送检的血ddPCR回报阴性，考虑血流感染得到初步控制，故根据既往的血培养和药敏结果[产酸克雷伯菌NDM型碳青霉烯酶（金属酶）]选择前列腺组织浓度高的药物，制订抗感染方案（替加环素100 mg q12h ivgtt+阿米卡星0.6 g qdivgtt+磷霉素8.0 g q8h ivgtt）（图4-3）。经治疗，患者发热缓解，自述腰痛较前减轻，其间随访炎症指标、尿白细胞均有下降，但导尿管内仍可见大量絮状沉淀。

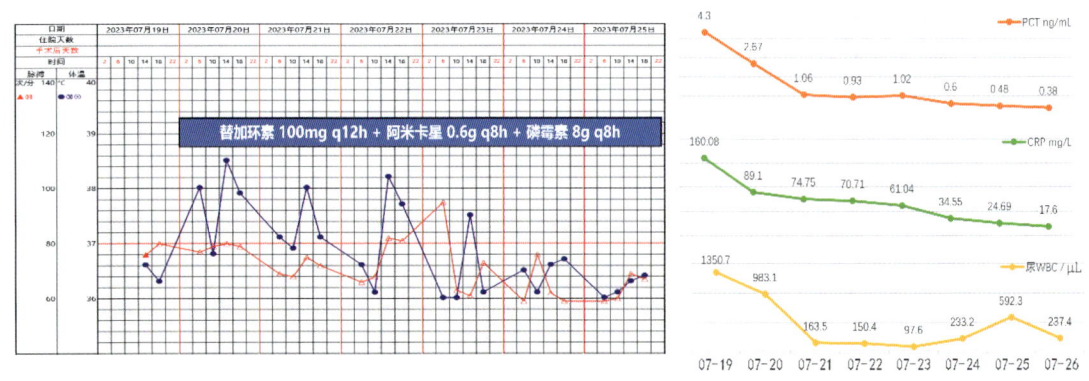

图4-3　第一阶段抗感染治疗　患者治疗后体温好转，炎症指标下降，尿白细胞下降。

第二阶段抗感染（2023-07-26～2023-07-31）

上述方案治疗期间患者出现、呕吐，考虑为磷霉素药物不良反应，经对症治疗后仍无法耐受，遂于07-25停用。07-26拔除导尿管，次日患者出现发热，伴畏寒、寒战、尿失禁，07-27和07-28分别测定膀胱残余尿量为79 mL和73 mL，再次留置导尿管，尿液中仍然可见絮状沉淀，继续替加环素100 mg q12h+阿米卡星0.6 g qd抗感染，患者体温不退，发热时有畏寒、寒战、恶心、呕吐等症状，多次复查血培养（07-30和08-01），均检出产酸克雷伯菌（CRE）（图4-4）。

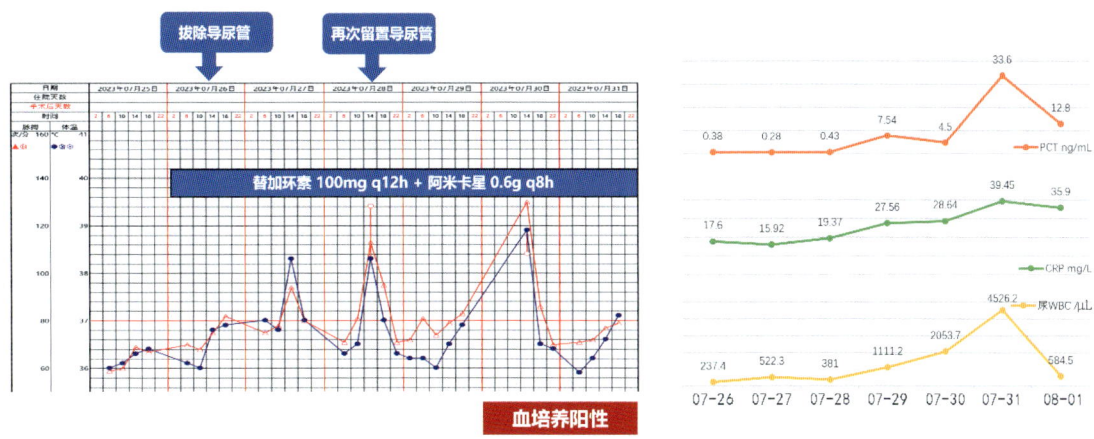

图4-4 第二阶段抗感染治疗 抗感染疗程中,患者炎症指标持续升高,持续发热,07-30再次出现发热伴畏寒、寒战、恶心、呕吐,多次复查血培养(07-30、08-01),均检出产酸克雷伯菌(CRE)。

第三阶段抗感染(2023-08-01～2023-08-21)

患者再次出现反复发热伴畏寒、寒战,多次血培养报阳,菌种同前,导尿管尿液浑浊,持续有絮状物,考虑泌尿系统存在局部感染病灶,导致病原体持续入血,形成反复血流感染。08-01复查经直肠前列腺B超,提示前列腺术后,前列腺慢性炎症伴少量钙化,未见脓肿等病灶,根据药敏试验结果及体液、组织中药物浓度,08-01调整抗感染方案为多黏菌素E甲磺酸钠150 mg q12h ivgtt治疗。同时,患者尿培养多次回报光滑念珠菌,加用氟康唑400 mg qd治疗,患者炎症指标和尿白细胞有所回落,体温峰值有所下降,但体温控制仍不理想,患者仍时有畏寒、寒战发作(图4-5)。08-03完善CTU增强:双肾囊肿;膀胱导尿中;前列腺术后。

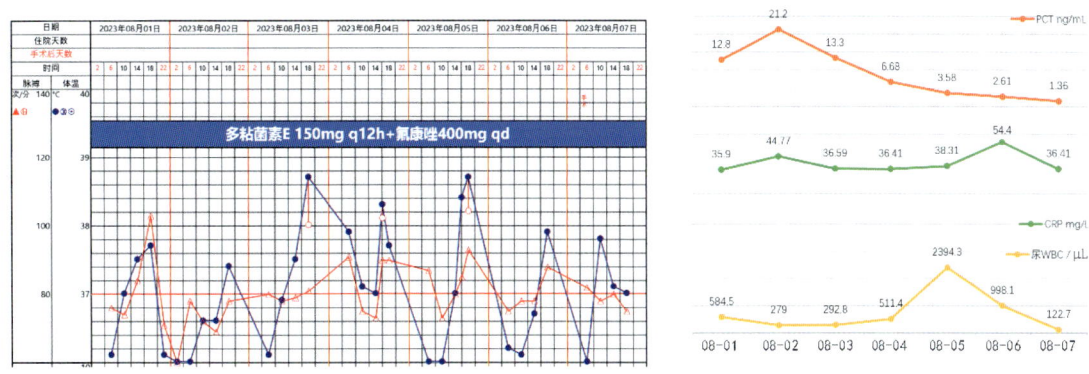

图4-5 第三阶段抗感染治疗 针对病原体使用有效抗感染药物,但体温反复。

第四阶段抗感染(2023-08-22～2023-09-17)

前期治疗中我们主要针对患者的血流和泌尿系统感染选择了多黏菌素E甲磺酸钠,但其骨组织穿透性差,综合考虑病原体、药敏试验结果及药物组织浓度,08-22调整抗感染方案:奥马环素0.1 g q12h(首剂),后续0.1 g qd治疗(图4-6)。患者发热缓解,无畏寒,腰痛逐渐缓解,

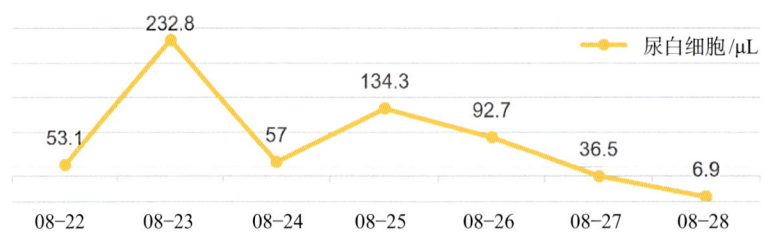

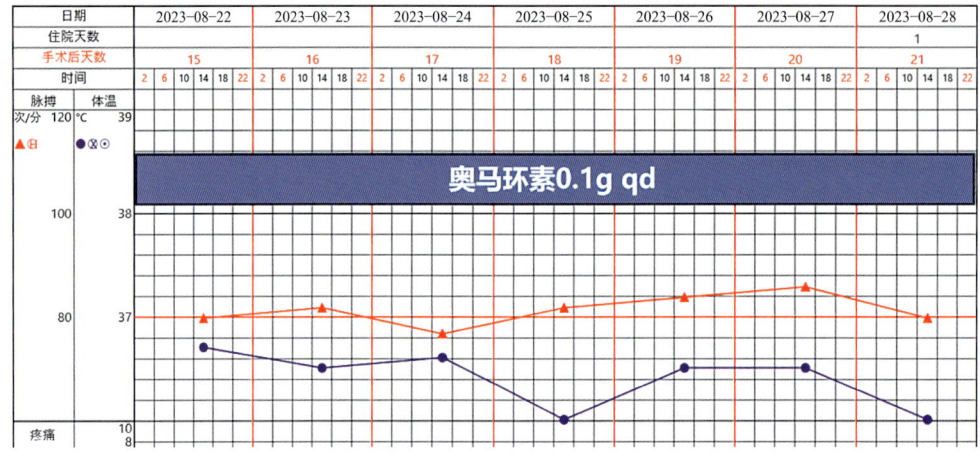

图 4-6　第四阶段抗感染治疗

并可逐渐活动,复查炎症指标持续下降,后改为奥玛环素 0.3 g qd 口服出院。

临床关键问题及处理

关键问题1 患者在病原学明确的情况下抗感染效果不佳,反复发热,持续血培养阳性,该如何进行下一步的治疗?

患者为老年男性,既往体健,无基础免疫缺陷、糖尿病或其他慢性疾病。在接受了泌尿系统手术后出现症状,主要症状和体征表现为发热、畏寒、寒战、尿液持续有絮状物,多次血培养阳性,均为产酸克雷伯菌NDM型碳青霉烯酶(金属酶)。影像学检查提示尿道上段有扩张伴感染,腰椎椎体及相应层面椎管内有感染病灶可能。病程中患者曾出现过血压下降,脓毒症诊断成立。

根据《拯救脓毒症运动:2021年国际脓毒症和脓毒性休克管理指南》中的意见,脓毒症/脓毒性休克患者应按以下方式进行系统管理:① 控制感染源;② 维持血流动力学稳定;③ 抗感染治疗;④ 调节宿主免疫应答。结合该患者的情况,入院后血流动力学和宿主免疫尚处于稳定状态,所使用的抗感染药物均可有效针对病原体,为了有效控制患者的感染情况,控制感染源是下一步需要解决的关键问题。该患者目前主要存在血流感染、泌尿系统感染和椎体感染。由于患者起病前有明确的泌尿系统手术史，病程中尿液持续出现絮状物，且多次病情反复均与插拔导尿管有关，因此我们将该患者的感染源主要定位于泌尿系统。前列腺电切术的术后并发症包括尿潴留、尿失禁、血尿和尿路刺激症状等，术后创面一般在术后3～6个月内才能达到完全修复，该患者手术时间约1个月余，存在术后创面尚未完全修复的可能，反复插拔导尿管以及持续留置导尿都会刺激创面，从而进一步导致感染加重，病原体持续入血形成血流感染。为了减少下尿路刺激，促进创面修复，08-07于B超引导下行膀胱造瘘，拔除导尿管，抗感染方案继续维持多黏菌素E甲磺酸钠联合氟康唑。

经上述治疗，患者体温平，尿常规白细胞逐渐减少，尿液变澄清，炎症指标有所下降，血培养自膀胱造瘘术后未再报阳（图4-7）。但患者更有明显腰痛，08-14起患者体温再次出现波动，炎症指标出现反复。08-21复查腰椎MRI增强（图4-8），提示L4、L5椎体及L4层面椎管内异常强化灶，考虑感染性病灶可能，较前2023-08-04进展；腰椎椎体多发脂肪浸润；L3/4、L4/5、L5/S1椎间盘轻度膨出；腰椎退行性改变。

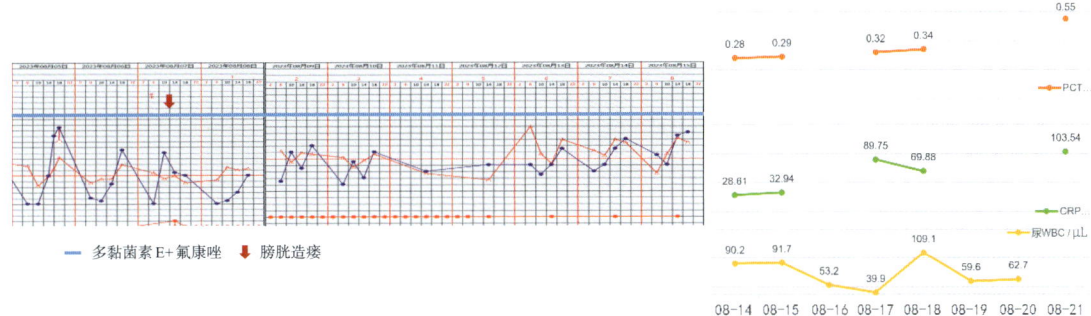

图4-7　膀胱造瘘术后　体温好转，血培养转阴。但患者腰痛加重，体温后续再次反复，炎症指标波动。

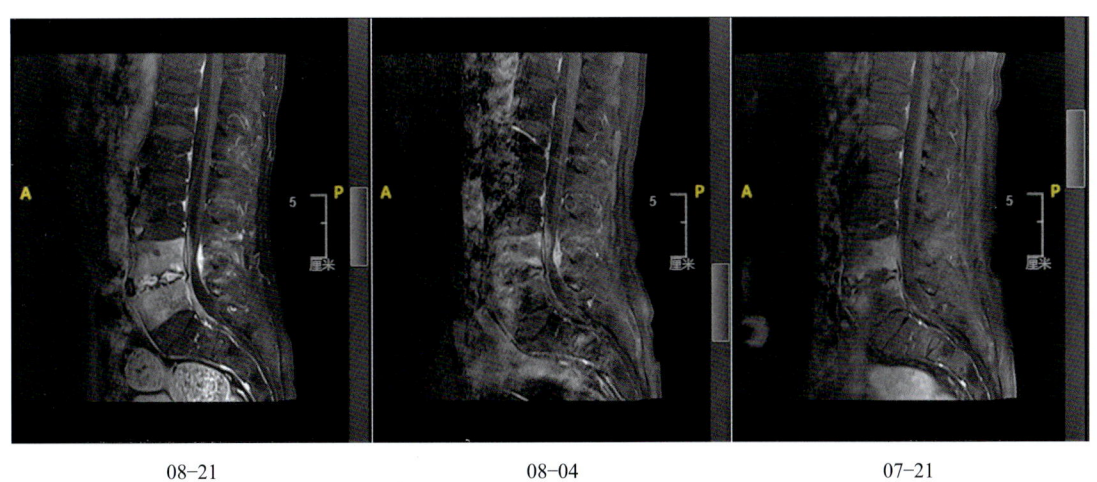

图4-8　腰椎影像学对比

关键问题2　如何考虑本次的体温波动？下一步治疗方案是否需要调整？

我们指标该患者主要存在血流感染、泌尿系统感染和椎体感染，行膀胱造瘘术后患者体温一度好转，尿常规白细胞持续下降，尿液颜色转清，考虑泌尿系统感染好转。同时经上述治疗后患者血培养已转阴，虽然08-14再次出现体温反复，但复查血培养未再报阳。结合患者本次主要表现为持续进展的腰痛，腰椎MRI提示椎体感染进展，且盆腔MRI较前好转，因此本次体温波动考虑主要由椎体感染控制不佳导致。

背景知识介绍

革兰阴性杆菌血流感染是引起脓毒症的常见原因，由于多重耐药革兰阴性杆菌菌株的感染率攀升，革兰阴性菌血流感染的治疗越来越复杂。

一项美国的研究显示，社区发生的血流感染有45%由革兰阴性杆菌引起，院内感染为31%，这与社区来源的革兰阴性杆菌血流感染更可能与泌尿道、腹部及呼吸道的原发感染有关。需要住院的患者至少有1种合并症，如造血干细胞移植、糖尿病、长期血液透析、糖皮质激素治疗等，一项前瞻性研究显示尿潴留和近期泌尿生殖道手术是发生血流感染的独立危险因素，其中前列腺相关手术操作是重要的相关危险因素。

在重症患者中应使用哪种抗生素治疗血流感染取决于几个重叠的因素：① 治疗的经验性或目标性；② 推定或证实的感染源；③ 是否存在抗菌药物的耐药性（特别是在具有地方性MDR病原体的医疗机构中和/或最近接触抗微生物药的患者中）；④ 怀疑或证明存在念珠菌血症。在耐药率不断提高的时代，经验性联合治疗方案的主要目标是最大限度地使用至少一种对病原体具有抗药性的药物。

除了抗生素治疗，革兰阴性杆菌血流感染还需要确认感染源和消除感染病灶。寻找血流感染的来源应以患者的临床表现为指导，最常见情况是梗阻性泌尿系统感染、皮肤和软组织感染以及腹腔感染。在血流动力学不稳定和器官衰竭时，感染灶的清除应该遵循损伤控制的理论，即仅限于引流、清创、移除装置和腔室减压。

对于血流感染，我们既要明确致病菌从哪儿来以便进行原发感染灶的处理，还要明确血流中的致病菌到哪儿去，即是否继发远处播散病灶。对于血流感染的抗感染治疗，我们既要及时留取标本以明确致病菌的种类以及药敏情况以达到精准治疗的目的，也要积极评估和处理原发感染病灶，还要充分考虑不同部位对于药物在局部有效浓度维持的影响，以保证有效的抗感染疗效。本病例的感染部位涉及血流、泌尿系统、椎体等，不同药物在这些部位的浓度存在较大的差异，特别是骨组织感染药物选择更为局限。本病例当血流和尿路感染得到有效控制而椎体感染进展时,选用了骨组织浓度较高的奥马环素单药治疗后,椎体感染得到显著控制,提示药物在局部组织有效杀菌浓度的维持应该成为抗感染药物选择的重要考量。

(喻一奇　徐　斌　卢　清　邵凌云)

参 · 考 · 文 · 献

[1] Timsit JF, Ruppé E, Barbier F, et al. Bloodstream infections in critically ill patients: an expert statement[J]. Intensive Care Med, 2020, 46(2): 266-284.

[2] Tamma PD, Aitken SL, Bonomo RA, et al. Infectious Diseases Society of America 2023 Guidance on the treatment of antimicrobial resistant gram-negative infections[J]. Clin Infect Dis, 2023, ciad428. doi: 10.1093/cid/ciad428. Epub ahead of print.

[3] Evans L, Rhodes A, Alhazzani W, et al. Surviving sepsis campaign: international guidelines for management of sepsis and septic shock 2021[J].Intensive Care Med, 2021, 47(11): 1181-1247.

5

头孢德罗治疗碳青霉烯类耐药鲍曼不动杆菌中枢神经系统感染

题记

在现代医学的抗感染领域中,碳青霉烯类耐药鲍曼不动杆菌(CRAB)引起的中枢神经系统感染一直是临床治疗中的难题。随着抗菌药物耐药性的不断增加,传统抗生素的治疗效果日益受到挑战,迫切需要新型抗菌药物的介入。本病例为确诊的CRAB中枢神经系统感染危重病例,初始治疗采用了多黏菌素B静脉+脑室内注射联合大剂量舒巴坦,在多黏菌素B引起肾功能损害的情况下,治疗团队迅速调整方案,引入新型抗菌药物头孢德罗(cefiderocol)进行联合治疗,成功控制了感染。这一成功案例为头孢德罗在CRAB感染的治疗方面提供了宝贵的经验,彰显了新型抗菌药物在应对耐药菌挑战中的重要作用。因此,治疗团队整理了本病例的诊疗过程,并进行文献综述,与大家分享。

病史摘要

入院病史
患者,66岁,男性,已退休。2023-03-21收住我院。

主诉
小脑出血术后3个月,发热伴意识不清2个月余。

现病史
患者3个月前(2022-12下旬)因"突发头痛、恶心2小时"入住当地医院,伴呼吸困难、咳嗽、咳痰、口齿不利,急查头颅CT,提示小脑出血,约20 mL,破入脑室,部分脑室铸型,脑室系统无扩张。急诊行开颅血肿清除+去骨瓣减压术+侧脑室引流术,术后意识部分恢复,拔除侧脑室引流。2023-01-02患者出现畏寒、寒战伴意识不清,就诊当地医院,腰椎穿刺脑脊液检查提示化脓性脑膜炎,脑脊液涂片见革兰阴性杆菌,给予阿米卡星50万U鞘注,美罗培南联合万古霉素抗感染。01-06头颅CT示脑积水,行腰椎穿刺持续引流,当日因脓性分泌物堵塞、瞳孔不等大拔除，01-07行脑室外引流，脑脊液宏基因组二代测序技术（mNGS）测得鲍曼不动杆菌序列，加用替加环素100 mg q12h联合多黏菌素B 50万U q12h ivgtt抗感染，并多次行鞘注地塞米松。01-18因肝功能损伤（总胆红素79 μmol/L，谷丙转氨酶82 U/L）停用替加环素，改为多黏菌素B联合头孢哌酮-舒巴坦联合阿米卡星鞘注抗感染。01-22因肌酐进行性升高，停用头孢哌酮-舒巴坦并将多黏菌素B减量至25万U q12h，01-25拔除脑室外引流，此后间断留置腰椎穿刺持续引流。01-30患者出现体温波动，血、痰mNGS：铜绿假单胞菌、肺炎克雷伯菌，停用多黏菌素，改为哌拉西林-他唑巴坦联合美罗培南抗感染，同时鞘注多黏菌素B 2.5万U。02-03血培养及痰培养均提示多重耐药肺炎克雷伯菌，脑脊液mNGS仍测得鲍曼不动杆菌序列，换为头孢他啶-阿维巴坦抗感染。02-15复查血常规未见异常，CRP 13.89 mg/L，降钙素原0.225 ng/mL，停用头孢他啶-阿维巴坦同时拔除腰椎穿刺持续引流。02-17改为多黏菌素B 50万U q12h ivgtt联合多黏菌素B 5万U qod鞘注（共鞘注2次），02-21多黏菌素B加量至75万U ivgtt q12h。复查腰椎穿刺，脑脊液生化：脑脊液糖2.36 mmol/L，脑脊液氯117 mmol/L，脑脊液蛋白质4 140 mg/L，脑脊液乳酸3.36 mmol/L；脑脊液常规：白细胞14×10^6/L↑，红细胞$1 089 \times 10^6$/L，单核细胞13/14，多核细胞1/14；脑脊液ddPCR测得鲍曼不动杆菌序列（1 285.65 copies/mL）。02-28考虑到患者多黏菌素B抗感染方案已维持超过3周，脑脊液白细胞好转，故调整抗生素方案为氨曲南2 g q12h+多西环素0.1 g q12h ivgtt。03-16患者再次出现发热，最高体温39℃，血炎症指标较前升高，尿白细胞25～50/HP，尿培养示粪肠球菌（氨苄西林、万古霉素、利奈唑胺、呋喃妥因、替加环素、替考拉宁敏感）、近平滑念珠菌，加用万古霉素1.0 g q12h抗感染，但仍有发热，03-19痰培养提示碳青霉烯类耐药肺炎克雷伯菌（CRKP），加用头孢他啶-阿维巴坦2.5 g q8h，疗效不佳，患者意识水平下降收住我科。

既往史/个人史

高血压病史，脑出血病史，否认糖尿病病史。2022-12行"血肿清除+去骨瓣减压术+侧脑室引流术"。

入院查体

意识障碍，瞳孔对光反射迟钝，GCS评分：2-3-T，气管切开状态，双侧肢体未见自主活动。

入院实验室检查及辅助检查（2023-03-21）

- 血常规：白细胞计数16.85×10^9/L↑，中性粒细胞绝对值14.44×10^9/L↑，中性粒细胞百分比85.7%↑，淋巴细胞百分比6.0%↓，血红蛋白75 g/L↓，血小板计数172×10^9/L。
- 炎症指标：C反应蛋白28.32 mg/L↑，降钙素原0.11 ng/mL，白介素6 8.401 pg/mL↑，乳酸（干式法）1.3 mmol/L 。
- 肝肾功能、电解质：血清钾3.1 mmol/L↓，谷草转氨酶66 U/L↑，肌酐55 μmol/L↓，血清钠128 mmol/L↓，γ-谷氨酰转移酶95 U/L↑，尿素氮7.3 mmol/L↑，总胆红素12.0 μmol/L，血清磷1.11 mmol/L，二氧化碳结合力24.2 mmol/L，血清氯88 mmol/L↓，尿酸0.148 mmol/L↓，乳酸脱氢酶187 U/L，肌酸激酶20 U/L↓，总蛋白64 g/L，谷丙转氨酶169 U/L↑，碱性磷酸酶158 U/L↑，白蛋白35 g/L，血清钙2.12 mmol/L，eGFR（MDRD公式计算）137.41 mL/min。

- 凝血功能：凝血酶时间14.7秒，纤维蛋白降解产物4.4 μg/mL，活化部分凝血活酶时间32.2秒，国际标准化比值1.16↑，D-二聚体1.14 FEUmg/L↑，纤维蛋白原定量3.8 g/L↑，凝血酶原时间13.6秒↑，抗凝血酶Ⅲ 68.6%↓。
- 头颅CT（2023-03-21）：脑积水，脑室周围脑组织密度减低，双侧侧脑室后角及第四脑室内异常密度影（图5-1）。

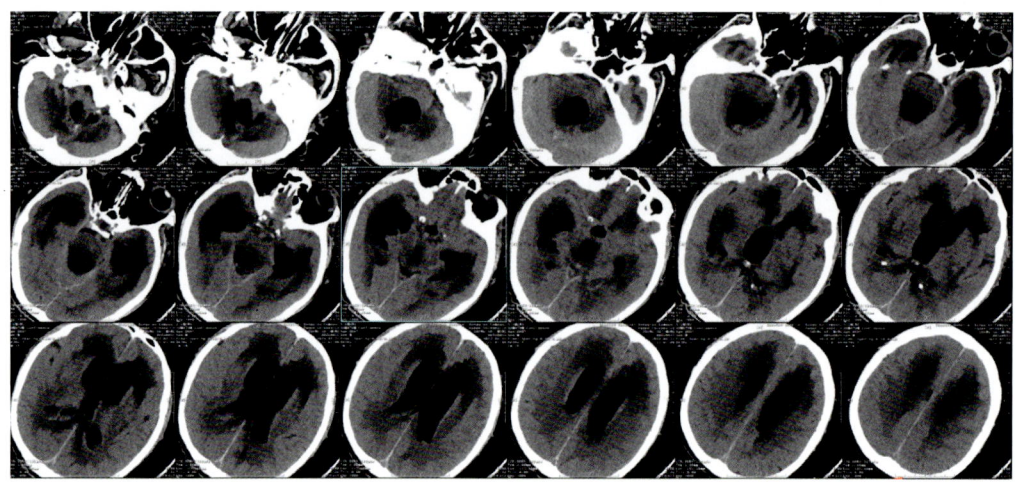

图5-1　头颅CT（2023-03-21）　脑积水，脑室周围脑组织密度减低，双侧侧脑室后角及第四脑室内异常密度影。

- 头颅MRI（2023-03-21）：鞍上池、双侧侧脑室壁及第四脑室左后壁及软脑膜多发强化灶伴脑室异常信号、脑积水及脑室周围间质水肿，可符合化脓性脑膜炎，颅后窝、脑干周围及脑室内积脓，请结合临床。脑干受压，脑干微出血灶（图5-2）。

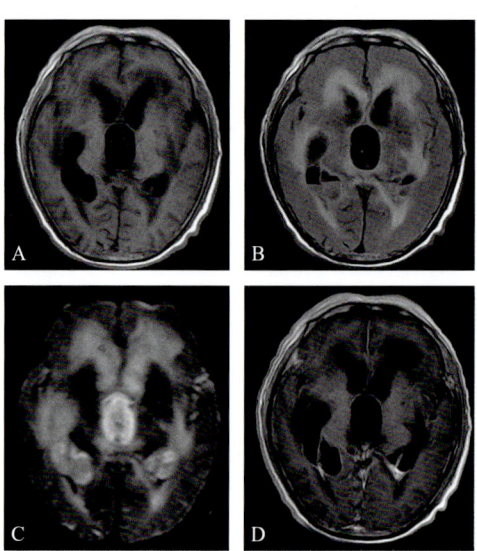

图5-2　头颅MRI（2023-03-21）　A. T1WI；B. T2 FLAIR；C. DWI；D. T1WI+C序列。

入院后诊疗经过

患者入院时昏迷伴发热,急查CT,示"脑积水,脑室周围脑组织密度减低,双侧侧脑室后角及四脑室内异常密度影;双肺炎症,双侧胸腔少量结积液;肝脏多发囊肿可能;胆囊多发结石;右肾结石;双肾囊肿。"急查头颅增强MRI,示"鞍上池、双侧侧脑室壁及第四脑室左后壁及软脑膜多发强化灶伴脑室异常信号、脑积水及脑室周围间质水肿,可符合化脓性脑膜炎,颅后窝、脑干周围及脑室内积脓,请结合临床。脑干受压,脑干微出血灶。"立即转入重症监护室,当日即请神经外科行左侧脑室Ommaya囊植入术+右侧脑室外引流术,术中留取脑脊液查脑脊液生化:脑脊液糖2.41 mmol/L↓,脑脊液氯95 mmol/L↓,脑脊液蛋白质3 898 mg/L↑,脑脊液乳酸9.94 mmol/L↑。患者脑室外引流液一度呈脓性,脑脊液培养回报碳青霉烯类耐药鲍曼不动杆菌生长(替加环素、多黏菌素、阿米卡星、头孢德罗敏感,头孢德罗抑菌圈23 mm,余耐药),脑脊液送检mNGS测得鲍曼不动杆菌(序列数97002),鲍曼不动杆菌的联合药敏提示"阿米卡星+多黏菌素B(或多黏菌素E)、替加环素+多黏菌素B(或多黏菌素E)、阿米卡星+替加环素、头孢德罗单药或联合阿米卡星,可能存在协同作用。"患者多重耐药鲍曼不动杆菌脑膜炎、化脓性脑室炎及脑室管膜炎诊断明确,入院后立即予多黏菌素B(ivgtt首剂100 mg,75 mg q12h维持,并根据eGFR调整用量,03-22～03-27经Ommaya囊及脑室外引流管脑室内注射多黏菌素B)+头孢哌酮-舒巴坦3 g q8h+舒巴坦2 g q8h抗感染治疗,03-25停用头孢哌酮-舒巴坦,改为头孢德罗(初始2 g q8h,后根据eGFR调整)+多黏菌素B+舒巴坦抗感染治疗,04-07因血肌酐进行性上升停用多黏菌素B,经治疗后患者体温逐渐降至正常,03-27开始脑脊液涂片、培养转为阴性,04-14开始脑脊液NGS转为阴性。04-17停用舒巴坦,继续予头孢德罗+奥马环素(首剂0.2 g,维持0.1 g qd)抗感染治疗。患者脑脊液(CSF)逐渐好转(表5-1),脑积水有所改善,04-12拔除右侧脑室外引流,保留左侧脑室Ommaya囊引流,多次复查CT提示脑积水较为稳定,05-04停用头孢德罗,脑脊液培养及测序持续阴性。总结该患者入院后针对中枢神经系统感染的诊治经过,先后使用多黏菌素B联合舒巴坦为基础的抗感染治疗18天(其间合并使用头孢德罗14天)、头孢德罗为基础的抗感染治疗27天(先后联合舒巴坦、奥马环素)。

临床关键问题及处理

关键问题1 碳青霉烯类耐药的鲍曼不动杆菌引起的中枢神经系统感染治疗方案有哪些?如何选择合适的抗感染方案?

CRAB中枢神经系统感染大部分病情危重,治疗方案的选择对临床医生来讲具有很大的挑战。一旦鲍曼不动杆菌表现出碳青霉烯类耐药性,它通常会对大多数其他预期对野生型鲍曼不动杆菌有效的抗菌药物也产生耐药性,导致治疗药物的选择非常有限。

抗菌药物的选择建议根据联合药敏实验结果进行。颅内CRAB感染多数属于中重度感染,根据2024年最新的IDSA指南建议:对于中重度CRAB感染,至少在观察到临床改善之前,建议尽可能使用至少两种活性抗菌药物联合治疗。推荐用于CRAB感染的治疗建议主要

表 5-1 脑脊液观察表

日期	途径	白细胞 (×10⁶/L)	糖 (mmol/L)	氯 (mmol/L)	蛋白质 (mg/L)	乳酸 (mmol/L)	乳酸脱氢酶 (U/L)	降钙素原 (pg/mL)	白介素-6 (ng/mL)	NGAL (ng/mL)	HBP (ng/mL)	涂片/培养	mNGS
2023-03-21	术中		2.37	94	3 919	10.11	1 000					CRAB	
2023-03-21	术中		2.41	95	3 898	9.94	1 000						
2023-03-23	Ommaya囊	26 000	2.43	105	5 474	10.21	2 873					CRAB	鲍曼不动杆菌97002
2023-03-25	脑室外引流	699	3.8	113	1 667	6.54	184	0.95	1 527	467	>300	细胞学可见G⁻杆菌	
2023-03-27	Ommaya囊	1 000	3.61	121	7 287	6.19	282					阴性	
2023-03-30	脑室外引流	1 710	2.74	119	2 075	5.43	132					阴性	
2023-03-30	Ommaya囊	58	2.61	121	1 297	4.72	68	0.19	1 909		>300	阴性	
2023-04-03	脑室外引流	110	2.84	120	1 763	5.42	90					阴性	
2023-04-03	Ommaya囊	10	2.75	126	799	5.17	60	0.18	2 569		32.28	阴性	鲍曼不动杆菌126
2023-04-12	脑室外引流	570											
2023-04-12	Ommaya囊	6	2.44	126	904	5.31	67	0.03	665	13.5	<5.9	阴性	阴性
2023-04-14	腰椎穿刺	7	2.68	116	>1 500	4.25	338					阴性	
2023-04-23	Ommaya囊	38	4.76	123	1 286	4.38	72					阴性	阴性
2023-04-27	Ommaya囊	22	4.21	124	1 028	5.37						阴性	阴性
2023-05-08	Ommaya囊	7	3.94	125	503	4.5						阴性	
2023-05-15	Ommaya囊	8	3.65		390							阴性	
2023-05-17	Ommaya囊	0	5.07		220							阴性	
2023-05-23	Ommaya囊	0	3.55		280							阴性	
2023-05-25	Ommaya囊		4.3		310							阴性	阴性

NGAL：中性粒细胞明胶酶相关脂质运载蛋白；HBP：肝素结合蛋白。

是强调使用包含舒巴坦制剂的联合用药，首选方案为舒巴坦-度洛巴坦联合一种碳青霉烯类药物（亚胺培南-西司他丁或美罗培南），替代方案为大剂量舒巴坦（9 g qd）与至少一种其他有活性的药物联合，包括多黏菌素B、米诺环素、替加环素、依拉环素、头孢德罗等。其中舒巴坦-度洛巴坦、依拉环素、头孢德罗等新型抗菌药物在CRAB感染的治疗中已逐渐取得了证据支持。

针对CRAB中枢神经系统感染治疗方案的选择，需要考虑到尽量选择血脑屏障穿透性高的抗菌药物。根据《神经外科中枢神经系统感染诊治中国专家共识（2021版）》的推荐，可选择脑室内或鞘内注射多黏菌素类药物。虽然舒巴坦常规剂量在脑脊液中也无法达到有效治疗浓度，但由于舒巴坦对鲍曼不动杆菌有较好的体外抗菌活性，并且随着舒巴坦剂量的增加脑脊液中的浓度也明显增加。由碳青霉烯类耐药鲍曼不动杆菌引起的中枢神经系统感染可使用高剂量舒巴坦（9 g/d或更高剂量）。

治疗过程中还需关注药物的不良反应，例如肝肾功能的损伤、凝血功能的影响、消化道的反应等，部分患者还需考虑经济因素。

关键问题2　该患者入院前治疗颅内CRAB感染曾使用多黏菌素B为基础（静脉和/或鞘注）的抗感染治疗40余天，后再次复发进展为化脓性脑室炎，颅内感染CRAB的疗程如何确定？

目前CRAB颅内感染的最佳治疗方案和疗程无明确指南推荐，尚待更多的临床研究进一步探索。根据《神经外科中枢神经系统感染诊治中国专家共识（2021版）》推荐，对重度中枢神经系统感染推荐长程治疗，治疗时程建议为4～8周，符合临床治愈标准后继续应用抗菌药治疗10～14天，以防止复发。

关键问题3　中枢神经系统感染何时需要外科干预处理？

神经系统感染明确后，必须考虑对感染原发病灶进行外科处理，如颅骨固定或修补材料、脑室外引流和腰大池外引流管、Ommaya囊引起的感染，要及时去除人工材料，拔除引流管，并对去除物进行细菌培养；如为切口引起的感染，要及时进行彻底的外科清创并进行引流。对于部分危重的明确颅内感染的患者，充分引流炎性脑脊液，包括脑室外引流或者腰大池外引流，可引流出蛛网膜下腔脑脊液中含大量病原菌的渗出物及炎性因子，降低脑脊液中的细菌浓度，能加速脑脊液循环，防止室管膜和蛛网膜下腔粘连，减少脑积水的发生；降低颅内压，减少切口局部脑脊液漏的概率。出现脑室积脓时，也可考虑予以脑室灌洗或采用脑室镜治疗。

关键问题4　中枢神经系统感染何时进行鞘注或脑室内注射？需要注意的事项有哪些？

在治疗48～72小时后对患者的反应性进行评估。疗效不佳者，需重新考虑诊断。仍怀疑中枢神经系统感染时，则需考虑调整治疗方案，如增加剂量、更换药物、联合用药或考虑脑室内注射或腰椎穿刺鞘内注射药物。脑室内注射抗菌药物比鞘内注射药物能更快更均匀地分布到整个脑室系统。鞘内注射给药后14小时脑池达到最大浓度，脑室内注射后仅2小时脑池脑脊液药物浓度会达到最高。

脑室内或鞘内注射，应选用不含防腐成分的抗菌药，所用的剂量及浓度应根据影像学所估测的脑室大小和脑脊液引流量进行调整，且需缓慢注射；如需要持续引流，注射后应将引流管夹闭15～120分钟，以使药物在整个脑脊液中均匀分布。

脑室内给药的目标是抗菌药物脑脊液中谷浓度为病原菌最小抑菌浓度10～20倍以上，临床症状改善，脑脊液培养阴性。

背景知识介绍

多重耐药菌引起的中枢神经系统感染往往病情严重、病死率高且治疗困难，可选择的药物很少，选择抗菌药物时除了需要根据药物的敏感性，还需要选择血脑屏障穿透能力强的药物，甚至需要同时使用静脉和鞘内/脑室内给药。碳青霉烯类耐药鲍曼不动杆菌（carbapenem-resistant *Acinetobacter baumannii*, CRAB）在神经外科术后中枢神经系统感染患者中越来越多地被分离出来，针对其感染可使用的抗感染药物有限，一般包括大剂量美罗培南延长输注时间、大剂量舒巴坦、多黏菌素等，且为了增加CSF中的药物浓度，需要联合鞘内/脑室内注射多黏菌素，目前尚缺乏足够的临床研究来确立最优治疗方案。

头孢德罗是新型铁载体头孢菌素，革兰阴性杆菌可分泌铁载体，以备在细胞外铁浓度较低时可从环境中摄取铁离子，头孢德罗模拟铁载体通过侧链基团螯合Fe^{3+}形成头孢德罗-Fe^{3+}螯合复合物，通过铁转运蛋白穿透革兰阴性杆菌的细胞膜，转运至细菌的周浆间隙，继而通过头孢菌素母核作用于青霉素结合蛋白3（penicillin binding protein 3, PBP3）发挥抗菌活性。头孢德罗独特的结构和作用机制使其对包括金属酶在内的几乎所有β-内酰胺酶具有较好的稳定性，且细菌膜孔蛋白的缺失和外排泵的过表达不影响头孢德罗的活性。在全球开展的Ⅱ期、Ⅲ期临床试验中，头孢德罗用于治疗革兰阴性杆菌（包括碳青霉烯耐药的革兰阴性杆菌）引起的复杂性尿路感染、医院获得性肺炎、血流感染/脓毒症时，表现出较高的临床治愈率和病原清除率，同时这些临床试验并未纳入中枢神经系统感染的患者。IDSA《2023年耐药革兰阴性菌治疗指南》中推荐对于其他抗菌药物不敏感或不耐受的CRAB感染的治疗，可选择头孢德罗，并建议将头孢德罗作为联合用药的一部分。但关于头孢德罗对血脑屏障的穿透性和在中枢神经系统感染中的应用尚缺乏大规模的临床研究，仅有动物试验及个例报道。

通过文献检索，共搜索到5例使用头孢德罗治疗中枢神经系统感染的病例，其中4例为多重耐药铜绿假单胞菌引起的脑膜炎/脑室炎，1例为CRAB引起的脑膜炎。Meschiari报道了17例使用头孢德罗治疗的铜绿假单胞菌感染病例，其中包括1例脑血管动静脉畸形术后泛耐药/难治耐药性铜绿假单胞菌（XDR/DTR-PA）脑膜炎，使用头孢德罗2 g q6h治疗14天，同时联合磷霉素、头孢他啶-阿维巴坦，取得了临床治愈和病原学转阴。监测血浆及脑脊液中的药物谷浓度分别为105 mg/L和13 mg/L，$[C_{min}]_{CSF/serum}$达到了12.4%。Stevenson报道的1例脑出血术后XDR-PA脑膜炎，铜绿假单胞菌分离株对头孢德罗敏感（纸片法抑菌圈21 mm），使用头孢德罗1～1.5 g q8h约10天，同时联合静脉和鞘内注射多黏菌素，取得了病原学转阴，但患者死于颅脑损伤，其间监测脑脊液中头孢德罗的药物浓度波动于1.22～3.90 mg/L。Luque-Paz报道的1例颅咽管瘤术后脑室外引流相关XDR-PA脑室炎，铜绿假单胞菌分离株对头孢德罗敏感（MIC=0.19 mg/L），使用头孢德罗2 g q6h×4d+2 g q8h×10d，同时联合静脉多黏菌素和阿米卡星，同样取得病原学转阴,但患者死于继发念珠菌性脑膜炎。Marcelo报道的1例脑膜瘤术后DTR-PA脑室炎,铜绿假单胞菌分离株对头孢德罗敏感(MIC=0.5 mg/L),使用头孢德罗2 g q8h治疗30天,其间联合静脉多黏菌素11天,取得了临床治愈和病原学转阴,在用药13天后监测血浆和脑脊液头孢德罗药物浓度分别为40.18 mg/L和1.586 mg/L。头孢德罗用于治疗CRAB脑膜炎仅有一篇病例报道,患者是1例脑出血术后脑室外引流相关CRAB脑膜炎,鲍曼不动杆菌分离株对头孢德罗敏感(MIC=0.25 mg/L),使用头孢德罗2 g q6h×10d+2 g q8h×10d,其间联合静脉庆大霉素7天,同样取得了临床治愈和病原学转阴。

从以上的病例报道,尤其含有药物浓度监测及PK/PD研究的病例中可知,头孢德罗血脑屏障的穿透性值得肯定,在脑脊液中测得的药物浓度均超过其对临床分离株的MIC值,脑脊液与血浆药物浓度比值0.04~0.4,脑脊液与血浆AUC比值0.6~0.68,通常作为联合用药的一部分,在治疗多重耐药的铜绿假单胞菌、CRAB中枢神经系统感染时都取得了脑脊液的病原清除,部分患者得到了临床治愈,目前病例报道中头孢德罗的疗程10~30天。本病例报道的CRAB中枢神经系统感染包括脑膜炎、脑室炎及脑室积脓,病情较重,且用药期间出现了肝功能、肾功能不全,根据eGFR动态调整药物用量,共使用头孢德罗41天,均为联合用药,包括联合静脉多黏菌素(含脑室内注射)、大剂量舒巴坦等。头孢德罗用药第21天后患者脑脊液病原学,包括脑脊液宏基因组二代测序均转为阴性。

关于CRAB中枢神经系统感染的最优治疗方案以及疗程尚需更多的临床研究来确立,同时已经有研究在常见的革兰阴性杆菌临床分离株中发现头孢德罗不敏感菌株,在某些耐药表型的菌株,如产NDM酶的鲍曼不动杆菌中,头孢德罗不敏感菌株分离率高达44.7%,这也提示临床需根据药敏试验,合理使用头孢德罗。关于头孢德罗在治疗革兰阴性菌相关的中枢神经系统感染中的脑脊液渗透性和疗效,仍需更多的临床研究去证实。

点 评

CRAB中枢神经系统感染危重且棘手,抗菌药物的选择需兼顾药敏试验结果、血脑屏障通透性和不良反应等多方面因素,最佳的治疗方案和疗程尚待更多的临床依据。该患者为颅内CRAB感染的重症病例,临床的成功救治得益于以下几点。① 与神经外科的紧密协作:该患者入院后完善影像学检查后,立即行左侧脑室Ommaya泵植入术及右侧脑室外引流术,以减轻脑积水并获取脑脊液样本进一步分析,并建立脑室内注射药物的通路;② 抗感染方案的制定:多药联合,多途径给药,静脉与脑室内鞘注联合,以及新型抗生素的使用;③ 不良反应的监测与处理,需要内科医生细致谨慎的工作态度,同时还需要付出很多时间与精力;④ 医患之间充分的沟通和信任。在本次治疗过程中,头孢德罗展现出优异的抗菌活性,有效渗透脑脊液,通过一系列精准的调整和联合用药策略,显著改善了患者的临床症状和感染指标,最终获得临床治愈。该病例不仅展示了头孢德罗在治疗CRAB颅内感染中的潜力,合理的治疗方案在复杂感染病例中的重要作用,也强调了多学科合作、个体化治疗及持续监测的重要性。

(刘其会　王　璇　李　宁)

参·考·文·献

[1] Metan G, Alp E, Aygen B, et al. Carbapenem-resistant Acinetobacter baumannii: an emerging threat for patients with post-neurosurgical meningitis[J]. Int J Antimicrob Agents, 2007, 29(1): 112–113.

[2] Rodríguez Guardado A, Blanco A, Asensi V, et al. Multidrug-resistant acinetobacter meningitis in neurosurgical patients with intraventricular catheters: assessment of different treatments[J]. J Antimicrob Chemother, 2008, 61(4): 908–913.

[3] Kim B N, Peleg A Y, Lodise T P, et al. Management of meningitis due to antibiotic-resistant Acinetobacter species[J]. Lancet Infect Dis, 2009, 9(4): 245–255.

[4] Chusri S, Sakarunchai I, Kositpantawong N, et al. Outcomes of adjunctive therapy with intrathecal or intraventricular administration of colistin for post-neurosurgical meningitis and ventriculitis due to carbapenem-resistant acinetobacter baumannii[J]. Int J Antimicrob Agents, 2018, 51(4): 646–650.

[5] Portsmouth S, Van Veenhuyzen D, Echols R, et al. Cefiderocol versus imipenem-cilastatin for the treatment of complicated urinary tract infections caused by Gram-negative uropathogens: a phase 2, randomised, double-blind, non-inferiority trial[J]. Lancet Infect Dis, 2018, 18(12): 1319–1328.

[6] Bassetti M, Echols R, Matsunaga Y, et al. Efficacy and safety of cefiderocol or best available therapy for the treatment of serious infections caused by carbapenem-resistant Gram-negative bacteria (CREDIBLE-CR): a randomised, open-label, multicentre, pathogen-focused, descriptive, phase 3 trial[J]. Lancet Infect Dis, 2021, 21(2): 226–240.

[7] Wunderink R G, Matsunaga Y, Ariyasu M, et al. Cefiderocol versus high-dose, extended-infusion meropenem for the treatment of Gram-negative nosocomial pneumonia (APEKS-NP): a randomised, double-blind, phase 3, non-inferiority trial[J]. Lancet Infect Dis, 2021, 21(2): 213–225.

[8] Viale P, Sandrock C E, Ramirez P, et al. Treatment of critically ill patients with cefiderocol for infections caused by multidrug-resistant pathogens: review of the evidence[J]. Ann Intensive Care, 2023, 13(1): 52.

[9] Tamma P D, Aitken S L, Bonomo R A, et al. Infectious Diseases Society of America 2023 Guidance on the Treatment of Antimicrobial Resistant Gram-Negative Infections[J]. Clin Infect Dis, 2023, 18: ciad428.

[10] Takemura M, Kanazawa S, Kohira N, et al. Evaluation of penetration of cefiderocol into cerebrospinal fluid using a rat meningitis model[J]. Open Forum Infectious Diseases, 2021, 8(Supplement_1): S645.

[11] Meschiari M, Volpi S, Faltoni M, et al. Real-life experience with compassionate use of cefiderocol for difficult-to-treat resistant Pseudomonas aeruginosa (DTR-P) infections[J]. JAC Antimicrob Resist, 2021, 3(4): dlab188.

[12] Stevenson D R, Cherian B P, Kinzig M, et al. Nosocomial neurosurgical meningitis due to XDR Pseudomonas aeruginosa: clinical experience with cefiderocol[J]. JAC-Antimicrobial Resistance, 2022, 4(Supplement_1): dlac004.043.

[13] Luque-Paz D, Bennis Y, Jaubert P, et al. Cerebrospinal fluid concentrations of cefiderocol during the treatment of extensively drug-resistant Pseudomonas aeruginosa ventriculitis[J]. J Antimicrob Chemother, 2022, 77(6): 1787–1789.

[14] Marcelo C, De Gea Grela A, Palazuelos M M, et al. Clinical cure of a difficult-to-treat resistant pseudomonas aeruginosa ventriculitis using cefiderocol: A case report and literature review[J]. Open Forum Infect Dis, 2022, 9(8): ofac391.

[15] Kufel W D, Abouelhassan Y, Steele J M, et al. Plasma and cerebrospinal fluid concentrations of cefiderocol during successful treatment of carbapenem-resistant Acinetobacter baumannii meningitis[J]. J Antimicrob Chemother, 2022, 77(10): 2737–2341.

[16] Karakonstantis S, Rousaki M, Vassilopoulou L, et al. Global prevalence of cefiderocol non-susceptibility in Enterobacterales, Pseudomonas aeruginosa, acinetobacter baumannii and Stenotrophomonas maltophilia: a systematic review and meta-analysis[J]. Clin Microbiol Infect, 2024, 30(2): 178-188

[17] 中国医师协会神经外科医师分会神经重症专家委员会,北京医学会神经外科学分会神经外科危重症学组.神经外科中枢神经系统感染诊治中国专家共识(2021版)[J].中华神经外科杂志,2021,37(1): 2-15.

6

PET-CT 联合肝活检辅助诊断多发性骨髓瘤患者化疗后肝结核

题记

虽然我国结核感染者较多，但肝结核因其临床症状不典型，缺乏有效的病原学检查手段，诊断相对困难。多数肝结核患者在 CT、MRI 等影像学上提示占位、脓肿或粟粒样改变。但本例患者在多发性骨髓瘤第一轮化疗结束后即开始出现发热，伴明显毒血症状，考虑感染性病变可能大，但常规筛查仅提示结核 T-SPOT.TB 强阳性，胸部 CT、腹部 MRI 及头颅 MRI 均未见病灶，诊断陷入僵局。最终在家属的积极配合下完成 PET-CT 检查，提示肝脾弥漫性 SUV 值升高，需要肝活检明确诊断。因患者一般情况较差，血小板数量低，无法耐受经皮肝穿刺，最终全麻腹腔镜下完成部分肝切除活检术，病理及 mNGS 均提示结核感染，明确诊断为肝结核，经过抗结核及抗炎治疗后患者体温逐渐下降，血象逐渐恢复，病情趋于平稳。

病史摘要

入院病史
患者，男性，65 岁，安徽宿州人，2023-04-14 收入我科。

主诉
确诊骨髓瘤 2 个月，化疗后发热 1 个月余。

现病史
患者 2023-02-19 因"发现贫血 1 个月余"至当地医院就诊，根据骨髓穿刺及活检结果确诊为多发性骨髓瘤（DS 分期 ⅢA 期，R-ISS Ⅱ期），予 BCD 方案化疗：硼替佐米+环磷酰胺+地塞米松，每周 1 次，连用 4 次为一个疗程，2023-03-12 完成第一个疗程后出院。化疗前曾行血常规检查：白细胞 2.5×10^9/L，红细胞 2.09×10^{12}/L，血红蛋白 73 g/L，血小板计数 171×10^9/L。PET-CT 仅提示中轴骨及附肢骨骨密度稍减低（SUV 最大 2.9），FDG 代谢不均（图 6-1）。

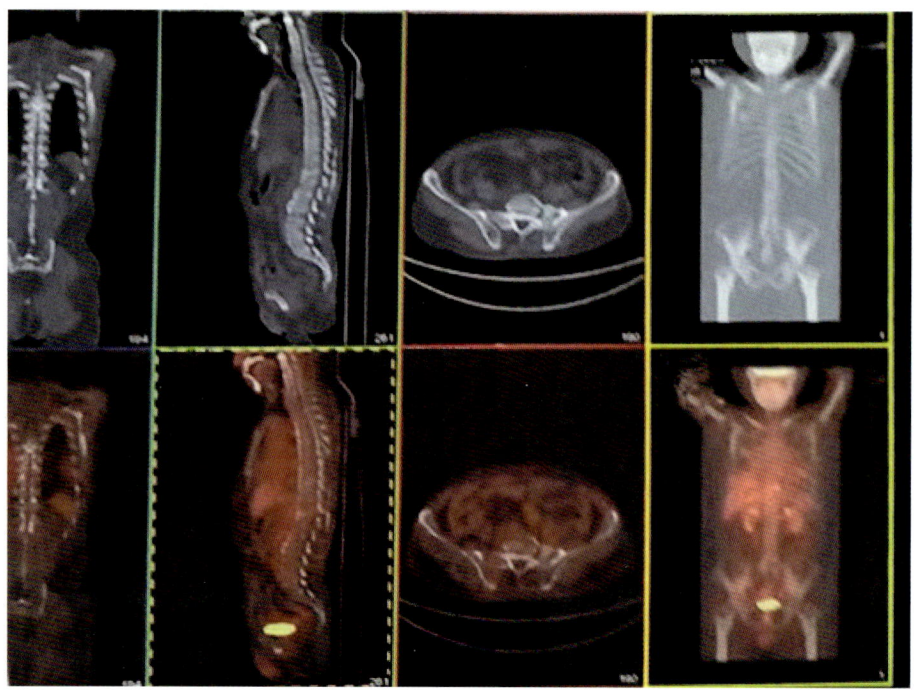

图6-1 化疗前PET-CT

出院后1周无明显诱因下出现发热，最高体温40.7℃，伴畏寒、寒战，体温高时伴有右上肢不自主抖动，自服布洛芬后体温可降至正常。有咳嗽、咳痰，为黄色痰，痰能咳出。伴腹胀，无明显腹痛及腹泻，无恶心、呕吐，当地曾短暂予激素治疗（具体不详）。

2023-03-30当地医院血常规：白细胞 3.76×10^9/L，红细胞 2.22×10^{12}/L，血红蛋白 76 g/L，血小板计数 104×10^9/L。降钙素原60.558 ng/mL，C反应蛋白73.49 mg/L。肝功能：谷丙转氨酶47 U/L，谷草转氨酶56.5 U/L。甲型流感病毒核酸阳性。EBV-DNA（全血）3.45×10^3 copies/mL。血培养：人葡萄球菌。胸部CT：双肺炎症，部分间质性改变，双侧胸腔积液，纵隔多发轻度肿大淋巴结，双肺上叶肺气肿，肺大疱，双肺多发结节，心包少量积液。

当地医院考虑细菌、真菌、病毒混合感染，半月内先后予以头孢哌酮-舒巴坦、比阿培南、万古霉素、伏立康唑、两性霉素B脱氧胆酸盐、卡泊芬净及奥司他韦等抗感染治疗，但体温控制欠佳，体温最高仍有40.7℃。服用布洛芬后体温可降至正常，但咳嗽、咳痰等症状无明显好转。2023-04-12复查血常规：白细胞 2.65×10^9/L，红细胞 1.89×10^{12}/L，血红蛋白 65 g/L，血小板计数 200×10^9/L。肾功能：肌酐 131 μmol/L。肝功能：谷丙转氨酶 60 U/L，谷草转氨酶 80 U/L，白蛋白 26.2 g/L。血钾 2.47 mmol/L。C反应蛋白 36.5 mg/L。因患者仍有发热，于2023-04-14收入我科病房。患者患病以来精神萎靡，胃纳欠佳，睡眠不佳。

既往史及个人史

无肝炎、结核等传染病病史，否认手术史、外伤史、输血史、过敏史等。预防接种随当地，否认有毒化学物质接触史等。20多岁时曾患疟疾，后治愈。

婚育史/家族史

已婚,已育,无家族遗传性疾病病史。

入院查体

T:36.9℃,P:89次/分,R:20次/分,BP:137/74 mmHg,神志清楚,精神萎靡,扶入病房。全身浅表淋巴结无肿大,未见皮下出血点,结膜未见瘀点。颜面及上胸部皮肤发红,可见压之褪色的少许充血性皮疹,唇周可见疱疹后结痂。颈软,无抵抗,颈静脉无怒张,甲状腺无肿大。心肺体检无殊。腹壁软,全腹无压痛,无肌紧张及反跳痛,肝脾肋下未触及,肝肾区无叩击痛。双下肢无水肿。

入院后实验室检查及辅助检查

- 血常规:白细胞计数 2.82×10^9/L↓,中性粒细胞百分比 87.9%,淋巴细胞百分比 9.9%,单核细胞百分比 2.0%,血红蛋白 68 g/L↓,血小板计数 163×10^9/L。
- 尿常规、粪便常规+隐血:阴性。
- 肝肾功能、血脂:谷丙转氨酶 55 U/L,谷草转氨酶 67 U/L,总胆红素 8.1 μmol/L,碱性磷酸酶 85 U/L,γ-谷氨酰转移酶 56 U/L,球蛋白 37 g/L,白蛋白 29 g/L↓,前白蛋白 130 mg/L↓,乳酸脱氢酶 717 U/L↑;肌酐 166 μmol/L↑;甘油三酯 2.48 mmol/L。
- 糖化血红蛋白:7.2%。
- 凝血功能:凝血酶原时间 15.1秒↑,国际标准化比值 1.21↑,纤维蛋白原定量 2.0 g/L,D-二聚体 10.61 FEUmg/L↑,纤维蛋白降解产物 50.8 μg/mL↑。
- 心肌标志物:正常。
- 甲状腺功能检查及相关抗体:均正常。
- 自身抗体:ANA 1 100,余 ENA、dsDNA、ANCA 阴性、抗心磷脂抗体、肌炎抗体、补体均正常。
- 免疫球蛋白:IgG 26.23 g/L↑,IgM<400 mg/L,IgA、IgE、IgG4 正常。
- 免疫固定电泳:IgG-lambda 阳性。
- 炎症指标:C反应蛋白 48 mg/L↑,降钙素原 4.91 ng/mL↑,白介素 6 88 pg/mL↑,红细胞沉降率 22 mm/h↑,铁蛋白 2 803 ng/ml↑,白介素 2受体 5 199 U/mL↑,CD64指数 388↑。
- 结核T-SPOT.TB:阳性,抗原刺激孔>20,阴性对照孔 0,阳性对照孔≥20。
- 淋巴细胞亚群绝对计数:T淋巴细胞绝对值 258 cells/μL↓,Th淋巴细胞绝对值 115 cells/μL↓,Tc淋巴细胞绝对值 138 cells/μL↓,B淋巴细胞绝对值 1 cells/μL↓,NK细胞绝对值 37 cells/μL↓。
- 真菌检查:G试验 192 pg/mL↑,GM试验阴性。
- 其他:EBV-DNA(全血)3.45×10^3 copies/mL,EBV-DNA(血浆)阴性,CMV-DNA 阴性。乙肝病毒、丙肝病毒、艾滋病病毒、梅毒均阴性。血培养阴性,尿培养阴性,血涂片找疟原虫阴性。
- B超:右侧颈部、锁骨上淋巴结肿大,其余淋巴结未见肿大,甲状腺未见明显异常。肝右叶钙化灶、脂肪肝。胆囊、胰腺、脾脏、双肾、输尿管未见明显异常。双下肢深静脉未见明显血栓。前列腺钙化灶。

- 心超：左心室整体收缩活动减弱，左心房增大，极少量心包积液；功能诊断：左心收缩功能轻度减退。
- 肺部CT平扫（图6-2）：两肺间质性肺炎，伴少量胸腔积液，冠状动脉钙化，普大心。

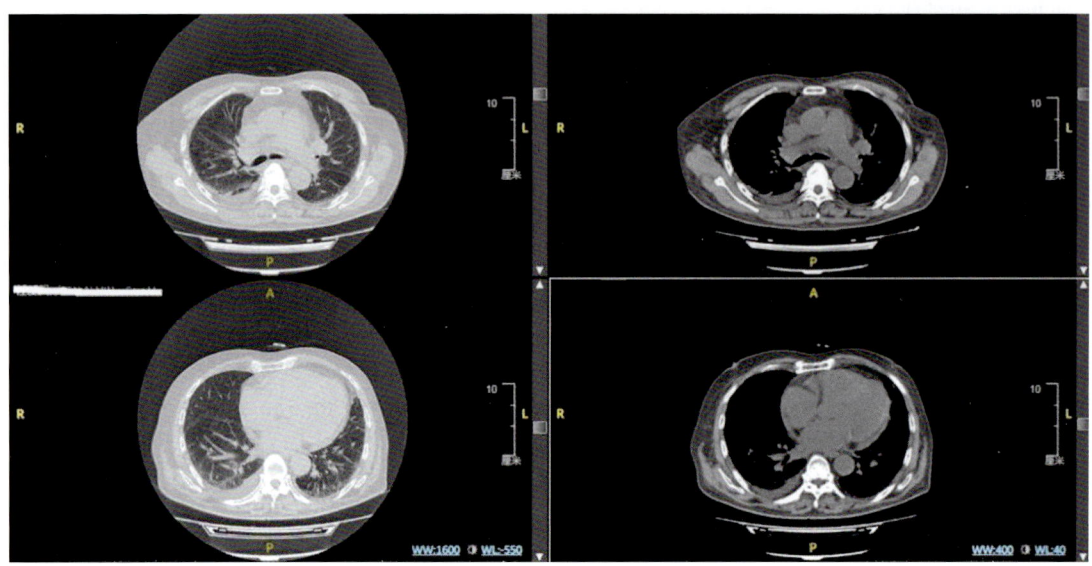

图6-2　肺部CT平扫

- 上腹部CT增强（图6-3）：肝右叶钙化灶，附见双侧胸腔积液、心包积液。

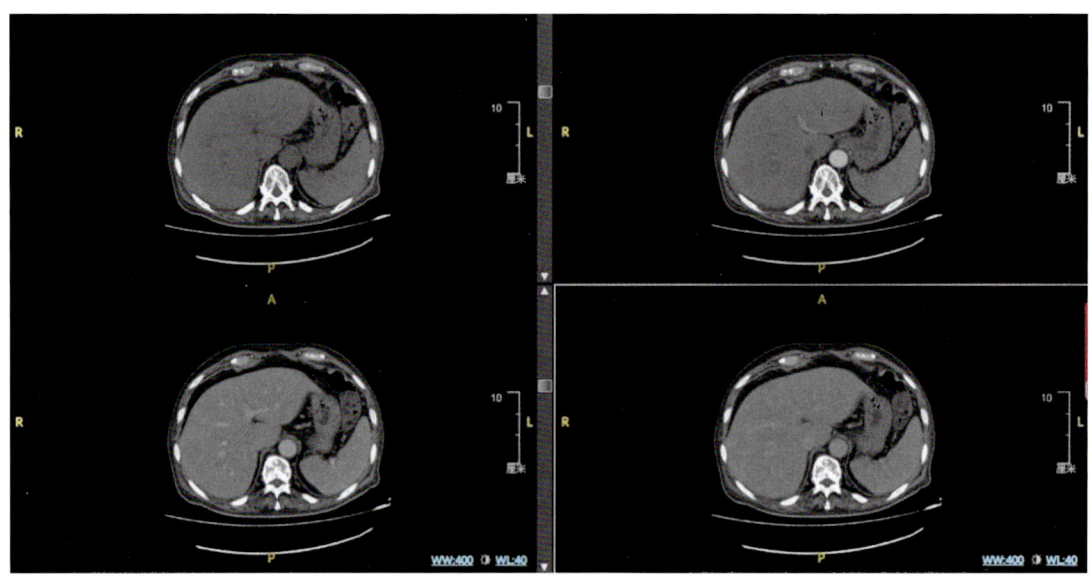

图6-3　上腹部CT增强

入院后诊疗经过

因患者院外已予多种药物抗感染治疗,效果欠佳,故入院后暂予多西环素抗感染治疗,同时予保肝、补充蛋白质、利尿、抗凝治疗等对症处理,患者体温仍处于高位,最高可达40℃(图6-4)。

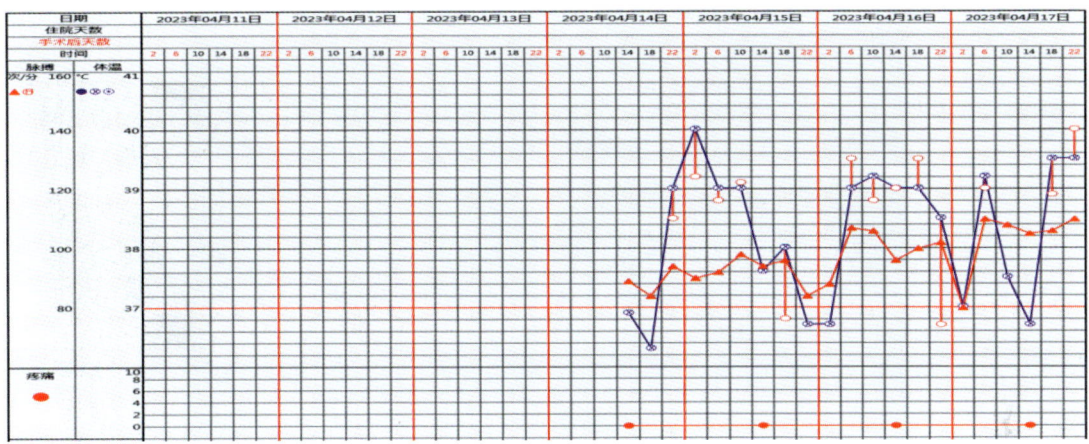

图6-4 入院后体温单

临床关键问题及处理

关键问题1 该患者的发热原因可能是什么?后续还需要做哪些检查以便确诊?

本病例为血液系统肿瘤(多发性骨髓瘤)患者化疗后,引起免疫抑制后出现发热,伴明显的毒血症状,虽经过常规的抗细菌、病毒、真菌等治疗效果不佳,仍考虑感染性发热可能大。

为评估患者目前原发病病情,入院后完善骨髓穿刺,提示骨髓象增生较活跃,粒系部分有退行性变,NAP积分稍偏高,红系铁染色示有铁利用障碍表现,片上原幼浆细胞占3.5%,偶见噬血细胞;骨髓流式提示:骨髓可见异常浆细胞占有核细胞的3.68%;骨髓活检示7~8个髓腔,造血细胞占30%左右,巨核细胞可见,酶标显示少量浆细胞散在分布。请血液科会诊后考虑患者目前原发病处于稳定状态,暂时不予处理。

因患者仍考虑感染可能大,且有呼吸道症状,予完善血宏基因组二代测序(DNA+RNA),提示EBV,序列数132,人类疱疹病毒1型(HSV1)5条。呼吸道多种病原体(病毒+支原体)核酸检测阴性;痰真菌荧光染色阴性;真菌培养:念珠菌;痰抗酸染色+结核培养+结核Xpert:阴性;痰革兰染色:见少量酵母样球菌,呼吸道标本培养阴性。因患者是免疫缺陷人群,结核T-SPOT.*TB*强阳性,且之前的抗感染治疗并未覆盖结核,该患者结核的可能性很大,但肺部CT及上腹部CT并未见结核病灶。因结核最常累及的部位还有可能是中枢神经系统,因此我们完善了头颅和肝脏MRI增强(图6-5,图6-6)。

关键问题2 常规检查未明确感染灶的情况下如何明确诊断?

由于该患者发病前1个月(即诊断肿瘤)时曾完善PET-CT,因此本次入院完善常规检查

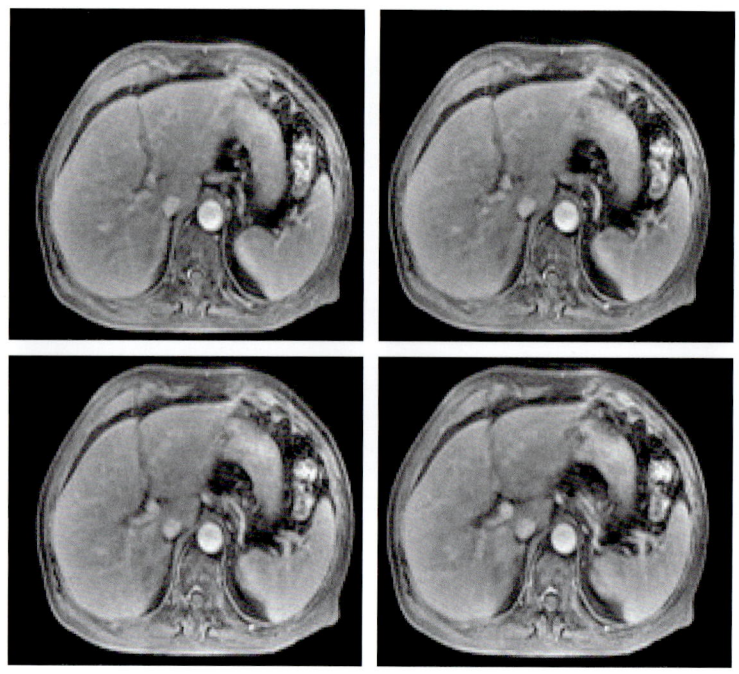

图6-5 肝脏MRI增强　未见明显异常。

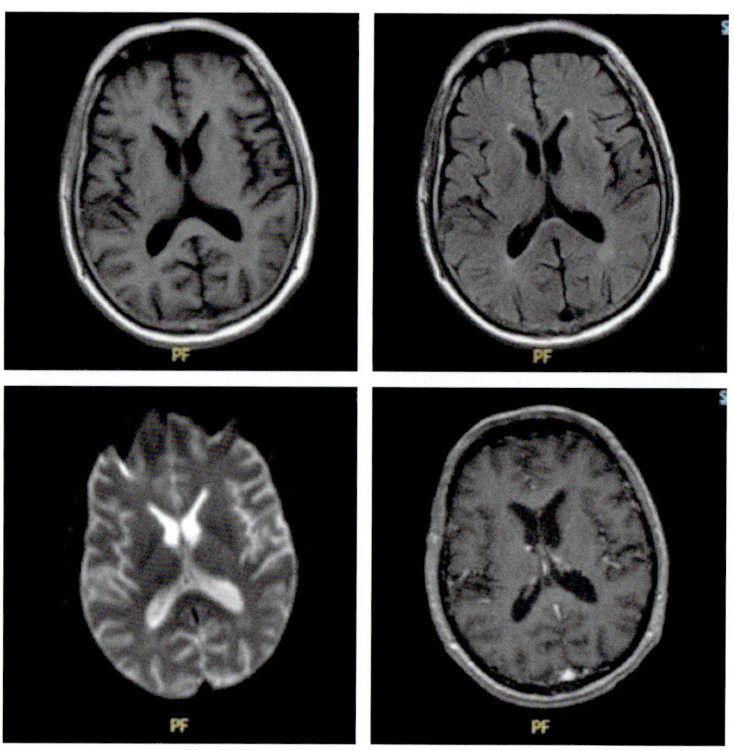

图6-6 头颅MRI增强　两额叶、侧脑室旁散在缺血腔隙灶。

时并未复查PET-CT。但该患者入院后通过常规检查并未发现感染灶，此时PET-CT成为为数不多的选择。在与患者家属充分沟通的前提下完善了PET-CT检查（图6-7），结果提示：多发性骨髓瘤治疗后，全身骨髓腔多发病灶（SUV最大值5.1）、肿大肝脏（SUV最大值7.5）与脾脏（SUV最大值14.3）FDG代谢不同程度异常增高，结合病史，首先考虑肿瘤浸润所致。

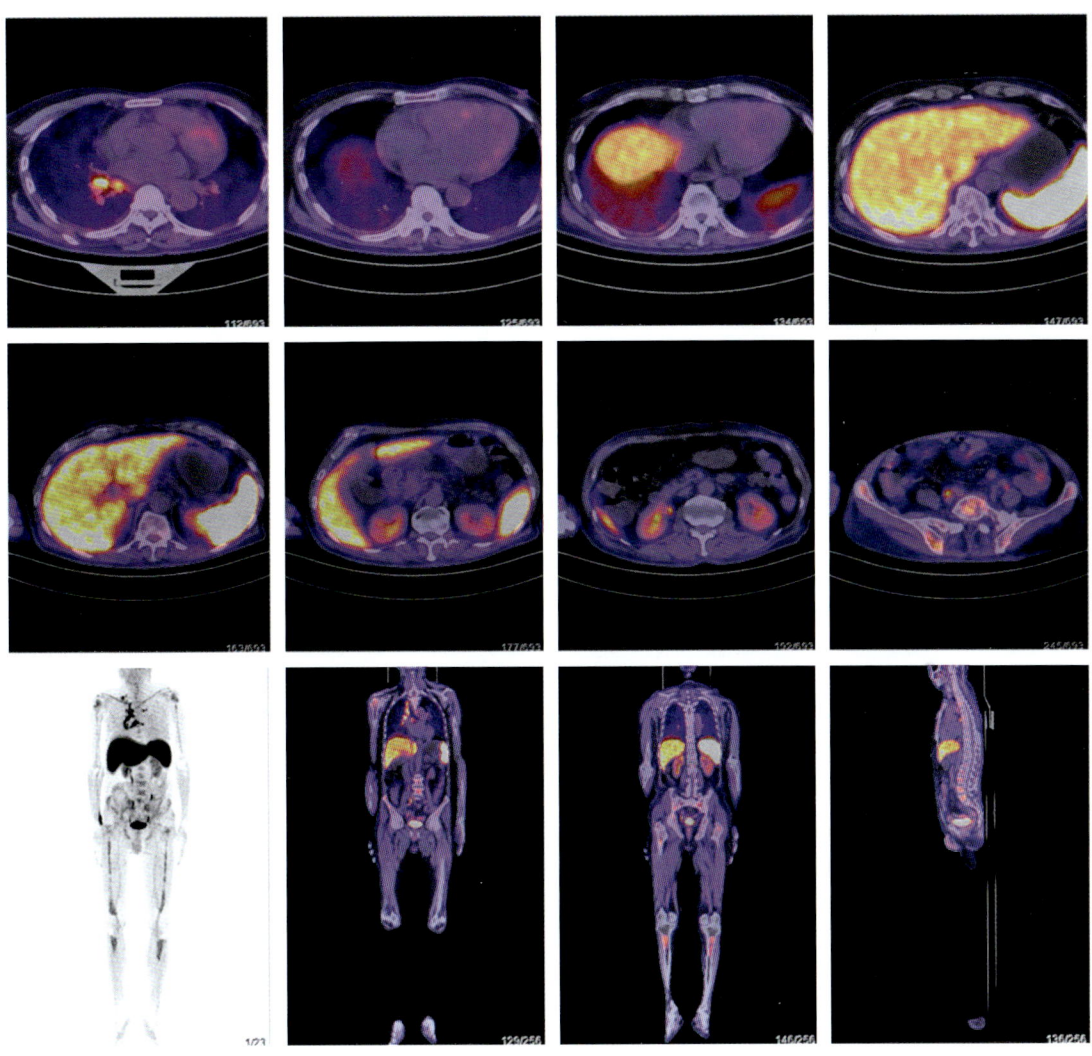

图6-7 PET-CT

PET-CT给了我们很大的提示，该患者的病灶位于肝脏，接下来需要活检明确诊断。但该患者入院后血小板迅速下降，最低时仅50×10^9/L，经皮肝穿刺风险极高，经颈静脉肝活检有可能获得的组织太少，不能明确诊断，因此需要腹腔镜下肝活检。但该患者一般情况较差，合并心功能不全，肝功能不全，手术风险高。在和家属充分沟通后，2023-04-28全麻麻醉下行腹腔镜下左肝部分切除活检手术，术中探查腹腔提示肝脏色红，硬化水肿明显，并未见肝脏表面粟粒样改变。组织二代测序提示结核分枝杆菌复合群,序列数4274;病理提示:(肝脏)肉芽肿性炎症伴坏死,抗酸染色阳性(图6-8)。至此,该患者终于明确诊断为肝结核。

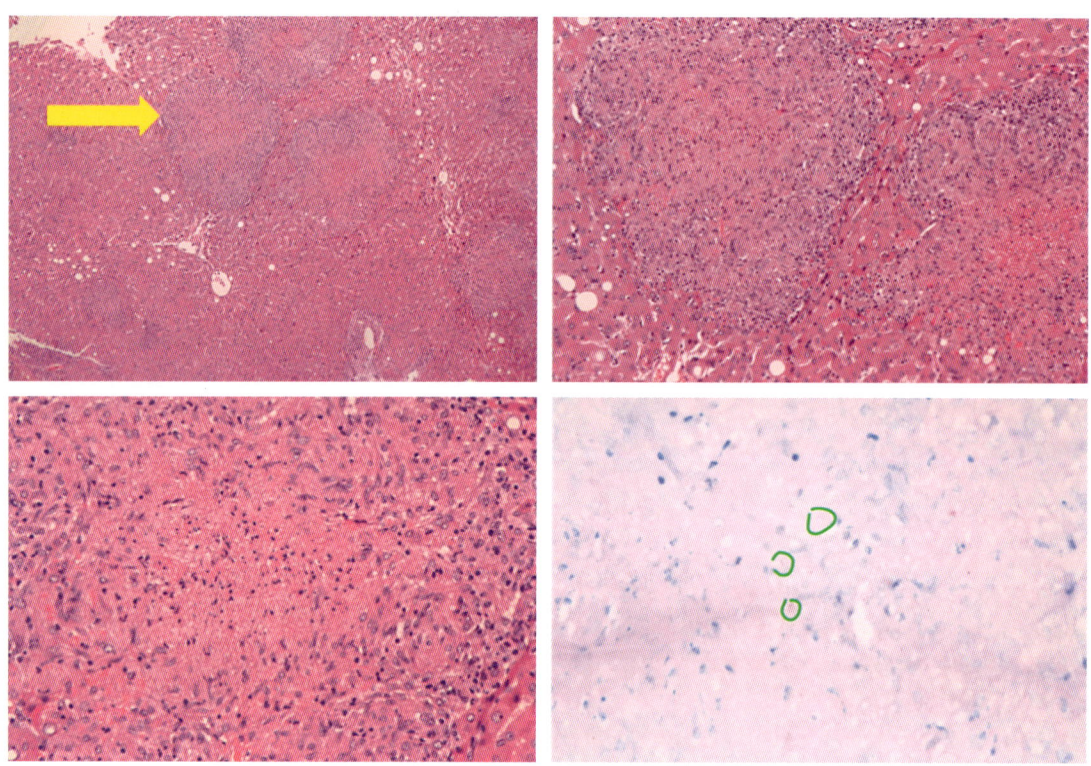

图6-8　肝活检病理　左上可见肉芽肿性炎症(箭),右下可见抗酸染色阳性(圈)。

关键问题3　该患者诊断明确后应如何治疗?

因该患者为血液病患者,本身存在三系下降,且病程中肝功能有明显受损。按照噬血细胞综合征的诊断标准,该患者符合发热(>38.5℃,持续>7天)、血细胞减少(二、三系)(该患者病程中血小板迅速下降)、骨髓内找到噬血细胞、铁蛋白>500 μg/L、可溶性IL-2受体升高等4～5项标准,该患者至少存在感染诱发的噬血倾向。因此,抗结核方案早期选择了肝损伤相对较小的异烟肼、左氧氟沙星、乙胺丁醇、阿米卡星,同时加用甲泼尼龙40 mg qd抗炎治疗(后因体温及炎症指标控制不佳加至 60 mg qd),待肝功能和血象有所好转后抗结核方案有所调整,逐渐加用利福平、吡嗪酰胺、利奈唑胺等。经过积极治疗后,患者体温逐渐降至正常,炎症指标好转,血小板较前恢复。激素逐渐减量至半年后停用,抗结核药目前维持异烟肼、利福平、乙胺丁醇三联方案,患者目前原发病仍在常规服用沙利度胺及化疗中。2024-05随访时血常规:白细胞计数$4.39×10^9$/L,中性粒细胞百分比64.0%,淋巴细胞百分比17.8%,血红蛋白115 g/L,血小板计数 $94×10^9$/L。肝肾功能:谷丙转氨酶23 U/L,谷草转氨酶26 U/L,总胆红素 7.7 μmol/L,碱性磷酸酶121 U/L,γ-谷氨酰转移酶17 U/L,球蛋白27 g/L,白蛋白40 g/L,

前白蛋白 227 mg/L，乳酸脱氢酶 284 U/L↑；肌酐 105 μmol/L。凝血功能正常，肺部CT、肝脏MRI未见明显异常，目前仍在随访中。

背景知识介绍

肝结核相对于其他结核而言，发病率并不高。活动性结核中，肝结核发生率在1%左右。1978—1984年，撒哈拉以南非洲地区，活动性结核患者的肝活检和尸检数据提示肝结核发生率在1.2%（96/8 342）。中国台湾地区15年数据表明肝结核发生率0.8%（10/1 251），但在撒哈拉以南非洲地区，HIV合并结核死亡患者中肝结核发生率则高达33%～37%。

肝脏的双重血供和丰富的淋巴管使侵入人体的结核分枝杆菌均会进入肝脏，但肝脏有丰富的网状内皮组织、强大的再生、防御能力和胆汁本身抑制结核分枝杆菌的特性，使肝脏不易形成结核病变。但在结核分枝杆菌数量多或机体免疫功能低下，如AIDS患者、肝脏有基础疾病、肝移植等情况下，容易出现肝结核。多数肝结核由全身血行播散性结核经肝动脉侵入肝内，其次为消化道结核经门静脉侵入肝内，少数如腹腔结核或脊柱结核经淋巴系统或直接侵入肝内，胎盘结核亦可经脐静脉侵入肝内。

肝结核的病理类型分为5种。① 粟粒型：最为常见，病灶为粟粒状（直径<2 cm），广泛散布于全肝，肉芽肿伴不同程度的干酪坏死；② 结节型：较少见，病灶局限（直径>2 cm），孤立或增殖性结节，可融合成团块，酷似肿瘤，又称结核瘤；③ 脓肿型：病灶中心液化坏死形成脓肿，可单发或多发，脓腔多为单房，多房少见；④ 胆管型：极少见，结核病变累及胆管或脓肿破入胆管形成胆管结核，表现为胆管壁增厚、溃疡或狭窄；⑤ 肝浆膜型：肝脏包膜上发生粟粒性结核病灶或肝包膜增生肥厚形成"糖衣肝"。

有研究提示肝结核男性比女性多见（1.3∶1～1.8∶1），多继发于肝外结核或播散性结核，症状通常不典型，可表现为发热、盗汗、体重下降、右上腹痛、肝肿大、黄疸等，部分患者合并有呼吸道症状，因其临床表现无特异性，很容易被误诊及漏诊。肝结核的诊断需要结合临床表现（合并其他部位结核且有消化道症状）、实验室检查（结核感染T细胞试验等）、影像学及肝脏活检组织病理、抗酸染色、结核培养、PCR或二代测序等证实结核感染。Hickey等人在2015年 *BMC Infectious Disease* 上总结了肝结核诊断标准：① 肝组织培养结核阳性；② 肝组织标本抗酸染色阳性或结核PCR阳性；③ 确诊肺结核患者或在结核流行地区出现右上腹痛、肝肿大、发热及体重下降；④ 抗结核治疗后升高的肝酶恢复。

结核感染在我国是常见病，并且结核感染率近年来有上升趋势，但肝结核因其临床表现隐匿，缺乏特异性，临床上很容易被误诊和漏诊。本病例是一名多发性骨髓瘤患者，化疗结束后处于免疫抑制状态，开始出现发热伴明显的毒血症状，多种抗感染治疗无效，常规的实验室检查及影像学检查无法明确诊断。PET-CT既往多用于肿瘤的筛查，近年来也越来越多用于发热待查患者病因的筛查。在本例患者中，PET-CT检查准确寻找到了该患者感染的病灶，为后续的活检、病理诊断提供了精准的定位。连同之后的腹腔镜手术及宏基因组二代测序的快速检测，给我们展示了近年来医疗技术进展带给疑难复杂病例更新的诊疗过程。同样值得注意的是，患者和家属的配合也是疾病成功诊治过程中不可或缺的部分。该患者在2个月内完成2次PET-CT检查，在风险极高的情况下同意手术，在很大程度上体现了患者家属对医疗团队的信任，也为最终成功诊治打下了坚实的基础。

本例患者在多发性骨髓瘤化疗引起免疫缺陷后感染结核，结核T-SPOT.*TB*强阳性，化疗前曾行PET-CT检查，肝脏内并未有SUV值升高，可惜的是该患者化疗前并未行潜伏结核的筛查，若化疗前已发现T-SPOT.*TB*阳性，采取预防性抗结核治疗的措施，也许化疗后就不会出现结核活动。即使化疗前T-SPOT.*TB*阴性，若化疗后T-SPOT.*TB*转阳，对于结核的诊断意义更大。因此，拟行免疫抑制治疗的患者常规筛查潜伏结核对于预防结核活动很有必要。

（朱浩翔　赵华真　虞胜镭　王新宇）

参·考·文·献

[1] Essop AR, Posen J A, Hodkinson J H, et al. Tuberculosis hepatitis: a clinical review of 96 cases[J]. Q J Med, 1984, 53: 465-477.
[2] Wang JY, Hsueh PR, Wang SK, et al. Disseminated tuberculosis: a 10-year experience in a medical center[J]. Medicine, 2007, 86: 39-46.
[3] Hickey A J, Gounder L, Moosa M-Y S, et al. A systematic review of hepatic tuberculosis with considerations in human immunodeficiency virus co-infection[J]. BMC Infectious Diseases, 2015, 15: 209.
[4] 《中华传染病杂志》编辑委员会. 发热待查诊治专家共识[J]. 中华传染病杂志, 2017, 35 (11)：641-655.

7

孟德尔遗传易感分枝杆菌病伴发罕见非结核分枝杆菌感染患者的精准诊治

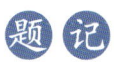

一例既往体健的年轻女性,出现反复腹痛伴腹腔多发淋巴结肿大和脾大4个月余,间断低热2个月余。PET-CT提示淋巴瘤可能,完善淋巴结活检穿刺后排除肿瘤,外周血mNGS检出罕见非结核分枝杆菌 *Mycobacterium tilburgii*(序列数1593),初步诊断为播散型非结核分枝杆菌病。经验性抗分枝杆菌治疗效果不佳后,完善精细免疫分型、全外显子测序及表面蛋白IL-12受体表达流式检测,最终诊断患者为携带 *IL12RB1* 基因复合杂合突变的孟德尔遗传易感分枝杆菌病(MSMD)(一种原发性免疫缺陷疾病)。遂优化患者的抗分枝杆菌治疗方案并及时加入重组人IFN-γ治疗,患者症状得以控制。

病史摘要

病史
患者,女,29岁,四川人,护士,2023-02-15至我院门诊就诊。

主诉
反复腹痛3个月,间断低热1个月。

现病史
患者于2022-11-17进食火锅后出现右上腹部疼痛,隐痛为主,当时无发热、呕吐、腹泻等不适主诉,右上腹有压痛。2022-11-19外院查血常规示:白细胞6.4×10^9/L,中性粒细胞百分比63.3%,血小板132×10^9/L,血红蛋白120 g/L;C反应蛋白26.8 mg/L;上腹部CT示:脾脏肿大,后腹膜及肠系膜根部多发淋巴结,右上腹渗出、左侧结肠间沟少许积液。于消化科就诊,服用匹维溴铵、益生菌1周后,患者症状好转。2022-12-17复查上腹部CT示:脾脏肿大,后腹膜及肠系膜根部多发淋巴结,肝内钙化灶。2022-12-18再次出现腹痛,伴压痛,腹泻1次,自行好转。2023-01-09腹痛症状反复,性质同前;持续1周左右恢复,B超提示:后腹膜多发肿大淋巴结,盆腔积液,肝内强回声斑,局灶性钙化可能,胆囊体积偏小,脾肿大(斜径113 mm×厚度53 mm),胰和双肾未见明显异常。因为腹部多发肿大淋巴结性质不明,2023-01-10患者PET-CT(图7-1)示:① 脾脏肿大;腹腔、腹膜后多发肿大淋巴结;FDG代谢增高,考虑血液系统病变,淋巴瘤可能大,建议腹膜后淋巴结穿刺;② 双侧颈部Ⅱ~Ⅴ区,右侧腋下、双侧腹股沟多发小淋巴结,FDG代谢轻度增高,考虑淋巴瘤可能,全身骨髓FDG代谢增高,考虑骨髓反应性增生可能,盆腔少量积液,肝脏小钙化灶。患者于2023-01-13在超声引导下行右侧腹部淋巴结穿刺活检,结果提示:肿瘤细胞温和,胞质丰富,呈细颗粒状,细胞无明显的异质性,未见核分裂象。结合免疫酶标结果及临床表现,考虑以下两种可能:① 戈谢病;② 颗粒细胞瘤。免疫组化结果:S100(浆+),AE1/AE3(−),ALK(±),CD163(+),SOX10(核−),P53(+),Kpl(+),Ki67(5%+),Calretinin(−),TFE-3(+),MiTF(部分+)。肿瘤医院病理会诊提示:(右侧腹膜下淋巴结穿刺活检)组织增生性病变。免疫组化结果:S100(浆+),S100-Red(弱+),SOX10(−),SOX-Red(−),CD68/kpl(+),PGM1(+),CD163(弱+),CD4(+),ALK(部分+),建议必要时尝试BRAF等突变检测。

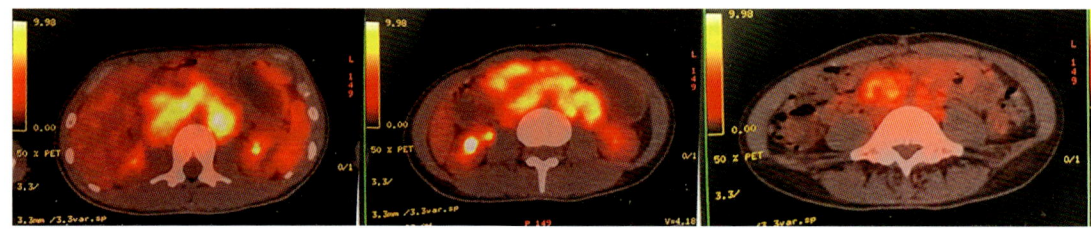

图7-1　PET-CT(2023-01-10)

2023-01-16开始出现持续腹痛,较前加重,伴腰痛,腹围增大,间断体温升高,Tmax 37.7℃;需要服用止痛药物缓解症状;1周后症状缓解,复查血常规(2023-01-31):白细胞$4.87×10^9$/L,中性粒细胞百分比70.8%,血小板$127×10^9$/L,血红蛋白107 g/L;C反应蛋白16.8 mg/L;红细胞沉降率66 mm/h;肝肾功能(2023-01-31):谷丙转氨酶40 U/L↑,余正常。T-SPOT.TB(2023-1-31)阴性(A孔/B孔:0/0,阳性对照≥20);血管紧张素转换酶(ACE)(2023-01-31)119.1 U/L↑(正常值12~68 U/L);抗核抗体全套(2023-01-31)阴性;补体C3和C4正常;免疫球蛋白(2023-01-31):IgG 18.9 g/L↑,IgA 1.95 g/L,IgM 6.33 g/L↑,IgE 79 IU/mL,IgG4 1.13 g/L。患者自行送行外周血mNGS提示:检出提尔布尔吉分枝杆菌(*Mycobacterium tilburgii*,序列数1593)。现为进一步诊治至我院就诊。

既往史

否认肝炎史,否认结核史。否认外伤史、输血史。否认食物、药物过敏史。2023-01-13在超声引导下行"右侧腹部淋巴结穿刺活检"。2022-02-21胃肠镜检查:非萎缩性胃炎伴糜烂,胆汁反流(中度);十二指肠多发黏膜隆起(病理提示黄色瘤);结直肠黏膜未见异常。

个人史

患者自幼容易出现感染发热,成年后好转。目前任上海市某三甲医院护士。2022-

03～2022-06因抗疫工作在宾馆居住。否认生食史，否认有毒有害物质接触史，否认吸烟史、否认吸毒史。

婚育史
未婚未育。

家族史
父亲40岁左右有肺结核病史，母亲有甲亢病史，曾有"肺部疾病"（具体不详），自幼经常发热，成年后好转。

体格检查
T：36.6 ℃，P：80次/分，R：17次/分，BP：102/60 mmHg，身高：163 cm，体重：44 kg，BMI：16.6 kg/m^2。神志清，发育正常，对答切题。全身皮肤黏膜未见异常，无肝掌，颈部及腹股沟多发淋巴结肿大，质软、活动度可、无触痛。双肺呼吸音清晰，未闻及干、湿性啰音。心率80次/分，律齐；腹平坦，腹壁软，中上腹可触及腹部包块，伴压痛，质偏硬。肝脾肋下未触及，Murphy征阴性，肝肾脏无叩击痛，肠鸣音2～3次/分。双下肢无水肿。肌力正常，肌张力正常，生理反射正常，病理反射未引出。

入院后实验室检查及辅助检查
- 血常规：白细胞计数 $4.8×10^9$/L，血红蛋白 101 g/L↓，中性粒细胞百分比 63.9%，血细胞比容 32.0%，淋巴细胞百分比 29.1%，嗜酸性粒细胞百分比 $0.02×10^9$/L，血小板计数 $181×10^9$/L；网织红细胞 2.58%↑。
- 尿常规：潜血（±），白细胞酯酶（+），白细胞41个/μL↑，蛋白质（-）。
- 凝血功能：国际标准化比值 1.16↑，凝血酶原时间（PT）13.3秒↑，活化部分凝血活酶时间（APTT）26.5秒↑，纤维蛋白原（FIB）2.9 g/L，凝血酶时间（TT）15.7 秒，D-二聚体 1.23 mg/L↑，纤维蛋白降解产物 3.0 mg/L。
- 生化检查：基本正常。
- 炎症指标：红细胞沉降率 76 mm/h↑，铁蛋白 122.6 ng/mL，降钙素原 0.109 ng/mL。
- 肝炎、HIV、梅毒：均阴性；HBsAb 115.63 mIU/mlP。
- 肿瘤标志物、甲状腺功能：均为正常。
- 自身抗体全套、补体：均为阴性。
- 粪常规+隐血：正常，未见红白细胞，隐血（-）。未见虫卵。
- 巨细胞病毒和单纯疱疹病毒Ⅰ型：IgG抗体（+），IgM抗体（-），巨细胞DNA（-）。
- EB病毒：衣壳抗原IgG阳性，余阴性；EBV DNA阴性。
- 结核抗体：IgG（+），IgM（-）；IGRA（-）。
- G试验：阴性。
- 细胞因子检测：IL-6、TNF-α、IFN-γ、IL-12p70和IL-4轻度升高。
- 免疫球蛋白：IgG 16.9 g/L↑，IgM 5.92 g/L↑，IgA 1.59 g/L，IgE 56 IU/mL，IgG4 0.966 g/L。
- TB.NK细胞：CD3$^+$ 80.82%↑，CD4$^+$ 39.53%↑，CD8$^+$ 34.39%↑，CD19$^+$ 14.43%↑，NK

4.58%↓。
- 心电图：正常范围。
- 胸部CT：双肺支气管炎、左肺上叶微小斑片影；双侧局部胸膜粘连。
- 腹部CT：脾脏肿大，后腹膜及肠系膜根部多发淋巴结肿大；结肠多发积气积便；盆腔积液。
- B超：后腹膜多发肿大淋巴结，腹主动脉和下腔静脉未见栓子，肝内强回声斑，局灶性钙化可能，胆囊体积偏小，脾肿大，胰和双肾未见明显异常。双侧腮腺旁、颈部、锁骨下、腋下、腹股沟淋巴结形态稍饱满。
- 心超：二尖瓣反流（轻微-轻度）。

结合上述症状及各项检查，诊断为播散型非结核分枝杆菌病。2023-02-15为患者制订初始治疗方案：克拉霉素0.5 g bid、乙胺丁醇0.75 g qd、左氧氟沙星5 g qd、利福平0.45 g qd，2023-04-04将克拉霉素更改为利奈唑胺治疗两周后，因反复发热、腹痛、乏力仍明显，方案更改为莫西沙星0.4 g qd、克拉霉素0.5 g bid、乙胺丁醇0.75 g qd、利福喷丁0.45 g biw，其间阿米卡星0.6 g qd。患者经过治疗后症状明显缓解，仍有间断腹痛，但程度减轻，无发热；复查红细胞沉降率等炎症指标降低。2023-04-14和2024-05-15查腹部增强CT，提示腹膜后及系膜区多发肿大淋巴结，部分较前略大，脾大（图7-2）。

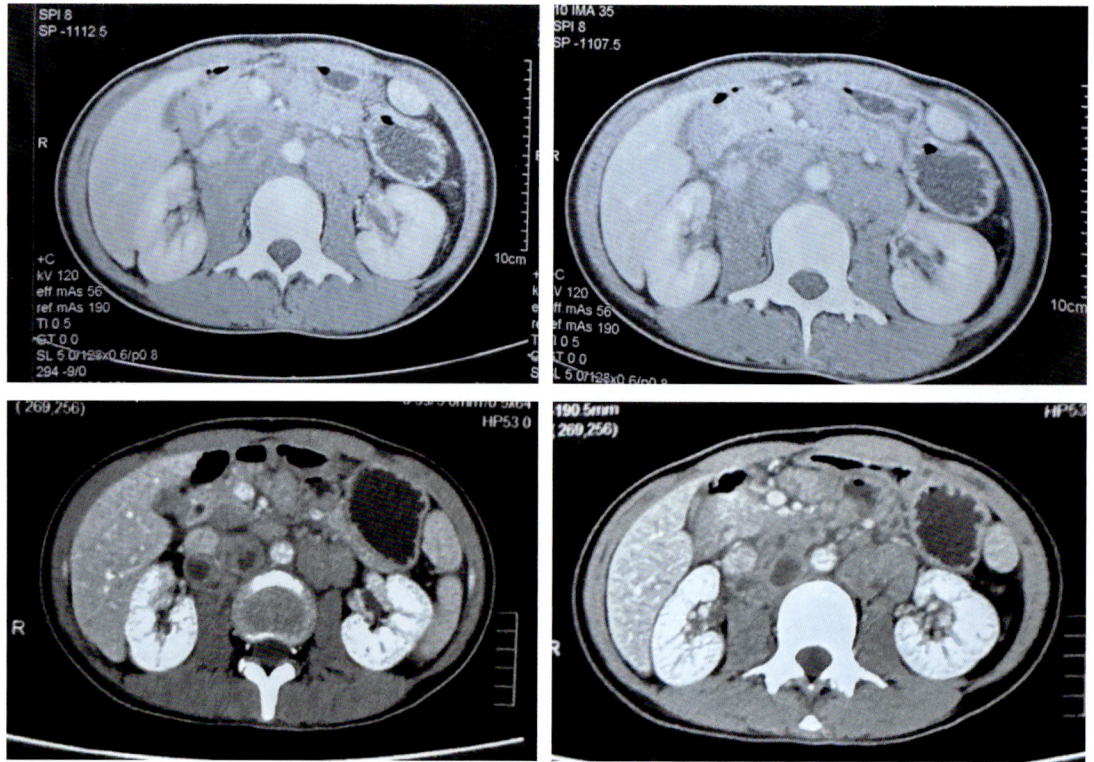

图7-2 腹部增强CT（2024-04-14）（上排图）和腹部增强CT（2024-05-22）（下排图）

临床关键问题及处理

关键问题1 从病原体角度看,血mNGS检出的非结核分枝杆菌为罕见病原体,应如何调整用药方案?

外周血的mNGS查出罕见的非结核分枝杆菌——提尔布尔吉分枝杆菌,提尔布尔吉分枝杆菌最早在1995年1例腹痛合并HIV感染的病例中被报道,至今仅有17例确诊病例报道。该菌目前无法体外培养,因此不能进行药敏试验,经验性治疗通常根据鸟-胞内分枝杆菌或猿分枝杆菌复合群的耐药性进行选择。鸟-胞内分枝杆菌(*Mycobacterium avium-intracellulare*)的推荐经验用药:阿奇霉素+乙胺丁醇+利福平±阿米卡星;备选药物:克拉霉素、利福布丁、链霉素、莫西沙星、氯法齐明。猿分枝杆菌(*Mycobacterium simiae*)的大部分菌株对一线抗结核药物耐药,在所有分枝杆菌属中耐药程度高;推荐经验用药:克拉霉素+莫西沙星+1~2种敏感药物(如氯法齐明、阿米卡星、复方磺胺甲噁唑);体外试验提示贝达喹啉很敏感,治疗效果未知。

患者的抗非结核分枝杆菌方案经历了反复调整,以争取获得最佳的临床效果,但是经过3个月的治疗,似乎好转情况并不令人满意。

2023-05-30和06-27多次查粪便抗酸染色:阳性;分枝杆菌培养:阴性。2023-07-06完善胃肠镜提示胃镜:胃窦炎(充血渗出型,中度)伴胆汁反流,十二指肠黏膜病变;肠镜:末端回肠黏膜病变;病理:(十二指肠降段、末端回肠)黏膜固有层内大量泡沫状组织细胞浸润,特染抗酸显示胞内阳性的短杆状结构,提示分枝杆菌可能(图7-3)。2023-07-06查组织mNGS,检出非结核分枝杆菌 *M. tilburgii*(序列数406 417),肺炎克雷伯菌(序列数38)。2023-7-11查外周血mNGS检出 *M. tilburgii*(序列数15),肺炎克雷伯菌(序列数121),外周血mNGS的非结核分枝杆菌的序列数已较初诊时减少。同时加用头孢克肟0.1 g bid治疗,复查血培养阴性后停药。

此外,追踪患者2022-02-21我院胃镜,"黄色瘤"病理提示抗酸染色阳性。

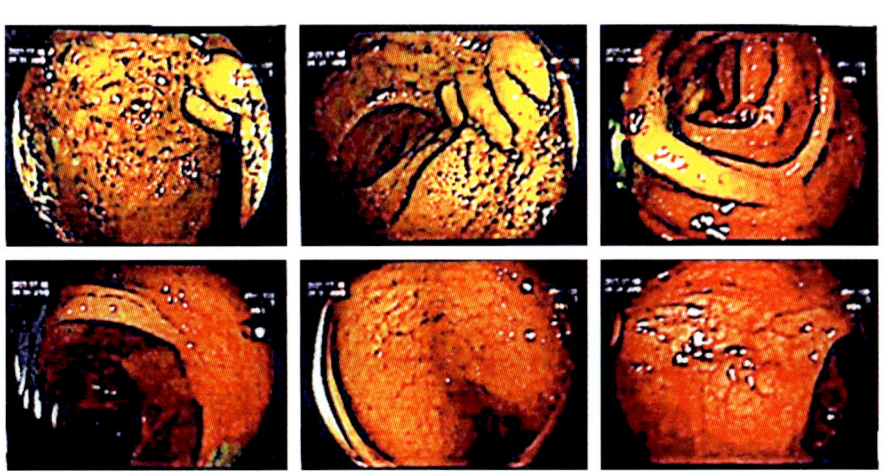

图7-3 胃肠镜提示十二指肠黏膜病变;末端回肠黏膜病变

关键问题2 从宿主角度看，抗非结核分枝杆菌过程中疗效不佳，是否存在影响患者治疗效果的因素？

追溯患者既往史，患者自幼容易出现感染发热，成年后好转。家族史中父亲40岁左右有肺结核病史，母亲曾有"肺部疾病"（具体不详），自幼经常发热，成年后好转。感染 M. tilburgii 的患者可能存在免疫缺陷，且在抗非结核分枝杆菌（NTM）治疗近4个月的过程中，患者的症状仍反复发作，局部组织的感染未达到有效控制。因此，依托复旦大学附属华山医院感染科原发性免疫缺陷病诊断平台，患者完善了全外显子测序及精细免疫细胞分型检测（图7-4）。在该患者的 *IL12RB1* 基因上发现3个杂合罕见低频非同义突变，前两个位点已经明确报道为"致病突变位点"（pathogenic），属于终止子获得性变异，第三个位点为"疑似致病位点"（likely pathogenic），属于错义突变。根据遗传模式推断，患者携带一个复合杂合突变。该基因变异可引起30型免疫缺陷症，呈常染色体隐性遗传。这是孟德尔遗传易感分枝杆菌病（Mendelian susceptibility to mycobacterial disease, MSMD）的常见致病基因之一。目前报道的绝大多数 *IL12RB1* 变异都会引起受体表达完全缺失，进而导致对低毒力的分枝杆菌易感，因此下一步完善了家系的表面IL12Rβ1蛋白的流式检测（图7-5），我们发现患者的IL-12Rβ1蛋白显著缺

基因	染色体位置	突变信息	分型	疾病名称	遗传模式	变异来源
IL12RB1	Chr9:18174743	IL12RB1: NM_005535: exon13:c.C1561T:p.R521X	Het	Immunodeficiency 30, AR [614891] 30型免疫缺陷症，常染色体隐性遗传	AR	未知
IL12RB1	Chr9:18183096	IL12RB1: NM_005535: exon9:c.C847T:p.R283X (rs373643598)	Het	Immunodeficiency 30, AR [614891] 30型免疫缺陷症，常染色体隐性遗传	AR	未知
IL12RB1	Chr9:18191780	IL12RB1: NM_005535: exon4:c.G271A:p.A91T (rs!47215816)	Het	Immunodeficiency 30, AR [614891] 30型免疫缺陷症，常染色体隐性遗传	AR	未知

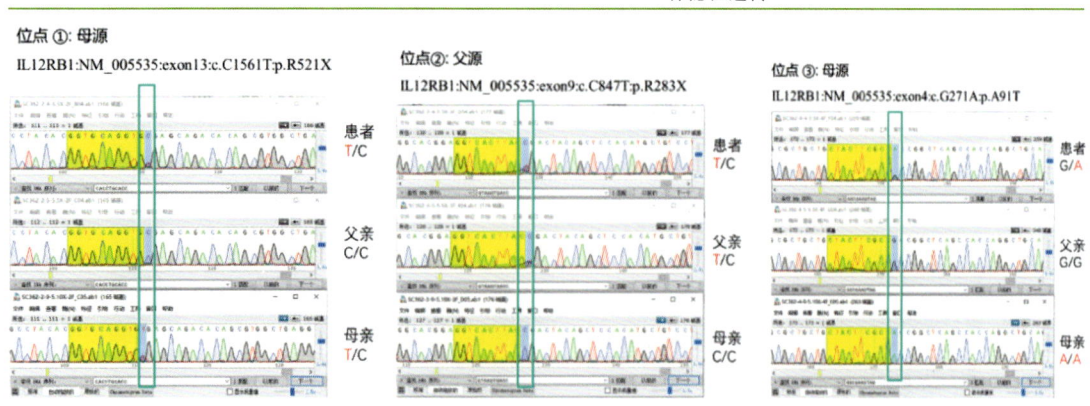

图7-4　患者全外显子测序报告和患者家系*IL12RB1*的Sanger测序验证

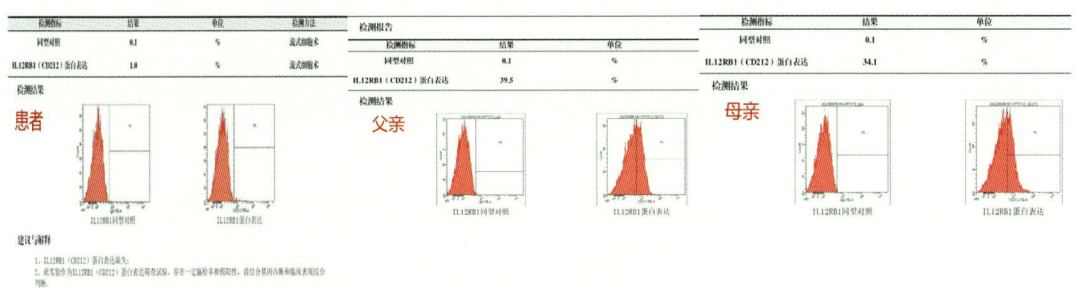

图7-5 患者及父母的IL-12Rβ1蛋白的表达情况

失。其中令人疑惑的是，患者母亲携带 *IL12RB1* 基因的纯合突变，但IL-12Rβ1蛋白的表达量正常，这是因为该疾病存在外显不全的情况。

至此，患者的深层次病因得到识别，该患者可被精准诊断为MSMD。携带 *IL12RB1* 基因突变的患者需要保持长疗程的抗感染治疗，并且重组人IFN-γ（rhIFN-γ）的应用可明显改善 *IL12RB1* 缺陷患者的预后。患者此前抗感染方案治疗仍有腹痛、乏力、发热等不适，2023-08-20将抗感染方案为莫西沙星0.4 g、阿奇霉素0.5 g、利福平0.45 g、阿米卡星400 mg（以上全为静脉用药）及乙胺丁醇0.75 g qd。2023-09～2023-11患者曾加用口服复方磺胺甲噁唑0.8 g bid，腹痛、腰痛有所缓解，但仍时有发热，其间随访红细胞沉降率进行性升高。2023-11停用复方磺胺甲噁唑，改用利奈唑胺0.3 g qd口服，其余抗感染治疗方案同前。2023-01-19复查外周血mNGS和粪便抗酸染色均转阴。由于药物供应短缺，患者直至2024-01开始应用rhIFN-γ替代治疗，用量100万U皮下注射，隔天使用，由于出现低热的不良反应，2024-04调整方案为100万U，一周用药两次。病程中多次复查腹部CT平扫，均提示仍有肝脾肿大及肠系膜间、腹膜后多发淋巴结肿大伴液化，病灶较2023-09相仿。目前，患者仍在持续应用莫西沙星0.4 g、阿奇霉素0.5 g、利福平0.45 g、阿米卡星400 mg（以上全为静脉用药）、乙胺丁醇0.75 g及利奈唑胺0.3 g qd抗感染治疗，以及rhIFN-γ100万U，一周用药两次替代治疗。

背景知识介绍

提尔布尔吉分枝杆菌（*Mycobacterium tilburgii*）是一种非结核分枝杆菌。最早在1995年一例腹痛合并HIV感染的病例中被报道，至今仅有17例确诊病例报道，所有调查的 *M. tilburgii* 感染病例都是在具有免疫缺陷的宿主中发生的。HIV感染是免疫缺陷的主要原因（7例），其他原因包括特发性CD4[+] T淋巴细胞减少症（1例），使用类固醇（2例），以及干扰素-γ/白细胞介素-12系统缺乏（5例），另外两例免疫缺陷病例尚未得到充分调查。常规分枝杆菌培养方法难以分离培养该菌，只能通过分子生物学方法检出鉴定。近年才通过全基因组测序明确属于猿分枝杆菌复合群。由于无法分离培养，药敏特点未知，既往病例根据鸟型分枝杆菌复合群或猿分枝杆菌复合群推测其耐药性选择药物方案。17例患者中仅2例死亡,大部分经抗分枝杆菌治疗预后较好,但3例患者接受了外科手术干预,此外抢救治疗方案还可包括利奈唑胺、喹诺酮类或氨基糖苷类药物,有时还联合使用干扰素-γ或白细胞介素-2进行辅助免疫治疗。

原发性免疫缺陷病(primary immunodeficiency diseases, PID)是一类主要由单基因突变导致免疫细胞或免疫分子缺陷,出现免疫功能降低、缺如或免疫调节功能失衡。

分枝杆菌感染通过巨噬细胞诱导IL-12的产生,刺激T细胞和NK细胞表面受体,激活下游JAK-STAT通路,产生IFN-γ;IFN-γ与受体结合后,激活巨噬细胞产生TNF-α杀死胞内分枝杆菌;IFN-γ也可正反馈刺激IL-12的产生。孟德尔遗传易感分枝杆菌病(MSMD)是一种原发性免疫缺陷疾病,通常表现为卡介苗感染或者环境非结核分枝杆菌感染,也可以感染其他细胞内病原体,如肠外非伤寒沙门菌属、真菌等。*IL—12RB1*为最常见的致病基因之一。该基因变异可引起30型免疫缺陷症[OMIM(614891)],为常染色体隐性遗传,迄今报道的绝大多数*IL12RB1*变异都会导致受体表达完全缺失,患者常表现为经IL-12、IL-23刺激IFN-γ低水平应答,目前仅可以通过基因测序确诊。免疫学检测可检测细胞表面的受体表达和细胞内信号传导的缺陷。治疗方案:目前积极采用抗分枝杆菌药物治疗,对于大多数免疫缺陷,使用IFN-γ细胞因子疗法(对IFNGR1和IFNGR2效果有限,因为未表达的受体对IFN-γ无应答)。此外,使用造血干细胞移植治疗可获得可观的临床效益。

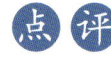

这是一例非常典型的MSMD伴发播散性NTM感染的病例,这个病例的特殊之处在于所感染的NTM菌株是体外无法培养的,因而无法获取准确的药敏信息。依赖于目前病原学诊断技术的进步,这个患者很快确立了病原学诊断,但对于播散性NTM感染,患者往往存在免疫缺陷因素,包括获得性免疫缺陷和原发性免疫缺陷,经过复旦大学附属华山感染科原发性免疫缺陷病诊断平台的诊断,明确了该患者携带*IL12RB1*基因突变,因此给予了重组人IFN-γ的治疗。经过一系列的精准诊治,该患者病情趋于稳定,随访血及肠道组织的mNGS检测,显示*M. tilburgii*序列数在下降,但尚未完全清除,患者的肠道病变和淋巴结肿大尚未完全缓解,所以这类疾病的治疗是非常漫长的,还需要医患双方共同配合和共同努力。

(阮巧玲　钱梦清　周晶雨　姜　宁　邵凌云)

参 · 考 · 文 · 献

[1] Shinohara K, Matsumura Y, Sakagami T, et al. Cervical abscess caused by Mycobacterium tilburgii in a patient carrying anti-interferon gamma autoantibody: A case report and literature review[J]. J Infect Chemother, 2022, 28: 699−704.

[2] Saad J, Drancourt M, Hannan MM, et al .Whole-Genome Sequencing of Mycobacterium tilburgii Strain MEPHI[J]. Microbiol Resour Announc, 2019, 8(40): e00933−19.

[3] Bustamante J, Boisson-Dupuis S, Abel L, et al. Mendelian susceptibility to mycobacterial disease: genetic, immunological, and clinical features of inborn errors of IFN-γ immunity[J]. Semin Immunol, 2014, 26(6): 454−470.

[4] Bustamante J, Boisson-Dupuis S, Abel L, et al. Mendelian susceptibility to mycobacterial disease: genetic, immunological, and clinical features of inborn errors of IFN-γ immunity[J].Semin Immunol, 2014, 26(6): 454−470.

[5] Picard C, Al-Herz W, Bousfiha A, et al. Primary Immunodeficiency Diseases: an Update on the Classification from the International Union of Immunological Societies Expert Committee for Primary Immunodeficiency 2015[J]. Clin Immunol, 2015, 35(8): 696−726.

[6] van de Vosse E, Haverkamp MH, Ramirez-Alejo N, et al. IL-12Rβ1 deficiency: mutation update and description of the IL12RB1 variation database[J].Hum Mutat, 2013, 34(10): 1329−1339.

8

以球蛋白显著升高为特点的干扰素-γ自身抗体阳性的播散性非结核分枝杆菌病

题 记

非结核分枝杆菌(NTM)感染的诊治一直是困扰临床医生的难题,不仅诊断困难,治疗策略和治疗疗程的确定也非常困难,因此精准诊治对患者获得良好的临床转归非常重要。随着病原学检测技术和宿主免疫评估技术的不断进步和广泛开展,NTM感染越来越多地被精准识别,包括NTM菌种鉴定、药敏检测以及宿主免疫状态的评估等,为NTM感染的诊治提供了重要信息。

病史摘要

入院病史
患者,女性,18岁,2023-06-6收住入我科。

主诉
反复发热、淋巴结肿大诊断分枝杆菌感染2年余。

现病史
患者2020-10出现中上腹疼痛,当地医院胃镜检查示胃窦炎,血常规:白细胞20×10^9/L,中性粒细胞升高为主,当时合并反复咳嗽、咳痰,伴乏力、盗汗,肺部CT未见异常。当地医院2021-02-01 PPD试验(+++),结核抗体阳性,T-SPOT.TB阴性。骨髓穿刺提示"感染性骨髓象",自身抗体系列阴性,中性粒细胞胞质抗体(ANCA)阴性。外院PET-CT见双侧颈部、右肺门、右侧内乳区、右侧心缘旁、腹腔、腹膜后及盆腔多发肿大淋巴结,回盲部及小肠肠壁弥漫性增厚,FDG代谢活性增高,考虑回盲部及小肠淋巴瘤广泛浸润,建议活检证实;脾大,脾及骨髓弥漫性摄取增高,考虑淋巴瘤及骨髓浸润可能大;盆腔积液。结合上述病史,当地医院初步考虑结核感染,予抗结核治疗,但患者服用抗结核药物(利福平)3天后出现全身散发小丘疹,偶伴瘙痒后停药。2021-02-12开始出现午后低热,体温37～38℃,偶有39℃。进一步肠镜见肠黏膜息肉样病变隆起,病理回报(回肠末端、升结肠)慢性黏膜炎症,急性活动,淋巴组织显著增生伴T细胞不典型增生,结合内镜下病变多发,融合成片,建议多取融合区重检。患者自发病以来体重下降15 kg。

2021-03-12住我院胰腺外科,血清球蛋白升高,40 g/L,肺CT:右肺门肿块可能(图8-1),结合PET-CT、腹部CT,提示腹盆腔及后腹膜淋巴结肿大。03-25行腹腔镜下后腹膜淋巴结活检,病理见伴有血管炎肉芽肿及局灶微脓肿形成,提示韦格纳肉芽肿可能,活检淋巴组织培养报分枝杆菌培养阳性(培养6天报阳)。诊断"播散性分枝杆菌病"成立,予调整治疗方案为亚胺培南、克拉霉素、阿米卡星抗分枝杆菌。同时送复旦大学附属华山医院感染实验室平台检测患者血干扰素-γ(IFN-γ)抗体,结果回报为阳性(OD值:2.762),随后组织培养菌株进一步鉴定及药敏检测:脓肿分枝杆菌(阿米卡星、替加环素、克拉霉素敏感,利奈唑胺、头孢西丁、米诺环素中敏,复方磺胺甲噁唑、环丙沙星、亚胺培南、莫西沙星、头孢吡肟、阿莫西林/克拉维酸、头孢曲松、多西环素、妥布霉素耐药)。依据药敏结果予克拉霉素、利奈唑胺、米诺环素、阿米卡星治疗,患者症状改善,体重较前增加。考虑到该患者青少年起病,为播散性条件致病菌感染,我们进一步全外显子基因检测,结果回报:未见原发性免疫缺陷相关基因异常。

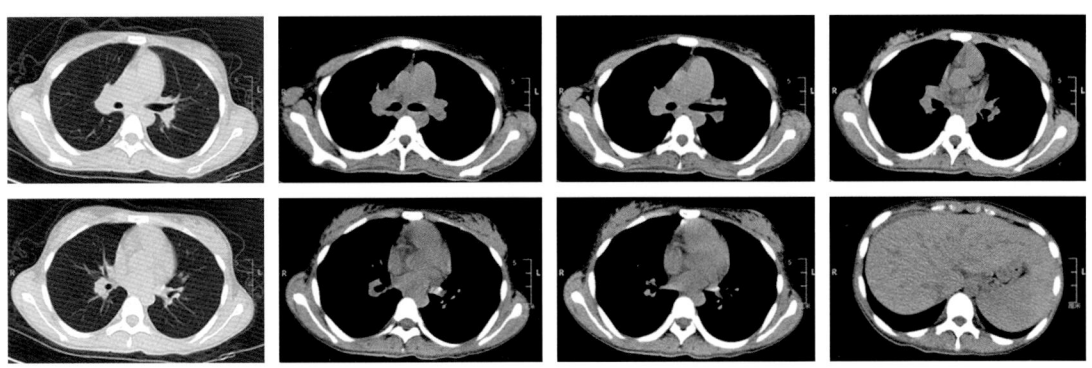

图8-1 肺CT(2021-03) 右肺门肿块可能。

患者抗NTM治疗后症状好转,复查肺CT:肺门淋巴结肿大明显缩小(图8-2),至2022-03自行停药,2022-05无明显诱因下出现胸骨疼痛、左臀部疼痛,服用米诺环素100 mg bid、克拉霉素0.5 mg bid后自觉疼痛好转,2022-08再次住院,胸部CT:双肺门增大,右肺门肿块较前片体积稍增大(图8-3),血清球蛋白40 g/L,IFN-γ抗体仍为阳性(OD值:3.096),骨髓穿刺未见异常,予阿米卡星静脉强化治疗,并继续克拉霉素、米诺环素口服治疗,症状再次好转。

2023-02患者再次自行停药,2023-04起出现右侧颈部出现肿块,伴压痛,2023-04-24当地医院B超见双侧颈部探及多个低回声团,右侧两个大小约16 mm×10 mm,左侧最大约20 mm×11 mm,活动后右侧肿块破溃结痂流脓,其间加用西他沙星100 mg qd口服抗分枝杆菌,但患者自行将克拉霉素、米诺环素停用。2023-06-06为进一步治疗收住我科。

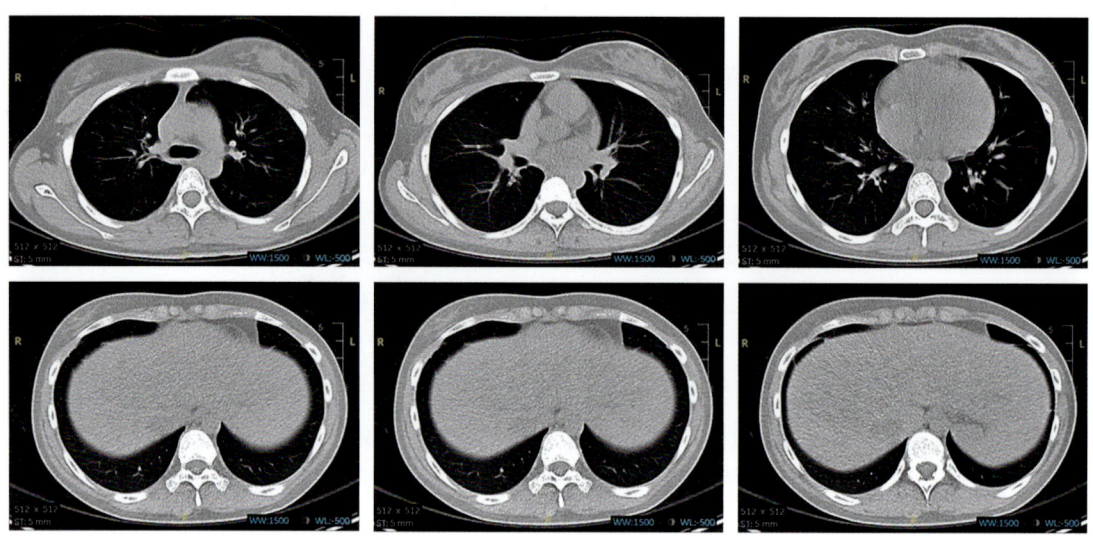

图8-2　肺CT（2021-08-06）　右肺门肿块较2021-04-22体积明显减小。

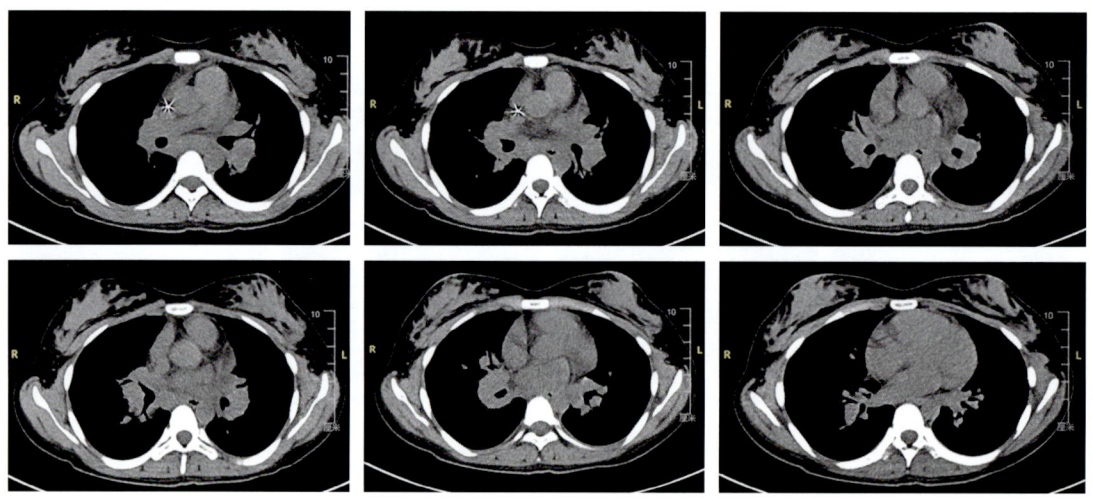

图8-3　肺CT（2022-08-05）　双肺门增大，右肺门较前片肿块体积稍增大，必要时建议临床排除结节病可能。

既往史及个人史

年幼时健康状况良好；否认高血压病史。否认糖尿病病史。否认冠心病病史。否认慢性支气管炎病史。否认肝炎等传染病史。预防接种史按规定。2021-03-25行"腹腔镜下腹腔淋巴结活检"。否认输血史。否认食物、药物过敏史。

家族史

为领养女儿，家族史不可及。

入院查体

神清，精神可。右侧颈部破溃伴表面结痂约3 cm×4 cm（图8-4），突出皮面约1 cm，间断渗液流脓，左侧颈部皮下肿块约6 cm×10 cm，质硬，活动差，伴压痛。颈部可及多发肿大淋巴

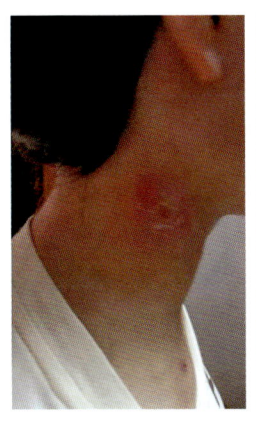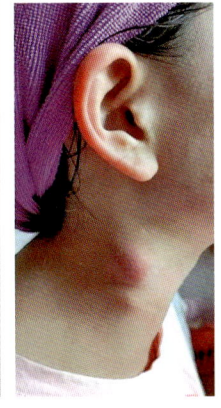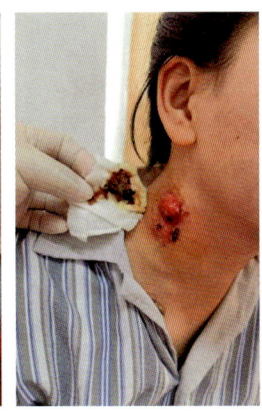

图8-4 患者右颈部肿块　左:2023-04出现肿块;中:肿块进展;右:2023-06入院时。

结,右肘部滑车上淋巴结肿大约2 cm×2 cm,质韧,活动可,不伴肿痛。右侧手掌,双侧小腿见散在肤色丘疹,约1～2 mm大小,略突出皮面,偶有瘙痒。结膜无充血,巩膜无黄染。心肺听诊无殊。腹部平软,无压痛、反跳痛。肌力正常,关节活动正常,双下肢无浮肿。

入院后实验室检查和辅助检查

- 血常规:白细胞计数$14.48×10^9$/L↑,血红蛋白91 g/L,血小板计数$517×10^9$/L↑,C反应蛋白41.18 mg/L。
- 炎症指标:降钙素原(PCT)0.058 ng/mL,白介素6 64 pg/mL,红细胞沉降率108 mm/h,超敏C反应蛋白42.60 mg/L。
- 生化检查:白蛋白25.8 g/L,球蛋白77 g/L↑,白球比例0.3。
- 免疫球蛋白和补体:免疫球蛋白G 66.50 g/L↑,免疫球蛋白A 2.07 g/L,免疫球蛋白M 1.75 g/L,补体C3 1.07 g/L,补体C4 0.11 g/L;免疫球蛋白亚型(IgG4)0.964 g/L。白蛋白24.9%,$α_1$球蛋白4.3%,$α_2$球蛋白7.8%,$β_1$球蛋白4.1%,$β_2$球蛋白3.3%,γ球蛋白55.6%,β球蛋白7.4%。
- 干扰素-γ(IFN-γ)抗体:阳性(3.721)。
- 全身淋巴结B超:双侧颈部实质占位,异常肿大淋巴结?双侧锁骨上淋巴结肿大。双侧腋下淋巴结肿大。双侧腹股沟未见异常肿大淋巴结。
- 胸部CT(2023-06-06,我院,图8-5):两肺炎症,左肺为著;左侧胸腔积液,请结合临床及实验室检查,建议治疗后复查随诊。双侧腋窝散在肿大淋巴结。
- 上腹部CT(2023-06-07):肝内稍低密度灶及钙化灶,脂膜炎可能,后腹膜多发稍大淋巴结,右侧前腹部皮下小结节灶。
- 小肠CT增强(2023-06-13):肝密度欠均,考虑炎性或肝损伤可能,请结合临床进一步MRI检查。肝门、肝胃间隙及后腹膜多发肿大淋巴结,右侧肾上腺外肢小结节灶,肠系膜见多发小淋巴结。请结合临床并随诊。右侧腹壁皮下小结节灶,考虑良性病变,请随诊。

入院后诊疗经过

入院后考虑停药后播散性分枝杆菌病复发,即予克拉霉素、米诺环素、西他沙星口服,静

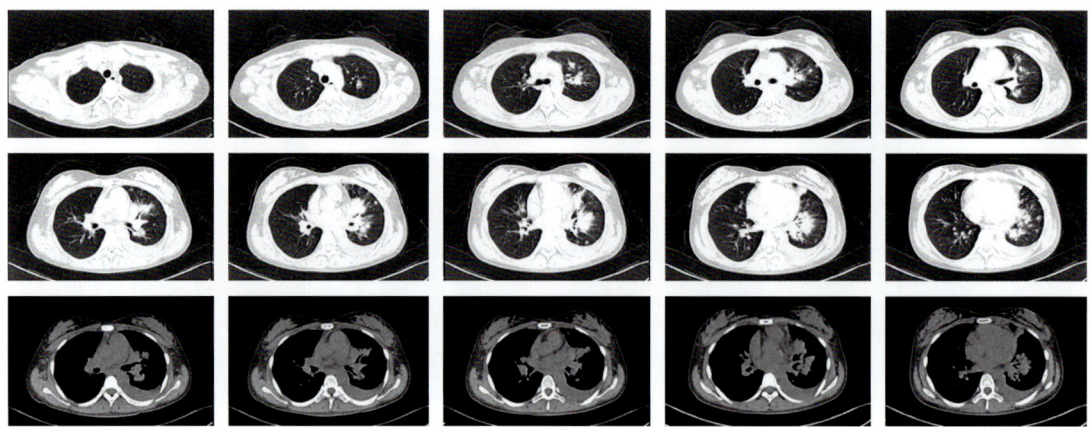

图8-5 胸部CT(2023-06-06) 两肺炎症,左肺为著;左侧胸腔积液,双侧腋窝散在肿大淋巴结。

脉予阿米卡星、头孢西丁强化抗NTM治疗。

因左肺新增大片炎性病灶,2023-06-19完善支气管镜,示左侧支气管黏膜炎症表现。肺泡灌洗液mNGS示近平滑念珠菌感染,诊断肺真菌感染,抗分枝杆菌基础上加用氟康唑0.4 g qd ivgtt抗真菌治疗。

表8-1 脓肿分枝杆菌药敏试验结果

药物名称	MIC参考值(mm)	MIC(mm)	结果
甲氧苄啶/磺胺甲噁唑	SXT(S≤2/38, R≥4/76)	>8/152	耐药
利奈唑胺	LZD(S≤8, R≥32)	16	中敏
环丙沙星	CIP(S≤1, R≥4)	>4	耐药
亚胺培南	IMI(S≤4, H≥32)	32	耐药
莫西沙星	MXF(S≤1, R≥4)	>8	耐药
头孢吡肟	FEP(S≤8, R≥32)	>32	耐药
头孢西丁	FOX(S≤16, R≥128)	64	中敏
阿莫西林/克拉维酸2:1	AUG2(S≤8/4, R≥32/16)	>64/32	耐药
阿米卡星	AMI(S≤16, R≥64)	16	敏感
头孢曲松	AXO(S≤8, R≥64)	>64	耐药
多西环素	DOX(S≤1, R≥8)	>16	耐药
米诺环素	MIN(S≤1, R≥8)	2	中敏
替加环素	TGC(S≤1, R>4)	0.5	敏感
妥布霉素	TOB(S≤2, R≥8)	16	耐药
克拉霉素	CLA(S≤2, R≥8)(3天)	0.12	敏感
克拉霉素	CLA(S≤2, R≥8)(14天)		

临床关键问题及处理

关键问题1 该患者反复发生的发热、全身淋巴结肿大，伴有显著的高球蛋白血症，虽已明确存在分枝杆菌感染，但病情反复，本次更新出现颈部淋巴结肿大并破溃，究竟是感染控制不佳还是过度的免疫活化导致免疫损伤的关系？两者间如何平衡？

患者起病及每次病情反复均存在全身多处淋巴结肿大，伴进行性升高的球蛋白血症，即便感染已明确，按病原治疗后一度好转，但每次停药后反复均伴有球蛋白、IgG水平的显著增高，提示患者除分枝杆菌感染外必然存在过度激活的免疫反应，及免疫紊乱造成二次损伤的情况。需阻断患者免疫系统过度激活的反应，才能更好地改善单核巨噬细胞系统过度增生及免疫损伤。尤其患者本次复发球蛋白 77 g/L↑，免疫球蛋白 G 66.50 g/L↑，其高球蛋白血症达到历史新高水平，且已明确了IFN-γ抗体显著升高，不加用抗炎治疗阻断免疫活化恐怕难以控制病情进展。兼顾两者间平衡的方法是在强效抗分枝杆菌治疗的基础上，加用激素抗炎治疗，以达到控制感染及感染诱发的超强炎症反应。

关键问题2 该患者反复发生的难治性播散性分枝杆菌感染，总体治疗效果欠佳，多次反复，且新发现合并肺真菌感染等更严重的问题，IFN-γ抗体在患者发病过程中到底起了何种作用？持续阳性意味着什么？临床上应如何进一步调整治疗？

虽有患者自行停药的因素影响，但初次抗分枝杆菌治疗已接近一年时间，停药后仍反复，再次服药延长疗程后一经减药、停药即再次复发，并且出现新发的颈部淋巴结肿大及破溃流脓，进展迅速，合并肺内出现新发的大片炎症及实变病灶，mNGS明确为近平滑念珠菌感染，反复出现的难治性分枝杆菌及真菌感染，应更多考虑宿主免疫因素的问题。该患者治疗早期已进行了相关检查，包括全外显子基因检测及多次IFN-γ抗体检测，显示患者基因层面无缺陷，而IFN-γ抗体持续阳性，且滴度逐步升高，该抗体持续存在导致患者有效的IFN-γ水平低下，不能在清除分枝杆菌、真菌的天然免疫通路上发挥正常的作用，在临床表型上等同于患者对此类感染存在免疫缺陷（非先天性），导致此类感染难以控制。提示我们该患者治疗的关键点不应只放在抗感染方案上，必须同时阻断IFN-γ抗体异常增高导致的IFN-γ水平低下或缺失。兼顾这一关键点才能纠正患者IFN-γ通路上的免疫缺陷问题，使原有的抗感染治疗发挥应有的作用。临床治疗上的调整应更着重于兼顾抗炎治疗、阻断过度活化的免疫进程。

鉴于上述关键问题，对患者诊疗方案进行调整，在强化抗NTM治疗基础上于06-13加用甲泼尼龙 20 mg qd 抗炎治疗。

- 疗效评价

经上述综合抗炎治疗，患者颈部淋巴结破溃处逐步结痂、吸收（图8-6），肿大淋巴结较前缩小，复查炎症指标好转，胸部CT左肺病灶明显吸收（图8-7），予带药出院。

近期随访患者，目前患者口服抗分枝杆菌药物（克拉霉素、米诺环素、西他沙星）治疗中，激素逐步减量至隔天 2 mg 口服，无不适症状，病情稳定。

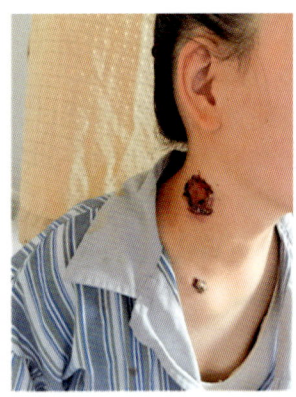
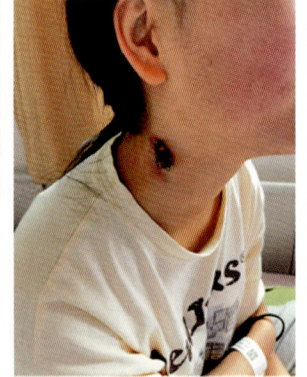
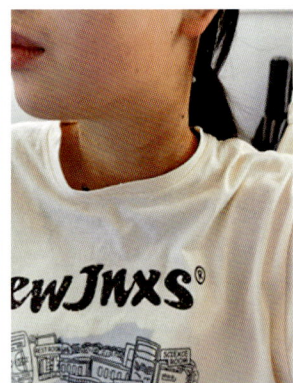

图8-6 出院前颈部皮损情况

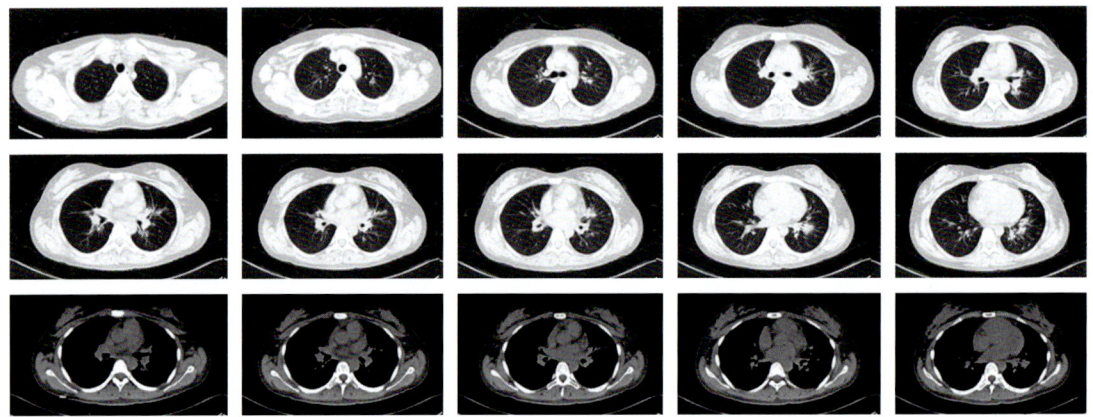

图8-7 胸部CT(2023-06-30)

背景知识介绍

非结核分枝杆菌(non-tuberculous *Mycobacteria*, NTM)系指除结核分枝杆菌复合群(包括结核、牛、非洲、田鼠、山羊、*pinnipedii*、*suricattae* 和 *mungi* 分枝杆菌)和麻风分枝杆菌以外的一大类分枝杆菌的总称,广泛存在于自然环境中,迄今共发现约190余种,但其中仅少部分对人体致病,属于条件致病菌。近年来NTM感染呈快速增多趋势,成为威胁人类健康的重要公共卫生问题之一。NTM感染增多的原因有检测技术的进步、人口老龄化、临床对该病认识的深化、免疫抑制人群的增多等。

根据生长速度,可将非结核分枝杆菌分为快速生长型和缓慢生长型两大类,国际上多采用该分类方法。脓肿分枝杆菌复合群即属于快速生长型,该类群在适当培养基上1周内即可旺盛生长为肉眼可见菌落。而脓肿分枝杆菌复合群又由几个亚种构成,包括脓肿亚种、马赛亚种和博莱亚种。

在NTM感染患者中,最常见的累及部位是肺,其他较为多见的累及部位包括淋巴结、皮肤软组织、骨关节等。部分患者甚至可表现为多部位受累的播散性NTM感染，这样的患者多伴有免疫缺陷，如艾滋病等。

免疫缺陷是NTM感染的重要易感因素之一。除了常见的艾滋病、肿瘤、应用免疫抑制剂等患者以外，携带抗IFN-γ自身抗体的自身免疫性疾病患者也是该病的高发人群，这主要是因为IFN-γ-白介素12轴在人体对分枝杆菌感染的免疫反应中起重要作用。不仅如此，在这样的人群中，抗分枝杆菌治疗后的复发率也较高，提示需要更强、更久的抗分枝杆菌治疗方案，进一步加大了治疗难度。

在NTM感染的诊断上，传统的培养方法虽然存在阳性率低、培养周期长等缺点，但能获得菌株的药敏数据对于抗分枝杆菌治疗有较大指导意义。而新的分子诊断技术如二代测序等，不仅出结果速度快，更具有强大的菌种鉴定能力，和传统培养方法相辅相成。

NTM感染的治疗因具体菌种不同，方案可能有较大差异，但总的原则是需要多种有效药物联合使用，且应有较长的疗程，在有效抗感染之前谨慎进行手术处理。目前不建议对疑似NTM感染进行诊断性治疗。

患者为年轻女性，既往无特殊疾病史，以上腹不适、全身多发淋巴结肿大伴发热起病，经淋巴结穿刺及组织病原学培养已明确为播散性脓肿分枝杆菌感染，正规抗分枝杆菌治疗后患者淋巴结肿大等症状一度有明显改善，但未完成疗程自行停药后症状很快反复，再次治疗症状仍能缓解。但患者又将部分药物减量，以致出现进展迅速的淋巴结肿痛伴皮肤破溃流脓，且肺部新增真菌性肺炎，此时症状难以控制。通过对患者整个诊疗过程中的检测结果发现，患者虽经全外显子基因检测未发现基因层面异常结果，但整个诊疗过程中患者均存在异常增高的IFN-γ抗体，并且每次病情反复抗体指数均有增高，伴随着异常增高的球蛋白及免疫球蛋白G，提示患者IFN-γ-白介素-12免疫通路异常，免疫过度活化，导致在清除分枝杆菌、真菌等胞内菌感染方面起重要作用的IFN-γ不能发挥其有效作用，由此造成此类胞内菌感染难以控制。综合上述情况，除了需要给予规范的抗分枝杆菌治疗外，纠正该患者IFN-γ-白介素-12免疫通路的异常，抑制过度活化的IFN-γ抗体，恢复IFN-γ正常功能，为治疗的关键点，恢复患者自身的免疫功能才能使抗分枝杆菌、抗真菌治疗疗效更为稳固，治疗应答更为持久。本例患者实际治疗过程中也可以看到，随着加用糖皮质激素抗炎治疗，IFN-γ抗体、球蛋白水平逐步下降，患者的抗感染治疗也变得更为顺利，疗效显著且不易反复。

（陈沛冬　汪　婷　郑建铭　高　岩　邵凌云）

参 · 考 · 文 · 献

[1] Daley CL, Iaccarino JM, Lange C, et al. Treatment of nontuberculous mycobacterial pulmonary disease: an official ATS/ERS/ESCMID/IDSA clinical practice guideline[J]. Eur Respir J, 2020, 56(1): 200053..

[2] Haworth CS, Banks J, Capstick T, et al. British Thoracic Society guidelines for the management of non-tuberculous mycobacterial pulmonary disease (NTM-PD)[J]. Thorax, 2017, 72(Suppl 2): ii1-ii64.

[3] 中华医学会结核病学分会《中华结核和呼吸杂志》编辑委员会.非结核分枝杆菌病诊断与治疗专家共识[J].中华结核和呼吸杂志,2012,35 (10): 527-580.

[4] Locatelli ME, Tosto S, D'Agata V, et al. Disseminated Disease by Mycobacterium abscessus and Mycobacterium celatum in an Immunocompromised Host[J]. Am J Case Rep, 2020, 21: e921517.

[5] Zhou X, Wu H, Ruan Q, et al. Clinical evaluation of diagnosis efficacy of active mycobacterium tuberculosis complex infection via metagenomics next-generation sequencing of direct clinical samples[J]. Front Cell Infect Microbiol, 2019, 9: 351.

[6] Philley JV, Griffith DE. Medical management of pulmonary nontuberculous mycobacterial disease[J]. Thorac Surg Clin, 2019, 29(1): 65-76.

9 以肺栓塞为主要临床表现的成人重症支原体肺炎

题记

2023年下半年开始，我国大部分地区都出现一波支原体肺炎的发病高峰期，部分支原体肺炎因存在肺炎以外的并发症而进展为重症，若不能得到有效控制，将增加疾病严重程度和后遗症的发生概率。本例患者为年轻女性，确诊为支原体肺炎，后期以肺栓塞为主要临床表现，通过及时诊断和有效的抗感染治疗，最终使病情得到控制。

病史摘要

入院病史

患者，女性，17岁，2023-12-04收入我科。

主诉

发热伴咳嗽、咳痰2周。

现病史

2023-11-24起患者无明显诱因下出现体温升高，体温最高38.8℃，伴咳嗽，当时以干咳为主，不伴有畏寒、寒战、咳痰、流涕、咽痛、恶心、呕吐、肌肉酸痛等不适，体温超过38.5℃时患者即口服"美林"退热，体温可降至正常。2023-11-27患者自测体温39.2℃，遂至当地医院住院查血常规：白细胞7.05×10^9/L，中性粒细胞百分比88.1%↑，C反应蛋白75.7 mg/L，肌酸激酶242 U/L；肺部CT平扫：右肺上叶尖端炎症；余肝肾功能、凝血功能、甲状腺功能、红细胞沉降率、降钙素原、肺炎支原体抗体IgM及IgG、甲型/乙型流感病毒抗原以及呼吸道合胞病毒、人细小病毒B19、柯萨奇病毒、腺病毒、腮腺炎病毒抗体均无明显异常，考虑"急性支气管炎"，予以头孢曲松1.0 g bid、地塞米松5 mg qd、奥司他韦75 mg bid抗感染，止咳化痰等对症处理后，患者仍有间断高热，体温峰值可达40.1℃，伴咽痛、咳嗽、咳黄黏痰，遂于11-30转至上级医院进一步诊治，复查血常规：白细胞6.4×10^9/L，中性粒细胞百分比80.7%；C反应蛋白87.0 mg/L，考虑"肺部感染",予以头孢呋辛1.5 g bid联合多西环素0.1 g q12h口服(11-30～12-01)后,体温无明显降低,12-01血常规:白细胞3.9×10⁹/L,中性粒细胞百分比79.2%↑;C反应蛋白138.2 mg/L,肌酸激酶897 U/L,乳酸脱氢酶507 U/L,肺炎支原体IgM阳性,痰细菌、结核涂片和培养未见病原体。12-02复查胸部CT:右肺半片样高密度影、右侧胸腔积液,较前加重,遂调整为奥马环素0.1 g qd(首剂加倍)+头孢哌酮-舒巴坦3.0 g q8h,患者仍有发热,体温最高39.7℃,自服"美林"可退热6小时左右,阵发性咳嗽较前加剧,咳大量黄痰,伴活动耐力下降,稍活动即出现明显气喘,D-二聚体>20 μg/mL,予依诺肝素3 000 U抗凝,现为进一步诊治收入我科。

患病以来患者精神萎靡,胃纳差,睡眠一般,大小便正常,无体重明显下降。

既往史及个人史

患者起病期间同班同学有较多出现发热、咳嗽等上呼吸道感染症状。否认有肝炎、结核等传染病史。否认手术史。否认输血史。否认食物、药物过敏史。各系统回顾无特殊。出生于原籍。否认疫区接触史、否认疫情接触史。否认化学性物质、放射性物质、有毒物质接触史。否认吸毒史。否认吸烟史。否认饮酒史。否认冶游史。否认家族遗传病史。否认家族肿瘤史。

入院查体

T:36.4℃,P:93次/分,R:15次/分,BP:106/69 mmHg。神志清楚,发育正常,营养好,回答切题,查体合作,步入病房,全身皮肤黏膜未见异常,无肝掌,全身浅表淋巴结无肿大。未见皮下出血点,未见皮疹。头颅无畸形,眼睑正常,睑结膜未见异常,巩膜无黄染。双侧瞳孔等大等圆,对光反射灵敏。颈软,无抵抗。甲状腺无肿大。胸廓对称无畸形,右上肺呼吸音减弱,左肺呼吸音清,未闻及湿啰音及哮鸣音。心率93次/分,律齐。腹平坦,腹壁软,全腹轻压痛,无肌紧张及反跳痛,肝脾肋下未触及,肝肾区无叩痛。关节无红肿,双下肢无明显水肿。肌力正常,肌张力正常,生理反射正常,病理反射未引出。

入院后实验室检查和辅助检查

- **血气分析**:pH 7.469↑,氧分压11.85 kPa,二氧化碳分压4.99 kPa,实际碳酸氢根浓度26.6 mmol/L↑,剩余碱3.0 mmol/L,乳酸浓度1.1 mmol/L。
- **血常规**:白细胞4.12×10⁹/L,中性粒细胞百分比65.0%,淋巴细胞百分比21.6%,血红蛋白136 g/L,血小板196×10⁹/L。
- **尿常规**:白细胞5.5/μL,红细胞3.0/μL,白细胞酯酶(-),蛋白质(-)。
- **炎症指标**:C反应蛋白91.77 mg/L↑,降钙素原0.09 ng/mL↑,红细胞沉降率49 mm/h↑,白介素2受体904 U/mL↑,中性粒细胞CD64指数8.0↑,铁蛋白275 ng/mL↑。
- **肝肾功能**:谷丙转氨酶95 U/L↑,谷草转氨酶74 U/L↑,总胆红素7.2 μmol/L,碱性磷酸酶105 U/L,γ-谷氨酰转移酶47 U/L↑,白蛋白35 g/L↓,球蛋白32 g/L,肌酸激酶1 003 U/L↑,乳酸脱氢酶624 U/L↑,肌酐40 μmol/L↓,尿素1.5 mmol/L↓。
- **电解质**:钾3.3 mmol/L↓,钠142 mmol/L,氯化物99 mmol/L,钙2.04 mmol/L↓,磷

1.2 mmol/L,镁 0.97 mmol/L。
- 心肌标志物：肌钙蛋白T 0.006 ng/mL,肌红蛋白127.9 ng/mL↑,CK-MB mass 1.36 ng/mL,NT-BNP 131 pg/mL↑。
- 凝血功能：国际标准化比值1.10,凝血酶原时间13.1秒,活化部分凝血活酶时间31.2秒,纤维蛋白原定量3.0 g/L,D-二聚体63.6 FEUmg/L↑,纤维蛋白降解产物181.4 μg/mL↑。
- 免疫球蛋白：IgG 11.3 g/L,IgA 1.79 g/L,IgM 2.08 g/L。
- 补体：C3片段 1.38 g/L,C4 0.242 g/L。
- 血、尿免疫固定电泳：阴性。
- 病原学相关指标：血隐球菌荚膜多糖乳胶凝集定量试验(−),血GM试验(−),血G试验<10 pg/mL,EBV DNA（全血和血浆）及CMV DNA低于检测下限,结核分枝杆菌特异性细胞免疫反应检测(−),新型冠状病毒核酸(−),呼吸道多种病原体核酸(−)。

入院后诊疗经过

患者入院前已于外院接受了较长疗程的抗感染治疗,入院后体温波动于36.4～38.1℃,暂停用抗感染药物,观察病情变化并完善相关检查。因患者D-二聚体明显升高：63.6 FEUmg/L↑,结合患者近期出现活动耐力下降,稍活动即出现明显气促,需高度警惕肺栓塞可能,肺动脉CTA示右肺动脉主干及中下分支及左肺动脉下支栓塞（图9-1）。下肢动静脉B超未见深静脉血栓。遵呼吸科会诊意见,予低分子肝素86 IU/kg q12h抗凝,辅以雾化、祛痰、止咳等对症支持治疗。因患者仍有低热,体温波动于37.3～37.9℃,12-10复查肺部CT：两肺炎性改变,部分实变,两侧胸腔积液,较前无改善（图9-2）,复查炎症指标有升高趋势。

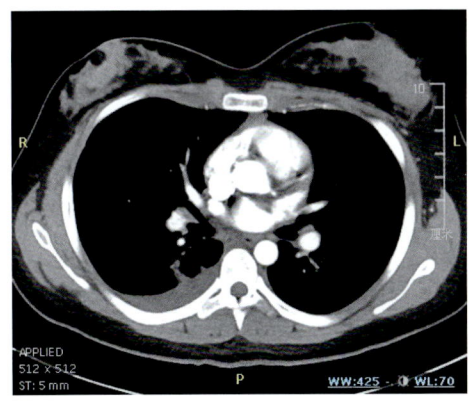

图9-1 肺部CTA（2023-12-06）

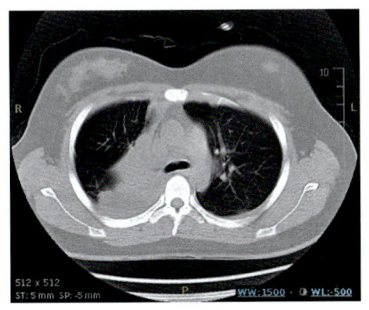 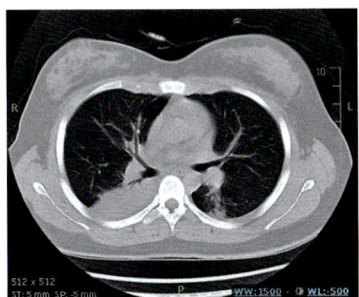 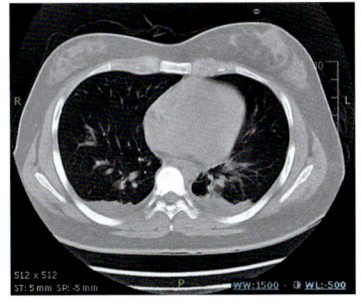

图9-2 复查肺部CT（2023-12-10） 两肺炎性改变,部分实变,两侧胸腔积液,较前无改善。

临床关键问题及处理

关键问题1　导致患者肺栓塞的可能原因是什么？

肺栓塞的发病机制类似于血栓形成的机制，其发生的危险因素于深静脉血栓类似，可分遗传性和获得性（表9-1）。根据表9-1提及的相关危险因素，进一步完善双下肢血管B超，示双下肢深静脉未见明显血栓。风湿科和呼吸科会诊后，遵嘱完善自身抗体、抗心磷脂抗体分型、抗β2糖蛋白1抗体分型、狼疮抗凝物，均未见明显异常。血浆蛋白C活性测定：116.8%（70%～140%），血浆蛋白S活性测定：56.4%↓（60%～130%）。心超静息状态下未见明显异常，右心房不增大，右心室不增大，肺动脉不增宽。肺动脉血流图未见异常。该患者为年轻女性，近期无手术、中心静脉置管、创伤、药物使用史等危险因素，相关检查未见恶性肿瘤依据，免疫相关因素依据不足，遗传性因素筛查结果与患者病情表现相关性欠佳，综合考虑患者的肺栓塞与肺部感染所致高炎症状态相关。

表9-1　静脉血栓形成/血栓栓塞的危险因素（病因）

遗传性血栓形成倾向
Leiden第5因子突变
凝血酶原G20210A突变
蛋白S缺乏
蛋白C缺乏
抗凝血酶缺乏症
获得性危险因素
抗磷脂综合征
中心静脉置管
某些肿瘤药物治疗（如他莫昔芬、来那度胺等）
先天性心脏病
心力衰竭
激素替代治疗
制动
炎症性肠病
活动性肿瘤
骨髓增殖性疾病（如原发性血小板增多症，真红细胞增多症）
肾病综合征
肥胖
年龄≥65岁
口服避孕药
阵发性睡眠性血红蛋白尿
妊娠，尤其是产后6周
重症肝病
手术，创伤

关键问题2　患者肺部感染控制不佳，病原学如何考虑？治疗方案如何选择？

患者入院后体温一度好转后再次反复，伴有肺部CT病灶进展，实验室检查炎症指标升高，考虑肺部感染控制不佳。患者外院已有较长时间的抗感染疗程，且药物基本可覆盖社区获得性肺炎常见病原体，为更精准地控制该患者的肺部感染，完善支气管镜检查，镜下右肺上叶见较多量脓性痰液，于右肺上叶灌洗，送检灌洗液病原学检查和宏基因组二代测序（metagenomics next-generation sequencing, mNGS）。镜下见肺泡灌洗液中性粒细胞比例明显增多伴坏死，细菌培养：皮特不动杆菌。肺泡灌洗液mNGS回报肺炎支原体（序列数144，830）、人类疱疹病毒4型（序列数14）。结合患者病程中持续发热、影像学进展、D-二聚体升高明显等情况，诊断重型支原体肺炎（诊断标准见表9-2）。治疗上予以多西环素0.1 g q12h ivgtt治疗。经治疗，患者体温平，复查炎症指标好转（图9-3），2023-12-25复查肺动脉CTA：右肺动脉分支残留可疑栓塞，双肺动脉栓塞较前（2023-12-12）减小，右肺上叶、左肺下叶炎症及膨胀不全，较前部分吸收（图9-4）。经呼吸科会诊后，低分子肝素改为艾多沙班60 mg qd po抗凝，予带药出院。

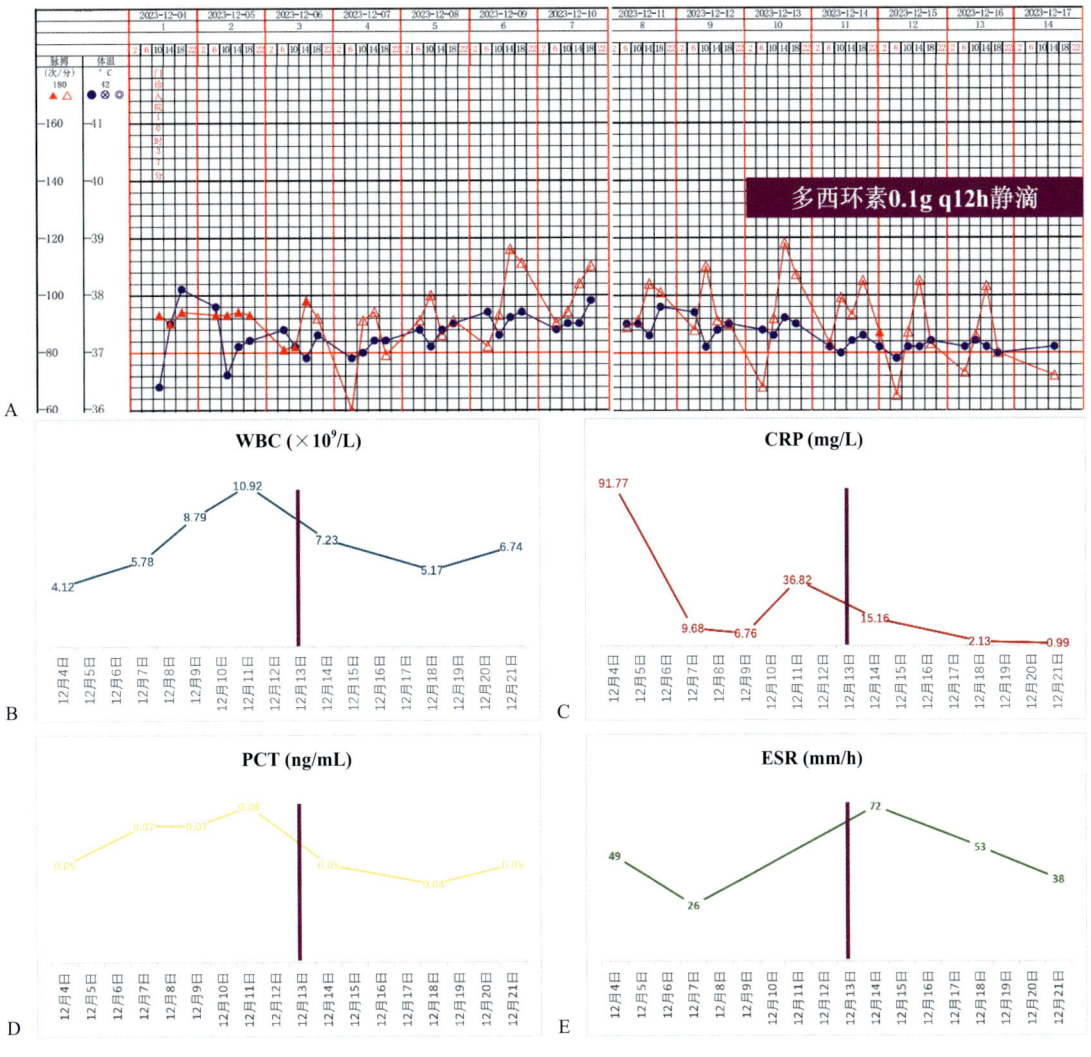

图9-3 患者治疗疗效评估 A. 体温变化。B. 炎症指标变化（紫色竖线提示多西环素开始治疗时间）。WBC：白细胞；CRP：C反应蛋白；PCT：降钙素原；ESR：红细胞沉降率。

表9-2 重症支原体肺炎诊断标准

符合下列表现中的任何一项

- 持续高热（39℃以上）≥5天或发热≥7天，体温高峰无下降趋势
- 出现喘息、气促、呼吸困难、胸痛、咯血等之一。这些表现与病变重、合并塑形性支气管炎、哮喘发作、胸腔积液和肺栓塞等有关
- 出现肺外并发症，但未达到危重症标准
- 静息状态下，吸空气时指脉氧饱和度≤93%
- 影像学表现以下情况之一者：① 单个肺叶≥2/3受累，存在均匀一致高密度实变或2个及以上肺叶出现高密度实变（无论受累面积大小），可伴有中到大量胸腔积液，也可伴有局限性细支气管炎表现；② 单肺弥漫性或双侧≥4/5肺叶有细支气管炎表现，可合并支气管炎，并有黏液栓形成导致肺不张
- 临床症状进行性加重，影像学显示病变范围在24～48小时进展超过50%
- CRP、LDH、D-二聚体之一明显升高者

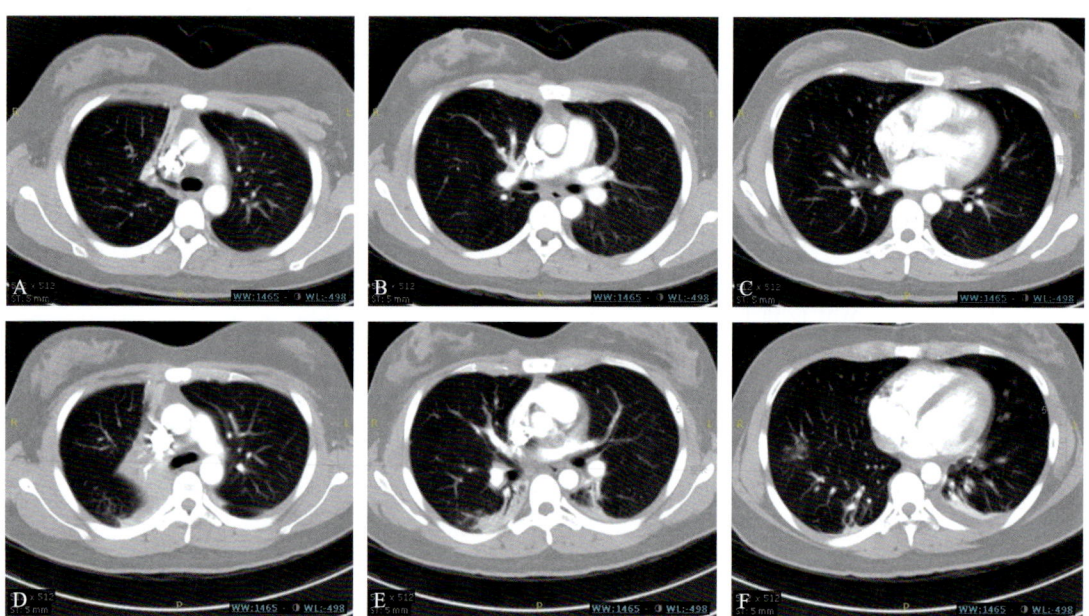

图9-4 治疗后肺部影像学改善 A～C. 2023-12-25肺部CT；E～F. 2023-12-12肺部CT。

背景知识介绍

自2023-10中旬以来，我国呼吸道病原体和呼吸道病例增多，多家三甲医院的肺炎支原体的检出阳性率有明显增加。

肺炎支原体（mycoplasma pneumoniae, MP）属于柔膜体纲中的支原体目、支原体科、支原体属。肺炎支原体肺炎（mycoplasma pneumoniae pneumonia, MPP）指MP感染引起的肺部炎症，可以累及支气管、细支气管、肺泡和肺间质。MPP是我国社区获得性肺炎最常见病原体之一，多为散发病例，约3～6年发生一次地区性流行，容易在学校、幼儿园及军队等人员比较密集的环境中集中发病。

重症肺炎支原体肺炎（severe MPP, SMPP）指MPP病情严重，符合重症CAP判定标准（表9-2），多发生于病程1周左右，伴有肺内（塑形性支气管炎、胸腔积液、大面积肺实变和坏死、肺栓塞）和肺外并发症（中枢神经系统、循环系统、血液系统、皮肤黏膜等受累）。肺栓塞是MPP的常见肺内并发症之一，是引起坏死性肺炎的原因，也是遗留肺不张和机化性肺炎的重要原因，可伴有支气管腔内血栓。当MPP患者出现持续发热、胸部影像学提示大叶均匀一致高密度实变或胸膜下楔形实变时，需警惕肺栓塞的可能。

MPP的治疗重点是早期识别和治疗重症病例，关注重症病例中的过强炎症反应及细胞因子风暴，以及混合感染的发生，若不及时控制，将可能增加疾病严重程度和后遗症的发生概率。

大环内酯类抗菌药物是MPP的首选治疗，近年来肺炎支原体对大环内酯类抗生素的耐药率较高，近期发表在*JAMA Network*的一项荟萃分析对大环内酯耐药性肺炎支原体感染率的全球发展趋势进行了阐述，在西太平洋地区，耐大环内酯类抗生素肺炎支原体感染率最高的是中国大陆（79.5%），耐大环内酯类抗生素肺炎支原体（macrolide-resistant mycoplasma pneumoniae, MRMP）导致大环内酯类抗菌药物疗效降低，对于应用大环内酯类抗生素治疗72小时仍无明显改善的成人MPP患者，应考虑大环内酯类抗生素耐药菌株感染的可能性，若无明确禁忌证，可以换用新型四环素类抗菌药物，包括多西环素和米诺环素，或喹诺酮类抗菌药物，包括左氧氟沙星和莫西沙星。

随着病原学检测手段的丰富，支原体肺炎的诊断率较前明显增加。大部分支原体肺炎为轻症感染，经有效抗感染后病情即可控制。通过本病例的诊治过程，提示支原体感染有两种情况需要引起关注：一是我国的MRMP感染率达79.5%，初始大环内酯类药物治疗疗效不佳时应考虑MRMP感染可能而需要改用其他药物如四环素类药物治疗；二是支原体感染可伴随肺炎之外并发症，包括肺栓塞、溶血、中枢神经系统累及等，易漏诊及误诊，如不能及时诊治，可影响患者预后。本病例还提示即使常见的感染性疾病也可存在特殊的表现或并发症，疾病的诊断和治疗需要根据诊断手段、药敏等因素的变化而及时调整诊治策略。

（喻一奇　徐　斌　卢　清）

参·考·文·献

[1] https://www.uptodate.com/contents/overview-of-the-causes-of-venous-thrombosis.
[2] 国家卫生健康委员会, 赵顺英, 钱素云, 等. 儿童肺炎支原体肺炎诊疗指南 (2023年版) [J]. 传染病信息, 2023, 36 (4)：291-297.
[3] 中华医学会呼吸病学分会感染学组. 成人肺炎支原体肺炎诊治专家共识[J]. 中华结核和呼吸杂志, 2010, 33 (9)：643-645.
[4] Kim K, Jung S, Kim M, et al. Global Trends in the Proportion of Macrolide-Resistant Mycoplasma pneumoniae Infections: A Systematic Review and Meta-analysis[J]. JAMA Netw Open, 2022, 5(7): e2220949.

10

急性病程的 Q 热感染性心内膜炎

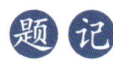

题 记

Q热（Q fever）是由贝纳柯克斯体（*Coxiella burnetii*）感染引起的人畜共患病。Q热的症状类似流感，轻者可自愈，但重者如并发心内膜炎等则可能危及生命。由于Q热相对少见，加上Q热患者的临床特点缺乏特异性，血培养常为阴性，我国大多数医院未常规开展Q热抗体的血清学及病原学检查，大家对其认识不够，常导致漏诊误诊，延误诊治，特别是Q热引起的感染性心内膜炎。在此结合该病例，对此类患者及相关文献进行回顾，提高临床医生对该病的认识和诊疗水平。

病史摘要

入院病史
患者，男性，57岁，福建省泉州市人，2024-07-25就诊复旦大学附属华山医院福建医院感染科。

主诉
反复发热半月。

现病史
患者入院前半月无明显诱因出现发热，体温最高39℃，伴头痛、畏冷、寒战，大汗淋漓，无咳嗽、咳痰，无腹痛、腹泻，无肌肉酸痛、关节痛等伴随症状，就诊当地诊所，予药物治疗（具体不详），上述症状较前好转，患者仍发热，伴头痛、畏冷、寒战等不适，07-17就诊于泉州某医院，血常规（07-17）：白细胞计数2.33×10^9/L，血小板计数71×10^9/L；C反应蛋白37.29 mg/L，降钙素原0.68 ng/mL，考虑"发热"，予头孢他啶2.0 g q12h（07-17～07-18）、头孢哌酮-舒巴坦3 g q8h（07-18～07-24）抗感染，辅以升白细胞、制酸保胃等治疗。07-20血液mNGS：检出贝纳柯克斯体序列数3761（表10-1），故予多西环素0.1 g bid（07-20～07-23）抗感染，07-23痰液检出不动杆菌，根据药敏试验结果，07-23 予莫西沙星 0.4 g qd（07-23 ~ 07-24）抗感染，上述症状较前缓解，仍反复低热。出院后规律口服多西环素 0.1 g bid、莫西沙星 0.4 g qd 抗感染，但仍反复发热，体温最高 38℃，今为进一步治疗，收住入院。

患者自发病以来精神、饮食、睡眠一般，大小便如常，体重无明显变化。

表 10-1 患者外周血病原微生物高通量基因检测报告

三、检测结果详述

类　型	物　种　名	序　列　数	病原估算浓度（copies/mL）
细菌	贝纳柯克斯体（Coxiella burnetii）	3761	<10^3

既往史

发现高血压 7 年余，规律口服"苯磺酸氨氯地平 5 mg qd"降压，平素血压未监测。

个人史

否认疫水、疫区、虫咬史，未饲养牛羊及其他禽类，无化学物质、放射物质、有毒物质接触史。

入院查体

T：37.2℃；P：90 次/分；R：19 次/分；BP：107/71 mmHg。神志清楚，急性病容，皮肤未见出血点、瘀点、瘀斑等，双肺呼吸音清，未闻及干湿性啰音，心律不齐，心尖区可闻及≥3/6 级收缩期粗糙吹风样杂音，余瓣膜区未闻及杂音及额外心音，腹软，全腹无压痛、反跳痛，肝脾肋下未触及；双肾区叩痛阴性，双下肢无水肿，病理征阴性。

入院后实验室检查和辅助检查

血常规、炎症指标、肝肾功能、凝血功能、尿常规检查结果见表 10-2。

表 10-2 入院后血常规、炎症指标、肝肾功能、凝血功能、尿常规检查结果

日　期	白细胞计数（10^9/L）	中性粒细胞百分比（%）	血红蛋白（g/L）	血小板计数（10^9/L）	D-二聚体（μg/L）	纤维蛋白原（g/L）
07-25	6.53	66.2	137	259	12.18	3.96
08-08	5.79	35.4	139	312	2.43	2.56

日　期	C反应蛋白（mg/L）	降钙素原（ng/mL）	红细胞沉降率（mm/h）	尿红细胞（/μL）	尿白细胞（/μL）
07-25	48.30	0.59	50	3.90	4.70
08-08	2.20	0.06			

日　期	谷丙转氨酶（U/L）	谷草转氨酶（U/L）	白蛋白（g/L）	尿素（mmol/L）	肌酐（μmol/L）	肾小球滤过（mL/min）
07-25	79	36	38.5	3.34	76.9	95.81
08-08	53	36		3.57	81.8	91.36

- 外周血mNGS：见表10-1。
- 心超（2024-07-25）：二尖瓣瓣叶稍毛糙、局部回声增强，左室壁增厚，LVEF值正常范围；升主动脉及主动脉窦部增宽（建议密切随访）。
- 血培养（需氧+厌氧）（2024-07-29）：培养7天无细菌生长。
- 男性全腹彩超（2024-07-29）：脂肪肝，肝囊肿，胆囊壁增厚（胆囊炎？），胆囊多发息肉样病变，前列腺增大、结石。
- 常规经食管超声心动图（2024-08-01）：二尖瓣异常回声附着（0.89 cm×0.46 cm赘生物？），请结合临床（图10-1）。
- PET-CT（全身检查）（2024-08-01）：① 全身扫描视野范围内未见明确肿瘤征象；② 甲状腺左侧叶小结节，无代谢，建议彩超随诊；③ 双肺呼吸性细支气管异；双肺散在多发小增殖灶；双肺少许纤维条索灶；左肺下叶钙化灶；④ 双侧胸腔少量积液；冠状动脉硬化；⑤ 脂肪肝；肝内多发囊肿；左侧肾上腺稍增粗；前列腺钙化灶；⑥ 全身骨髓代谢弥漫性稍增高，考虑反应性改变；脊柱退行性改变。

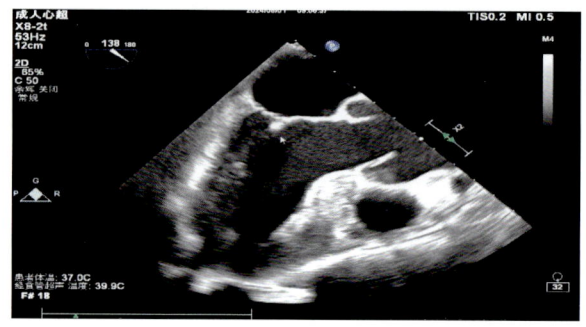

图10-1　常规经食管超声心动图（2024-08-01）　箭头所指处即二尖瓣赘生物。

临床关键问题及处理

患者中年男性，有高血压病史，无明确流行病学史，外院血液mNGS检出贝纳柯克斯体（序列数3761），入院后心肌标志物正常，经食管超声心电动图示二尖瓣瓣叶赘生物形成，故"感染性心内膜炎"诊断明确。需要考虑的临床问题如下。

关键问题1　患者外院mNGS考虑贝纳柯克斯体感染，予多西环素抗感染后仍反复发热原因是什么？进一步治疗方案怎么确定？

结合患者临床表现、既往用药史及血液mNGS结果，07-20予多西环素0.1 g bid口服治疗，经治疗后患者虽仍发热，热峰较前下降，说明该方案有效，应考虑是否贝纳柯克斯体入血后是否通过血流播散累及其他脏器组织。急性Q热病程一般为14～42天，起病较急，以畏寒、发热、乏力、头痛、肌痛等流感样症状为主，可伴有肝功能损害、间质性肺炎等表现；慢性Q热病程一般持续数月或一年以上，感染性心内膜炎、感染性动脉瘤和人工血管感染是最常见的表现形式。该患者以高热起病，其他伴随症状主要有畏寒、寒战、乏力，符合急性Q热临床症状。患者半月余后仍反复发热就诊我院，查体可闻及心尖区收缩期杂音，食管超声心电图示二尖瓣0.89 cm×0.46 cm赘生物，考虑"感染性心内膜炎"，诊断明确，故予多西环素0.1 g bid+羟氯喹0.2 g tid加强抗感染治疗，考虑患者赘生物<10 mm且未有心力衰竭、局部并发症（如脓肿、

假性动脉瘤)等手术指征,嘱患者出院后至少规律口服多西环素0.1 g bid+羟氯喹0.2 g tid抗感染1年半,密切随访。

问题2　Q热感染性心内膜炎的手术适应证是什么?

在美国和欧洲的相关指南中,感染性心内膜炎紧急手术适应证是心力衰竭,以及无法控制的感染(持续的菌血症、局部脓肿和瘘)和栓子预防(存在栓子复发或大片赘生物)(表10-3)。然而,美国和欧洲专家在手术时机选择上存在差异。美国专家建议及早手术,而欧洲专家强调,需要权衡术前抗生素获益与感染源无法控制的风险。相关指南中缺乏一致意见,突显了文献证据的匮乏。感染性心内膜炎患者的手术适应证及手术时机选择应根据患者的临床特点慎重权衡,强调多学科合作,为复杂患者提供系统规范的治疗方案。

表10-3　感染性心内膜炎手术适应证

外科推荐适应证	手术时机	推荐级别	证据水平
心力衰竭			
瓣膜急性反流或梗阻导致顽固性肺水肿或心源性休克	急诊	I	B
瘘入心腔或心包导致顽固性肺水肿或休克	急诊	I	B
瓣膜急性重度反流或梗阻,持续性心力衰竭或心脏超声血流动力学恶化	急诊	I	B
瓣膜重度反流,无心力衰竭	择期	Ⅱa	B
不易控制的感染			
局灶性不易控制的感染(脓肿、假性动脉瘤、瘘道、赘生物增大)	亚急诊	I	B
持续发热或血培养>7~10天	亚急诊	I	B
真菌或多重耐药菌感染	亚急诊/择期	I	B
预防栓塞			
抗感染治疗后赘生物仍增大,1次或以上栓塞事件	亚急诊	I	B
赘生物>10 mm伴其他高危因素	亚急诊	I	C
孤立性赘生物>15 mm	亚急诊	Ⅱb	C

注　急诊手术:24 h内的外科手术;亚急诊手术:数天之内的外科手术;择期手术:至少1~2周抗生素治疗后的外科手术。
　　推荐等级:Ⅰ类,已证实和/或一致公认有效;Ⅱa类,有关证据/观点倾向于有用或有效,应用这些操作或治疗是合理的;Ⅱb类,有关证据/观点尚不能被充分证明有用或有效,但可以考虑使用;Ⅲ类,已证实和/或公认无用或无效,不推荐使用。
　　证据水平分级:A级,证据来源于多中心随机对照试验,或荟萃分析,或大型注册数据库;B级,证据来源于单个随机对照试验或非随机研究;C级,证据来源于专家经验或病例报告。

关键问题3　Q热感染性心内膜炎的患者在治疗过程中,应密切随访,关键问题是应随访观察哪些指标?

1)随访观察心内膜炎相关毒血症状及非特异性炎症指标,包括体温变化、C反应蛋白、降钙素原等。

2）随访心脏杂音：有无新发杂音及杂音性质或强度有无改变等。

3）随访有无微血管栓塞或免疫病变：D-二聚体、凝血功能、尿常规、Roth点、Janeway损害、Osler结节等。

4）随访心脏彩超及经食管心动图，有无新发赘生物形成及赘生物大小有无改变。

5）多西环素及羟氯喹使用过程中有无不良反应：胃肠道、中枢神经系统症状，肝功能异常，心律失常，视网膜病变等，规律评估视力，规律随访心电图、血常规、肝肾功能。

6）若有条件，可进行贝纳柯克斯体抗体滴度监测，治疗期间应该每6个月1次，治疗停止后每3个月1次，至少2年。治愈标准是贝纳柯克斯体的1相IgG抗体滴度<1 ∶ 800和1相IgM和IgA抗体滴度<1 ∶ 50，提示治愈。

患者治疗过程中，体温正常，C反应蛋白、降钙素原逐渐下降，谷丙转氨酶、谷草转氨酶较前明显下降，无新发杂音及皮肤黏膜病变。患者使用多西环素及羟氯喹治疗过程中，无胃肠道反应、光过敏、视网膜病变等不良反应，继续予"多西环素+羟氯喹"治疗，治疗后2024-08-07复查心脏彩超，示二尖瓣赘生物较前稍缩小。

背景知识介绍

1937年Derrick在澳大利亚的昆士兰（Queensland）发现并首先描述，因当时原因不明，故称该病为Q热。Q热是由贝纳柯克斯体（C.burnetii）引起的一种自然疫源性人畜共患病，在自然界中广泛传播，对外界环境的抵抗力很强，在极端环境中可保持长达几个月的感染性。贝纳柯克斯体是革兰染色阴性多形性杆状菌，属变形菌纲γ亚群，归立克次体科、立克次体族、柯克斯体属，为专性细胞内细菌，可在鸡胚、实验动物及体外细胞培养系统中培养。人群对贝纳柯克斯体普遍易感，人类感染病例多通过呼吸道吸入含有贝纳柯克斯体的气溶胶所引起，直接接触感染动物或食用感染动物副产品也可引起贝纳柯克斯体感染。Q热多发生于牧场、农场、屠宰场、皮革加工场等地，农村感染高于城市。

用壳瓶细胞培养法很容易从棕黄色容器保存的血标本或组织标本中分离出C.burnetii，但菌株分离需要在一个生物安全3级的实验室内进行。PCR可检测组织标本（包括石蜡包埋的标本）中的 C. burnetii DNA。血清学最常用于诊断。

急性Q热血清学诊断：急性期贝纳柯克斯体2相免疫荧光IgG或IgM抗体滴度超过1 ∶ 4，或恢复期贝纳柯克斯体2相免疫荧光IgG抗体滴度超过1 ∶ 128可以诊断。

慢性Q热血清学诊断：贝纳柯克斯体1相免疫荧光IgG抗体滴度超过1 ∶ 1 024可以诊断，但可惜目前我国绝大多数医院并未常规开展。mNGS技术具有高通量、检测周期短、准确率高等特点，已成为罕见病原体检测高效敏感的方法。

对患者因发热入院，经常规检查及治疗仍病因不明、疗效不佳，追溯流行病学史特别是有屠宰场、农牧场等暴露史或者钓鱼史，立即行mNGS检测，及时明确Q热诊断。超声心动图是Q热感染性心内膜炎重要的影像学检查手段，可发现瓣膜赘生物、瓣膜增厚、钙化、心脏脓肿、瓣膜狭窄、心包积液等情况。脱氧葡萄糖正电子发射断层扫描结合CT（FDG PET-CT）有助于诊断，因为它不仅能够检测到瓣膜感染，还可以检测到其他部位的血管内感染以及骨髓炎。

急性Q热病程一般为14～42天，起病较急，临床症状无特异性，常见的有发热、极度疲劳、畏光和严重的头痛（通常为眶后头痛）等流感样综合征。法国南部1 070例急性Q热患者出现肝炎（40%）、肺炎合并肝炎（20%）、肺炎（17%）、孤立性发热（14%）、中枢神经系统受累（2%）和心包炎或心肌炎（1%）。虽然大部分急性Q热的预后良好，但部分患者在急性感染后发生Q热后疲劳综合征，表现为衰弱性疲劳为主的复杂症状，如持续疲乏、盗汗、视力模糊、恶心、头痛、肌痛等情况。慢性Q热病程一般持续数月或一年以上，部分Q热感染者可发生持续性局灶感染，如心内膜炎、动脉瘤或血管假体感染、骨和关节感染等。Q热感染性心内膜炎是最常报道的贝纳柯克斯体持续性局灶感染。40岁以上的男性、免疫功能受损、妊娠以及基础有心脏瓣膜病变的患者是发生Q热心内膜炎的高风险人群。Q热心内膜炎患者可以出现孤立的反复发热、乏力、寒战、盗汗、体重减轻等不适，且多数患者表现为低热而可耐受。若患者基础疾病有心脏瓣膜病，则表现为心力衰竭和/或瓣膜功能障碍恶化的临床症状，其中主动脉瓣和二尖瓣最常受累。Q热心内膜炎的患者常合并非心脏表现，包括栓塞性脑卒中、脾肿大、血尿、肾功能不全、杵状指（趾）和紫癜性皮疹等。

Q热感染性心内膜炎首选治疗药物为多西环素和羟氯喹，羟氯喹的作用是提高含贝纳柯克斯体的溶酶体液泡内pH水平，以促进多西环素的抗菌活性，疗程通常需18～24个月，具体取决于感染部位和血清学反应。自体瓣膜心内膜炎的治疗时间为18个月，人工瓣膜和血管感染的患者应延长至24个月。但是，对于合并严重心力衰竭或心脏瓣膜脓肿形成的晚期阶段，依靠抗生素的保守治疗并不能改善患者病情，仍建议进行心脏手术治疗。

点 评

Q热由于其诊断的特殊性，在我国既往殊为罕见。随着宏基因组二代测序技术的推广和应用，近年来Q热在临床发热待查诊断中时有发现，但Q热心内膜炎仍然少见。我们曾在本系列2021年册中介绍过一例急性Q热患者，本病例也是急性起病，但特殊之处在于患者回忆不出可疑流行病史，且已累及心瓣膜，这一持续性局灶感染的典型表现提示我们有理由怀疑病程并不仅仅才半个月，同样也使其治疗方案与急性Q热有着很大的差别。在多次心超包括经食管心脏超声的帮助下，确认了二尖瓣赘生物的存在，好在瓣膜累及尚未造成严重后果，在予以多西环素联合羟氯喹的经典方案后，体温及炎症指标均得到明显好转，因此，在家属充分知情理解的基础上，谨慎选择内科积极抗感染治疗并密切观察病灶变化的方案，也有待时间的考证。

（余雪莹　曹　劲　陈云飞　胡越凯）

参·考·文·献

[1] Gikas A, Kokkini S, Tsioutis C. Q fever: clinical manifestations and treatment[J]. Expert Rev Anti Infect Ther, 2010, 8(5): 529-539.

[2] Eldin C, Mélenotte C, Mediannikov O, et al. From Q fever to Coxiella burnetii infection: A paradigm change[J]. Clin Microbiol Rev, 2017, 30(1): 115-190.

[3] Melenotte C, Epelboin L, Million M, et al. Acute Q fever endocarditis: a paradigm shift following the systematic use of transthoracic echocardiography during acute Q fever[J]. Clin Infect Dis, 2019, 69(11): 1987-1995.

[4] Wegdam-Blans MC, Kampschreur LM, Delsing CE, et al. Chronic Q fever: review of the literature and a proposal of new diagnostic criteria[J]. J Infect, 2012, 64(3): 247-259.

[5] Ullah Q, Jamil T, Saqib M, et al. Q fever-a neglected zoonosis[J]. Microorganisms, 2022, 10(8): 1530.

[6] Million M, Raoult D. Recent advances in the study of Q fever epidemiology, diagnosis and management[J]. J Infect, 2015, 24(4): 71.

[7] 中华医学会心血管病学分会, 中华心血管病杂志编辑委员会. 成人感染性心内膜炎预防、诊断和治疗专家共识[J]. 中华心血管病杂志, 2014, 42 (10): 806-816.

11

念珠菌椎骨骨髓炎

题记

临床上以发热伴有腰痛来就诊的患者并不少见,通过体格检查和影像学往往可以明确感染部位(骨髓、椎旁软组织、肾脏、输尿管等),其诊治难点在于如何明确病原学诊断。本文提供一例念珠菌椎体感染病例,展示其诊治过程中经验性治疗误区及最终通过腰椎活检组织检查明确病原学诊断,为临床医生诊治类似患者提供参考。

病史摘要

入院病史
患者,男性,71岁,江苏无锡人,机械工程师,2023-10-27收入我科。

主诉
肠穿孔造瘘术后反复发热3个月余。

现病史
患者2023-07-28于某医院行胃肠镜检查术,未见明显异常。术后出现腹痛伴发热,持续性,不能自行缓解,07-30腹部CT:腹盆腔及腹膜后积气,乙状结肠冗长,局部边缘渗出性改变。考虑肠穿孔,转入该市另一医院,07-31急诊行腹腔镜探查+乙状结肠部分切除+乙状结肠造口术,术后病理:(部分乙状结肠)部分肠管黏膜出血,穿孔处周围见化脓性炎伴坏死,手术切缘未见特殊,结合临床,符合乙状结肠穿孔后改变。术后予禁食、抗感染、抑酸、营养支持等治疗。术后患者持续低热,予头孢哌酮-舒巴坦3 g q12h+奥硝唑0.25 g q12h抗感染治疗。

2023-8-10新型冠状病毒核酸阳性,加用甲泼尼龙40 mg/d抗炎治疗10天,经过治疗,体温平稳。08-25患者再次出现发热,最高体温(Tmax)38.5℃,拔除颈静脉深静脉导管,导管末端送检mNGS,结果:白念珠菌,序列数164。08-30起予卡泊芬净第一天70 mg/d,第二天起50 mg/d抗真菌治疗,体温未见明显好转。09-05外周血mNGS发现细环病毒和人疱疹病毒5型,加用利巴韦林抗病毒。患者仍有发热,调整抗感染方案为美罗培南+氟康唑治疗(09-09～09-16)。经过治疗,患者体温平,09-20出院。

出院后2天,患者体温再次升高,Tmax 37.8℃,09-26当地医院住院,病原学检查均阴性,予拉氧头孢静滴抗感染治疗,体温降至正常。10-18患者因发热、腰痛于当地医院住院接受中医止痛治疗,包括活血化瘀辅以手指点穴、中药熏药、中医定向透药、普通针刺及穴位注射等对症治疗,予比阿培南+氟康唑抗感染,患者仍有发热,体温在38～39℃波动。10-27为进一步诊治收入我院。

患病以来患者精神好,胃纳可,睡眠好,大小便正常,无体重明显下降。现用药:无。

既往史及个人史

否认肝炎、结核病史;30年前曾接受右肘关节骨折修复术,恢复良好。2008年因外伤行左髋关节置换术。否认输血史。否认其他慢性疾病史。否认烟酒史。

入院查体

T:37.1℃,P:82次/分,R:18次/分,BP:130/87 mmHg。神志清楚,发育正常,对答切题,自主体位,平车推入病房;轻度贫血貌;皮肤黏膜未见瘀点、瘀斑。全身浅表淋巴结未及明显肿大。颈软,无抵抗;双肺未闻及明显干湿啰音;心率82次/分,律齐,各瓣膜区未闻及杂音;腹软,左下腹可见造口袋,腹部无压痛、反跳痛,肝脾肋下未触及;双下肢不肿。脊柱腰椎部有轻压痛。

入院后实验室检查和辅助检查

- **血常规**:白细胞计数10.43×10^9/L↑,中性粒细胞百分比76.1%↑,红细胞计数3.51×10^{12}/L↓,血红蛋白96 g/L↓,血细胞比容28.9%↓,血小板计数413×10^9/L↑,网织红细胞百分比1.78%。

- **尿常规**:潜血(+),红细胞、白细胞及蛋白质均(-);粪常规(-)。

- **凝血功能**:国际标准化比值1.16↑,D-二聚体2.00 FEUmg/L↑,纤维蛋白降解产物:8.3 μg/mL↑。

- **肝肾功能**:谷丙转氨酶18 U/L,谷草转氨酶14 U/L,碱性磷酸酶120 U/L,γ-谷氨酰转移酶70 U/L↑,总蛋白72 g/L,球蛋白42 g/L↑,白蛋白30 g/L↓,总胆红素3.9 μmol/L,直接胆红素1.7 μmol/L,尿酸0.252 mmol/L,尿素3.4 mmol/L,肌酐56 μmol/L,eGFR 103.9 mL/min。

- **炎症指标**:全血C反应蛋白82.31 mg/L↑,铁蛋白1540.24 ng/mL↑,红细胞沉降率104 mm/h↑,降钙素原0.17 ng/mL↑,白介素6 62.636 pg/mL↑。

- **病原学检查**:5次血培养(细菌)均阴性;2次血培养(分枝杆菌)(-);HBsAg、抗HCV、抗HIV、RPR、血隐球菌荚膜多糖抗原检测、血曲霉半乳甘露聚糖检测(GM试验)、血浆1-3-β-D葡聚糖(G试验)、巨细胞病毒(CMV)DNA、EB病毒DNA均(-);血结核分枝杆菌特异性细胞免疫反应检测(T-SPOT.*TB*)(+),抗原刺激孔17,阴性对照孔0,阳性对照孔≥20;血布鲁菌抗体IgG(-),IgM(-)。

- **免疫球蛋白和补体**:补体C3 134.040 mg/dL,补体C4 41.680 mg/dL↑;免疫球蛋白(Ig)

E > 1 000 IU/mL↑，IgA、IgM 正常，IgG 2086.300 mg/dL↑，IgG4 2.610 g/L↑；自身抗体：ANA、ENA、dsDNA、抗心磷脂抗体、抗中性粒细胞胞质抗体（ANCA）均（-）；HLA-B27（+）；类风湿因子 IgA 21.1 U/mL↑，IgG 及 IgM 正常范围内。

- 血尿免疫固定电泳：均（-）。
- 肿瘤标记物均：（-）。
- 甲状腺功能：正常。
- 全身 PET-CT（10-28）：L1、L2 椎体骨质密度不均匀伴部分周围软组织肿胀，FDG 代谢增高（图 11-1），目前考虑感染性病变可能大，建议抗感染治疗后密切随诊。余全身（包括脑）PET 显像未见 FDG 代谢明显异常增高灶。

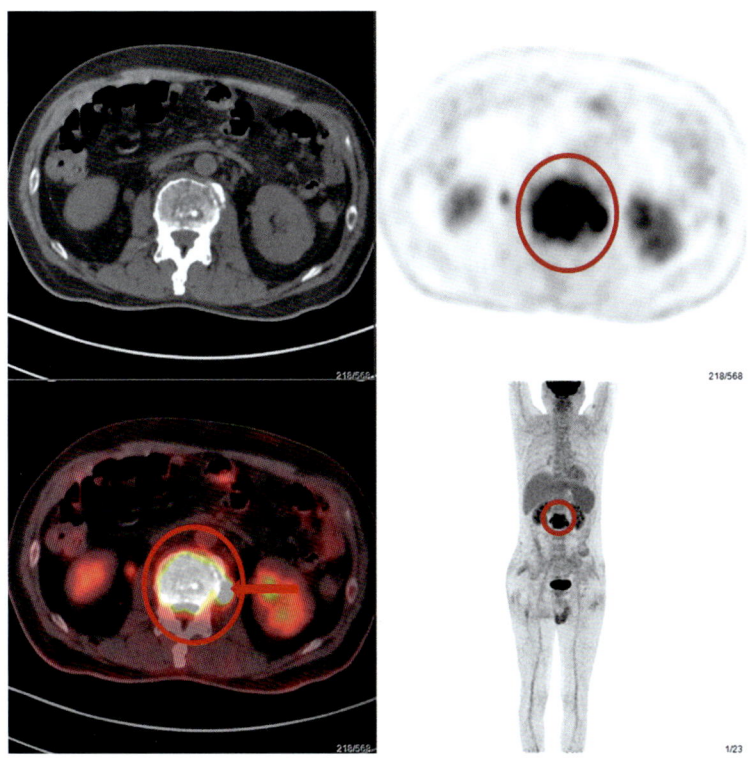

图 11-1　全身 PET-CT（2023-10-28）　L1、L2 椎体骨质密度不均匀伴部分周围软组织肿胀，FDG 代谢增高（图中红圈及红色箭标记）。

- 超声（10-31）：浅表淋巴结及腹部超声未见明显异常。
- 腰椎 MRI 增强（11-02）：L1、L2 椎体伴椎旁软组织内异常强化影；考虑感染性病变可能大（图 11-2）。
- 胸部 CT（11-27）：双下肺少许纤维灶；双肺尖胸膜钙化。
- 心超（12-08）：静息状态下经胸超声心动图未见明显异常（结构诊断）。功能诊断：左心收缩功能正常，左心舒张功能正常。

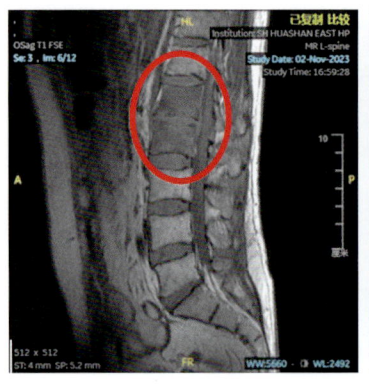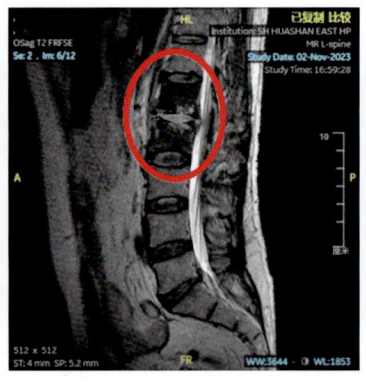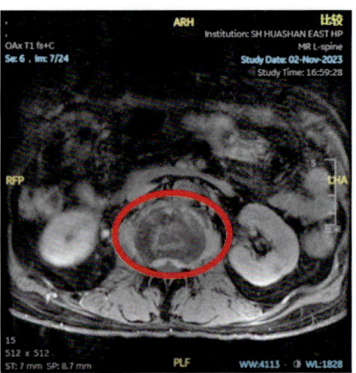

图 11-2　腰椎 MRI 增强（2023-11-02）　L1、L2 椎体伴椎旁软组织内异常强化影。图中红框标记病灶。

临床关键问题及处理

关键问题 1　该患者的诊断是什么？应如何治疗？

该患者病史梳理如下。

- 2023-07-28　肠镜检查后肠穿孔。
- 07-31　行腹腔镜探查+乙状结肠部分切除+乙状结肠造口术，抗感染方案：头孢哌酮-舒巴坦 3.0 g q12h+奥硝唑 0.25 g q12h。
- 08-10　新型冠状病毒核酸阳性，治疗方案：甲泼尼龙 40 mg/d×10 d 疗程。
- 08-25　发热，深静脉导管末端 mNGS 提示白念珠菌；治疗方案：卡泊芬净 50 mg 每天一次（qd），序贯美罗培南+氟康唑。
- 09-26　再次发热，拉氧头孢治疗。
- 10-18　出现腰痛，再次发热。

患者为老年男性，病程 3 个月余，病史中经历肠道穿孔手术、术后继发腹腔感染、使用糖皮质激素、深静脉导管念珠菌感染等，目前症状为发热伴腰痛，外周血白细胞及中性粒细胞轻度升高，影像学提示 L1、L2 椎体及椎旁组织受累。鉴别诊断如下：

（1）感染性：患者经历腹腔手术及糖皮质激素使用病史，曾发生腹腔感染及深静脉导管念珠菌感染病史，目前患者影像学提示椎体及椎旁组织受累，结合临床表现的腰痛和发热符合感染性病灶。感染来源需考虑邻近脏器感染播散，如肠道腹腔感染导致，病原体需考虑革兰阴性杆菌或肠球菌；也需考虑血行播散如念珠菌；患者血 T-SPOT.TB 阳性，不能除外椎骨结核感染；因患者否认羊等接触史，布鲁菌抗体阴性，暂不考虑布鲁菌病。

（2）非感染性：如肿瘤等，暂时依据不足；如抗感染治疗效果不佳，需完善椎骨病灶活检，送检组织病理学检查明确诊断。

入院后治疗经过

予以经验性抗感染治疗：达托霉素 0.5 g/d（10-27～11-06）、头孢哌酮-舒巴坦 3 g 每 8 小时 1 次（q8h）（10-31～11-14），经过上述治疗，患者体温及腰痛未见明显好转。患者结核分枝杆菌特异性细胞免疫反应检测阳性,考虑存在腰椎结核感染可能,11-15调整方案为利奈唑胺0.6 g q12h+左氧氟沙星0.5 g/d,11-24患者体温及腰痛仍未见明显好转。

关键问题2　经验性抗感染效果不佳,应如何明确病原学诊断?

经过上述治疗,患者病情未见好转,11-27复查腰椎MRI平扫发现影像学未见好转(图11-3)。建议患者进行腰椎穿刺,腰椎组织送检病理及病原学检查以明确诊断。

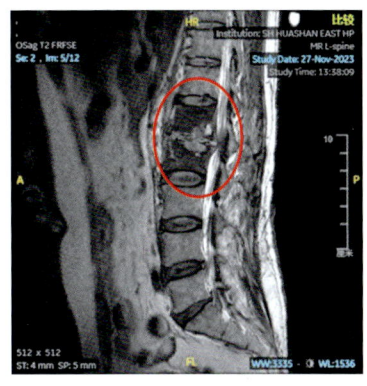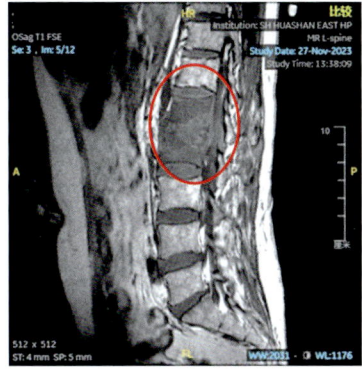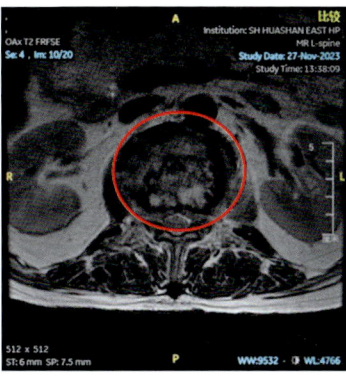

图11-3　腰椎MRI平扫(2023-11-27)　L1、L2椎体信号异常,伴相应椎间盘破坏及周围异常软组织信号影。图中红框标记病灶。

诊疗经过

12-04　患者进行腰椎椎体活检,椎体组织送检mNGS结果提示白念珠菌,序列数466。椎体病理结果:(L1、L2椎间隙)送检为少量骨组织及纤维炎性渗出物,见可疑串珠样假菌丝,疑为念珠菌不除外。明确诊断为腰椎念珠菌感染。

12-05　予以卡泊芬净70 mg/d抗感染治疗,患者体温正常,炎症指标逐步好转。12-27患者出院,出院后口服氟康唑治疗,400 mg q12h(2023-12-27～2024-04-09)、400 mg/d(2024-04-10～,仍继续治疗)。2024-6-20复查血常规:白细胞6.40×10^9/L,中性粒细胞百分比51.7%,血红蛋白143 g/L,血小板258×10^9/L;红细胞沉降率26 mm/h;超敏C反应蛋白1.6 mg/L。均恢复正常,患者目前仍继续口服氟康唑400 mg/d。

背景知识介绍

椎骨骨髓炎通常由远处病灶血行播散至一个或多个椎体引起,也可在手术或椎间隙注射后发生,或者从邻近软组织播散而来。感染途径包括远处感染部位或感染灶血行播散;创伤、侵入性脊柱诊断性操作或脊柱手术造成的直接侵染;邻近软组织感染的播散。椎骨骨髓炎最常见病原体为金黄色葡萄球菌,约占50%以上病例。其他病原体包括革兰阴性肠道杆菌(尿路器械使用后常见);非化脓性链球菌(包括草绿色链球菌、米勒链球菌、牛链球菌)和肠球菌;化脓性链球菌(包括B组链球菌和C/G组链球菌);铜绿假单胞菌、凝固酶阴性葡萄球菌和念珠菌（中心静脉导管植入、脓毒症或静脉药瘾者常见）；结核分枝杆菌以及布鲁菌等。

念珠菌骨髓炎是一种侵袭性念珠菌感染，多继发于念珠菌血症。一项回顾性研究纳入了1970—2011年报道的207例念珠菌性骨髓炎病例，发现基础疾病包括：恶性肿瘤9%，血液系统肿瘤8%，实体器官移植或骨髓移植共4%；52%患者有既往手术病史，使用广谱抗生素治疗史56%，留置中心静脉导管38%，糖皮质激素使用史14%。67%患者为血行播散导致，24%患者为直接接种。与血行播散一致，多数患者感染灶≥2个。本例患者既往有腹腔手术病史、广谱抗生素使用史、糖皮质激素使用史，及中心静脉导管感染白念珠菌病史等多个高危因素。

念珠菌骨髓炎常见菌为白念珠菌，其他可致病非白念珠菌包括光滑念珠菌、热带念珠菌、近平滑念珠菌等。

念珠菌骨髓炎，按照年龄分析，成年人最常见感染部位为脊椎＞肋骨＞胸骨，儿童患者最常累及部位为股骨＞肱骨＞脊椎/肋骨。念珠菌骨髓炎最常见症状是局部疼痛，部分患者可有局部红肿痛等，或发热等。

念珠菌骨髓炎诊断可通过感染部位标本培养结果确诊。感染组织病原体mNGS不需要培养可以直接检测临床标本，故可快速获得结果。mNGS检测对病因不明的感染或已使用抗感染药物治疗后，有一定阳性率，为经验性治疗效果不佳病例提供病原学诊断依据，但需结合临床高危因素等谨慎评估结果及诊断价值。感染病灶的组织穿刺活检标本应分别送病原学检查（病原学培养和/或mNGS）和病理学检查[送病理科常规HE染色和过碘酸希夫（PAS）、六胺银（GMS）染色]。若组织病理切片中查见念珠菌芽孢和假菌丝或真菌丝，且有组织侵袭证据即可确诊，若活检组织培养阳性则对病原学诊断及药敏检测意义重大。患者外周血检查可发现红细胞沉降率及C反应蛋白升高。影像学检查尤其MRI检查可确定感染部位及范围。本例患者在经历经验性治疗失败后，进行椎体组织活检，组织病理学检查发现疑似串珠样假菌丝，mNGS提示白念珠菌，结合患者腹腔手术病史、广谱抗生素使用史、糖皮质激素使用病史，及中心静脉导管感染白念珠菌病史，诊断为念珠菌椎骨骨髓炎。

2016年美国感染病学会《念珠菌感染管理临床实践指南》及2020年《中国成人念珠菌病诊断与治疗专家共识》推荐，念珠菌骨髓炎治疗可首选氟康唑或棘白菌素类或两性霉素B脂质剂型，病情稳定后改为口服氟康唑400 mg/d[6 mg/(kg·d)]治疗。氟康唑的生物利用度很高，因此大多数患者可接受口服治疗。需要静脉给予棘白菌素类或氟康唑（与口服剂量相同），包括不能口服药物、预计消化道吸收不良或病情严重。治疗方案如下。

（1）口服或静滴氟康唑，治疗至少2周，病情稳定后改为口服氟康唑持续6～12个月。

（2）静滴棘白菌素类至少2周：卡泊芬净首日70 mg，后续50～70 mg/d；米卡芬净100 mg/d或阿尼芬净首日200 mg，后续100 mg/d，病情稳定口服氟康唑，总疗程为6～12个月。

（3）静滴两性霉素B脂质剂型，3～5 mg/(kg·d)至少持续2周，病情稳定后改为口服氟康唑，持续6～12个月。两性霉素B有肾毒性，因此该方案不作为一线方案。

念珠菌骨髓炎累及椎骨时，多数研究发现单用抗真菌药有效，不需要手术清创治疗。伴发硬膜外脓肿、神经功能受损或脊柱不稳定时必须手术。

既往文献分析207例念珠菌骨髓炎病例,44%仅接受抗真菌药物,5%仅接受手术,48%接受抗真菌药物联合手术。在92例仅接受抗真菌药物的患者中,97%效果良好,16例(17%)复发。在100例接受抗真菌药物联合手术的患者中,90%有效,但复发率为43%。该文献未给出复发原因,其他文献发现复发最主要原因是抗真菌治疗疗程过短。

脊椎骨髓炎中病原学为念珠菌较为少见,但是随着手术操作、免疫抑制治疗、留置中心静脉导管及广谱抗生素使用等情况增多,该病发病率增加。本例患者为肠穿孔腹腔手术后,留置中心静脉导管,使用糖皮质激素、出现念珠菌血症后出现发热、腰痛,多种抗生素治疗无效,通过腰椎病灶活检组织病理学检查及mNGS检测发现白念珠菌,诊断明确。本例患者可以给临床医生提供诊疗思路,临床类似患者抗生素治疗无效时,应及时对病灶活检,活检组织送培养、组织病理学检查之外,送检mNGS可以作为补充,提示病原菌。

(于　洁　江英骁　周　晛　王新宇)

参 考 文 献

[1] Murillo O, Grau I, Gomez-Junyent J, et al. Endocarditis associated with vertebral osteomyelitis and septic arthritis of the axial skeleton[J]. Infection, 2018, 46: 245.
[2] Pappas PG, Kauffman CA, Andes DR, et al. Clinical Practice Guideline for the Management of Candidiasis: 2016 Update by the Infectious Diseases Society of America[J]. Clin Infect Dis, 2016, 62: e1.
[3] Hendrickx L, Van Wijngaerden E, Samson I, et al. Candidal vertebral osteomyelitis: report of 6 patients, and a review[J]. Clin Infect Dis, 2001, 32: 527.
[4] Gamaletsou MN, Kontoyiannis DP, Sipsas NV, et al. Candida osteomyelitis: analysis of 207 pediatric and adult cases (1970−2011). Clin Infect Dis, 2012, 55: 133.
[5] 中国成人念珠菌病诊断与治疗专家共识组.中国成人念珠菌病诊断与治疗专家共识[J].中华内科杂志,2020,59(1):13.

12

新型冠状病毒感染后同时合并肺曲霉及肺毛霉感染

新型冠状病毒疫情暴发后,新型冠状病毒感染(COVID-19)合并肺曲霉感染及COVID-19合并肺毛霉感染逐渐被报道并被重视,COVID-19相关肺曲霉病及COVID-19相关肺毛霉病病死率高,诊断和治疗都较为困难,国内外都制订了一些专家共识。我们报道的这例患者是COVID-19同时合并肺曲霉及肺毛霉感染,较为罕见,病情危重,治疗棘手,结合该病例的治疗对相关处理经验进行总结和讨论。

入院病史

患者,男,52岁,2023-08-21入住复旦大学附属华山医院感染科。

主诉

发热伴胸闷2个月余。

现病史

患者2023-06中旬无明显诱因出现发热,体温最高38℃,伴咳嗽、咳痰、胸闷,无头晕、头痛,无恶心、呕吐等。到当地县医院就诊,2023-06-26胸部CT提示双肺多发感染,双侧胸腔积液。2023-06-28~2023-07-17当地省级医院住院治疗,新型冠状病毒抗体IgM 1.564(+),新型冠状病毒抗体IgG 9.670 s/co(−)。中性粒细胞绝对值6.92×10^9/L,C反应蛋白91.22 mg/L,红细胞沉降率72 mm/h,谷丙转氨酶6 U/L,谷草转氨酶9 U/L,白蛋白26.8 g/L,肌酐104.9 μmol/L,eGFR 70 mL/min,GM试验5.80(+),过敏原特异性总IgE 220 KU/L,曲霉IgG抗体168.43AU/mL,痰培养:烟曲霉。2023-06-30行纤维支气管镜检查,见双侧气道内多发干酪物质附着,管腔通畅;肺泡灌洗液送检mNGS:根霉菌、曲霉。治疗上予莫诺拉韦抗病毒,赖脯胰岛素泵控制血糖,先后予伏立康唑(2023-07-02 ~ 2023-07-08)、两性霉素B(2023-

07-09～2023-07-15）抗真菌治疗（具体剂量不详）。07-14 复查肺部 CT：双肺感染性病变治疗后，病变大部分范围缩小，部分较前略增大。因血肌酐升高，故停用两性霉素 B，2023-07-16 起改为泊沙康唑混悬液 10 mL bid po 抗真菌治疗。患者仍有发热，反复咳嗽，痰中带血。2023-08-02 再次住院治疗，予两性霉素 B 脂质体 100 mg ivgtt qd 联合泊沙康唑混悬液 10 mL bid po 抗真菌治疗，复查肾功能，eGFR 56 mL/min，2023-08-06 起改两性霉素 B 5 mL bid 雾化吸入。2023-08-09 复查支气管镜，见气道内较多白色泡沫样痰，右肺上叶前段、左肺上叶见新生物堵塞管腔，右肺中叶闭塞，术中予右肺上叶、左肺上叶两性霉素 B 10 mg 局部注射。术后病理：(左肺上叶活检) 查见少量菌丝，首先考虑毛霉感染。2023-08-15 复查肺 CT，提示右肺上叶及中叶近肺门见团片状高密度灶，内见多发空腔，内侧缘实变范围较前增大。右肺上叶及中叶多发斑片状高密度灶较前增大，大部分病变较前范围缩小，近肺门侧病变较前增多，呈簇状结节状沿支气管分布。纵隔内多发淋巴结显示。2023-08-16 再次支气管镜下局部给药。2023-08-19～2023-08-20 调整治疗方案为艾沙康唑 200 mg q8h ivgtt。患者发热、咳嗽、咳痰、痰中带血、胸闷症状无明显好转，为进一步诊治于 2023-08-21 收入我科。

既往史

患者有糖尿病病史 10 余年，平日应用赖脯胰岛素控制血糖，血糖控制不满意。否认其他慢性病史。

入院查体

T：36.8℃，P：80 次/分，R：20 次/分，BP：125/80 mmHg，身高：168 cm，体重：60 kg。神清，精神可，查体合作。全身皮肤黏膜未见异常，全身浅表淋巴结无肿大。颈软，颈静脉无怒张，气管居中，双侧甲状腺未及肿大。胸廓对称，双侧呼吸动度均等，触觉语频正常，双肺呼吸音粗，右肺可闻及少许湿啰音。心前区无异常隆起，未触及震颤，心界不大，心率 80 次/分，律齐，各瓣膜听诊区未闻及病理性杂音。腹平坦，腹壁软，全腹无压痛，无肌紧张及反跳痛，肝脾肋下未触及，肝肾区无叩击痛，肠鸣音 4 次/分。脊柱、四肢无畸形，关节无红肿，无杵状指（趾），双下肢无水肿。肌力正常，肌张力正常，生理反射正常，病理反射未引出。

入院后实验室检查和辅助检查

- 血气分析（2023-08-21）：酸碱度 7.412，氧分压 8.48 kPa，二氧化碳分压 4.11 kPa，氧饱和度 91.8%，呼吸指数 78%。
- 血常规：白细胞 15.68×10^9/L，中性粒细胞百分比 87.4%，血红蛋白 93 g/L，血小板计数 181×10^9/L。红细胞沉降率 104 mm/h，C 反应蛋白 263 mg/L，降钙素原 0.7 ng/mL。
- 尿常规：葡萄糖（+++），蛋白质（++），酮体（−），白细胞酯酶（−）。
- 肝功能：总蛋白 53 g/L，白蛋白 28 g/L，球蛋白 25 g/L，白球比例 1.12。
- 肾功能：肌酐 128 μmol/L，尿素 10.8 mmol/L，尿酸 0.328 mmol/L。
- 电解质：钾 4.1 mmol/L，钠 136 mmol/L，钙 2.0 mmol/L。
- 凝血功能：凝血酶原时间 14.5 秒，活化部分凝血活酶时间 40.6 秒，纤维蛋白原 8.8 g/L，

D-二聚体 1.26 FEUmg/L，国际标准化比值 1.26。
- **糖代谢**：随机血糖 22.3 mmol/L，乳酸 1.6 mmol/L，血酮体 0.33 mmol/L，糖化血红蛋白 7.6%。
- **心肌标志物**：肌钙蛋白 T 0.024 ng/mL，氨基末端脑利钠肽前体（NT-proBNP）4 075 pg/mL。
- **血免疫球蛋白**：IgE 249.6 ng/mL（正常范围 0 ～ 240 ng/mL），IgG 6.79 g/L（正常范围 8.6 ～ 17.4 g/L），IgA 2.07 g/L（正常范围 1 ～ 4.2 g/L），IgM 0.8 g/L（正常范围 0.3 ～ 2.2 g/L）。
- **淋巴细胞亚群绝对计数**：T 淋巴细胞绝对值 499 cells/μL（正常范围 856 ～ 2 669 cells/μL），Th 淋巴细胞绝对值 260 cells/μL（正常范围 491 ～ 1 734 cells/μL），Tc 淋巴细胞绝对值 199 cells/μL（正常范围 162 ～ 1 074 cells/μL），B 淋巴细胞绝对值 43 cells/μL（正常范围 73 ～ 562 cells/μL），NK 细胞绝对值 78 cells/μL（正常范围 108 ～ 860 cells/μL）。
- **补体**：C3 1.160 g/L（正常范围 0.7 ～ 1.4 g/L），C4 0.618 g/L（正常范围 0.1 ～ 0.4 g/L）。
- **肿瘤标志物、自身免疫抗体谱、血尿免疫固定电泳**：无异常。
- **病原体检查**：GM 试验 < 0.1（-），G 试验 < 10 pg/mL（-），血隐球菌荚膜多糖抗原（-），结核感染 T 细胞检测（-）。痰革兰染色涂片、细菌培养（-），痰真菌荧光涂片、真菌培养（-），痰抗酸涂片、结核培养（-），痰 Xpert MTB/RIF（-）。
- **胸部 CT**（2023-08-22）：双肺上叶及右肺中叶支气管狭窄、闭塞，合并肺不张、实变。双肺炎症，双侧胸腔积液。纵隔内小淋巴结。心包少量积液。
- **头颅 MRI 增强**（2023-8-23）：两侧额叶小缺血灶，结合临床随诊。
- **上腹部、泌尿系、甲状腺、全身浅表淋巴结（颈部、锁骨上、腋下、腹股沟）、上下肢动静脉 B 超**（2023-8-23）：均未见异常。

入院后治疗经过

患者此次发病前有新型冠状病毒感染，且长期血糖控制不佳，结合外院及我院实验室检查及辅助检查结果，考虑存在肺部曲霉、毛霉合并感染，Ⅰ型呼吸衰竭。外周血白细胞明显升高，可能合并细菌感染。入院后予心电监护，高流量吸氧 40 L/min、氧浓度 80%，注射用艾沙康唑 200 mg qd ivgtt（2023-08-21 ～ 2023-10-23）联合两性霉素 B 胆固醇硫酸酯复合物静滴 50 mg（2023-08-23）、100 mg（2023-08-24 ～ 2023-10-23）抗真菌治疗，地塞米松静注 5 mg（2023-08-23）、4 mg（2023-08-24 ～ 2023-08-25）、3 mg（2023-08-26 ～ 2023-08-29）、1 mg（2023-08-30 ～ 2023-09-05），后序贯醋酸泼尼松 5 mg po（2023-09-06 ～ 2023-10-23）减轻两性霉素 B 输注反应，美罗培南 1 g q8h ivgtt（2023-08-21 ～ 2023-09-05）、莫西沙星 0.4 g qd po（2023-08-21 ～ 2023-10-23）抗细菌治疗，赖脯胰岛素 8 U-10 U-12 U 三餐前皮下注射、甘精胰岛素 18 U 睡前皮下注射控制血糖，辅以平喘、化痰、利尿、补钾等治疗。

经积极治疗患者病情明显好转，体温逐渐恢复正常，咳嗽、咳痰症状较前明显减轻，胸闷缓解。监测血肌酐波动在 83 ～ 128 μmol/L，血钾维持在正常范围。2023-10-19 复查：白细胞 6.46×10^9/L，中性粒细胞百分比 57.0%，血红蛋白 90 g/L，血小板计数 212×10^9/L，红细胞沉降率 9 mm/h，C 反应蛋白 0.63 mg/L，降钙素原 0.06 ng/mL。其间多次复查肺部 CT 见病灶逐渐好转（图12-1）。2023-10-19胸部CT：双肺多发炎症、结节，右肺上叶及右肺中叶支气管狭窄、闭塞，合并肺不张、实变，右肺炎症较前吸收、胸腔积液较前吸收；左肺底胸膜增厚；心包少量积液；纵隔内小淋巴结。患者病情稳定，2023-10-24予出院，治疗上序贯泊沙康唑肠溶片 300 mg qd po 抗真菌治疗至今。出院后每月于我科住院复诊，监测血泊沙康唑浓度波动在 1.13 ～ 2.77 mg/L，均在治疗范围。

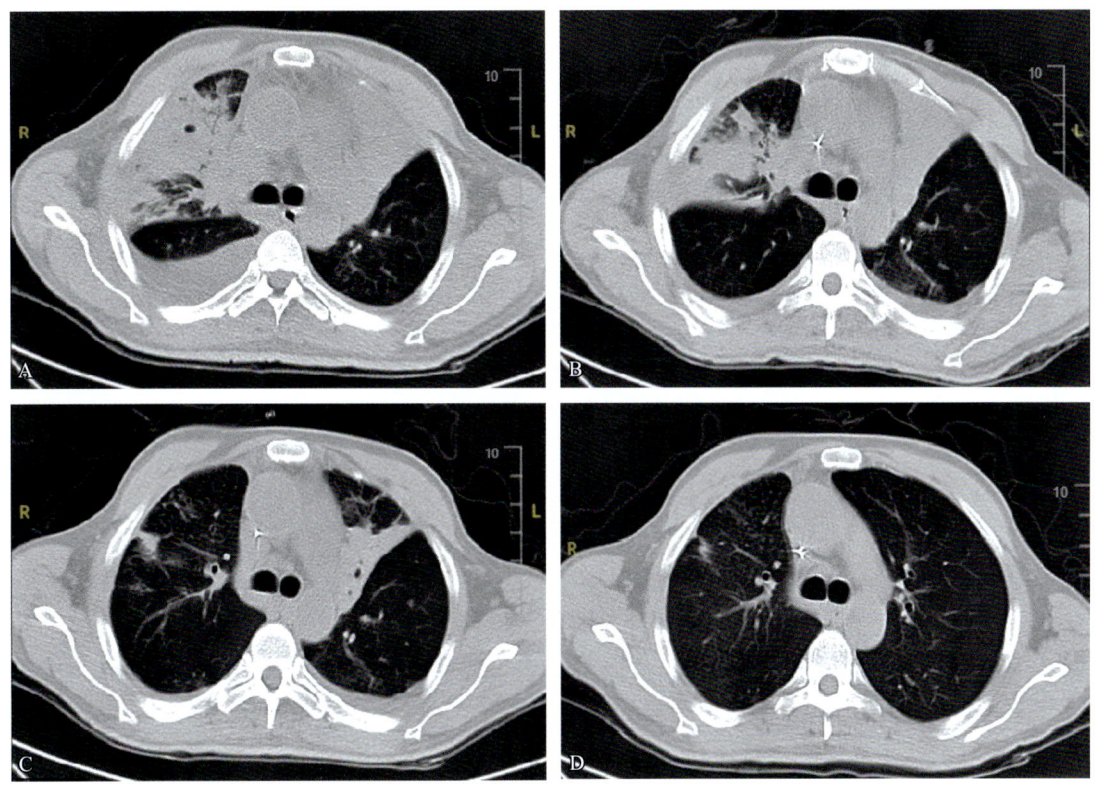

图12-1　患者抗菌治疗期间肺部CT检查结果对比　A. 2023-08-22肺部CT；B. 2023-09-06肺部CT；C. 2023-09-18肺部CT；D. 2023-10-19肺部CT。

临床关键问题及处理

关键问题1　该患者的肺部感染是曲霉感染还是毛霉感染，还是罕见的两者均有？

患者2023-06外院血GM试验5.80（+），曲霉IgG抗体168.43 AU/mL，痰培养：烟曲霉。纤维支气管镜检查见双侧气道内多发干酪物质附着，管腔通畅；肺泡灌洗液送检高通量病原微生物测序：根霉、曲霉。2023-08复查气管镜，术后病理：（左上叶活检）查见少量菌丝，首先考虑毛霉感染。结合以上病原学、病理学及分子生物学综合判断，患者同时合并肺曲霉及毛霉感染。同时将外院气管镜肺组织病理切片在我院病理科会诊，明确同时存在曲霉及毛霉感染。患者此次COVID-19病毒抗体IgM（+），既往患有糖尿病，血糖控制不佳，存在肺部真菌感染的宿主因素。

关键问题2 该患者诊断明确,但外院使用多种抗真菌药物疗效不佳,接下来应该选择什么治疗方案?

侵袭性肺曲霉病(IPA)的治疗推荐伏立康唑或艾沙康唑作为一线治疗药物。两性霉素B脂质体是治疗IPA的主要替代药物。而肺毛霉病的治疗,两性霉素B脂质体是首选治疗用药,泊沙康唑或艾沙康唑作为补救性治疗。针对这个患者,我们采用了两性霉素B胆固醇硫酸酯复合物联合艾沙康唑治疗的方案,尽管相关指南并不建议联合用药,但该患者取得了较好的治疗效果。

背景知识介绍

COVID-19相关肺曲霉病

新型冠状病毒肺炎疫情暴发后,COVID-19相关肺曲霉病(COVID-19 associated pulmonary aspergillosis, CAPA)的报道越来越多,多项研究提示CAPA是严重威胁生命的COVID-19继发感染。CAPA发病率报道不一,CAPA的诊断标准也参差不齐。欧洲医学真菌学联合会/国际人类和动物真菌学学会(ECMM/ISHAM)制订了CAPA管理全球共识,该共识2021-06正式发表于 *The Lancet Infectious Diseases*,对CAPA的定义、诊断标准、鉴别诊断、实验室检查和治疗等方面进行了全方位的归纳、总结,并对该病的早期诊断和治疗策略的制订提出指导性建议。我科朱利平教授全程参与了该共识的制订。

CAPA定义为确诊新型冠状病毒感染期内(即入院至入ICU 2周内任何时间新型冠状病毒核酸阳性)发生的侵袭性肺曲霉病(invasive pulmonary aspergillosis, IPA)。CAPA常见危险因素包括气管插管、慢性呼吸系统疾病、糖皮质激素治疗或联合使用IL-6受体拮抗剂等。

该共识指出CAPA的诊断依然是综合宿主因素、影像学、病原学三方面特征,根据证据的级别做出确诊(definite)、拟诊(probable)和疑诊(possible)的诊断。COVID-19肺炎患者出现呼吸功能不全需要重症监护的情况,可视为CAPA的宿主因素,抗IL-6受体等免疫疗法或激素的使用可进一步增加感染的风险。CAPA的影像学表现与侵袭性肺曲霉病(invasive pulmonary aspergillosis, IPA)相似,如多发性肺结节、"晕轮征"等。病原学方面,确诊CAPA需满足以下至少一种情况:① 组织学或直接镜检发现曲霉丝,并有曲霉侵袭性生长相关的组织损伤的表现;② 无菌穿刺或活检样本中有曲霉生长、镜检阳性、组织学阳性或PCR检测到曲霉特异性片段。拟诊CAPA在具备宿主和影像学因素基础上,也需要满足以下至少一种病原学标准:① 支气管肺泡灌洗液(BALF)镜检发现曲霉或曲霉培养阳性,或PCR检测到曲霉特异性片段;② 血清半乳甘露聚糖试验(GM试验)>0.5或者BALF中GM试验>1.0。

CAPA的治疗推荐伏立康唑或艾沙康唑作为一线治疗药物。一般来说,除了血液系统恶性肿瘤,推荐伏立康唑作为IPA的一线治疗药物。伏立康唑容易与其他药物相互作用,与伏立康唑相比,艾沙康唑药物相互作用不明显。两性霉素B脂质体是ICU治疗IPA的主要替代药物,注意该药的肾毒性。备选的二线药物是泊沙康唑或棘白菌素。治疗CAPA期间需注意血药浓度的监测,对曲霉完全敏感的CAPA患者,建议每周监测(第一周监测两次),特别是伏立康唑和泊沙康唑。推荐伏立康唑血药谷浓度为2~6 mg/L,泊沙康唑下限为1 mg/L,上限为3.75 mg/L。两性霉素B脂质体无须监测血药浓度。肥胖患者中,或者地塞米松治疗期间,可能需要检测棘白菌素血药浓度,以确保剂量高于最低有效浓度。

COVID-19相关肺毛霉病

COVID-19相关毛霉病(COVID-19 associated mucormycosis, CAM)相对少见,但印度CAM暴发引起高度关注。CAM以鼻窦-眼眶型毛霉病最常见,其次为COVID-19相关肺毛霉病(COVID-19 associated pulmonary mucormycosis, CAPM)。一项多中心回顾性研究显示住院COVID-19患者CAM患病率为0.27%,重症COVID-19患者CAM患病率为1.6%。印度报道CAM病例中鼻-眶毛霉病病死率13%;播散性CAM、CAPM、脑CAM均为个案报道,临床结局差异较大,有报道病死率高达49%。CAPM在印度报道较多,可能与该地区长期存在毛霉高发病率及高环境暴露有关。CAPM较为公认的危险因素是血糖控制不佳的糖尿病、酮症酸中毒和使用糖皮质激素治疗,尚无证据表明托珠单抗增加CAPM风险。

2019年欧洲医学真菌学联合会(ECMM)在 *The Lancet Infectious Diseases* 发表了全球毛霉管理指南。新型冠状病毒疫情暴发后,2022年在 *The Lancet Infectious Diseases* 发表了印度真菌感染研究论坛/肺科学学会提出的COVID-19相关肺毛霉病的定义、诊断和管理的Delphi共识声明。国内也在2022年发表了《中国毛霉病临床诊疗专家共识》。

Delpi共识声明中将CAMP定义为确诊新型冠状病毒感染后3个月内诊断的肺毛霉病。CAPM的诊断进一步分为确诊、拟诊和疑诊。确诊CAPM需组织病理学或细胞学检查显示无隔菌丝,或通过无菌操作从无菌部位(胸腔积液或肺部)获得的培养物显示毛霉生长。拟诊CAPM需符合所有以下情况:临床特征、危险因素、提示性影像学(厚壁空洞、大实变、反晕征或多个大结节),并在下呼吸道标本中(包括支气管肺泡灌洗、非支气管镜支气管灌洗、支气管清洗、支气管刷检、支气管内吸入物和痰液)显示无隔菌丝(有或无毛霉生长)。疑诊CAPM则需存在未控制的糖尿病、长期或不恰当的使用糖皮质激素治疗的宿主因素、符合的临床特征以及高度提示意义的影像学特征。

CAPM缺乏特有的临床特征,CAPM的表现通常与COVID-19或任何肺炎疾病难以区分。COVID-19患者出现褐色或黑色痰液和咯血,特别是在存在危险因素的情况下,应触发CAPM调查。有共识推荐胸部CT加静脉对比剂和常规下呼吸道标本微生物检测作为评估CAPM的初始步骤。影像学上反晕征、厚壁空洞、真菌性动脉瘤、大片实变或坏死性肺炎、多发大结节影被认为是高度提示CAPM的影像学特征。不建议对CAPM患者进行常规鼻窦或脑影像学检查。推荐对大多数CAPM患者进行早期纤维支气管镜检查,获取下呼吸道标本进行检测或者进行支气管内活检。推荐肺穿刺活检诊断CAPM。推荐使用无菌部位或支气管肺泡灌洗液进行分子生物学检测。

目前不推荐对CAPM进行预防性治疗，相反，重点放在糖皮质激素的合理使用以及血糖控制等。CAPM的管理强调多学科团队的参与，包括临床医生、胸外科医生和放射科医生组成的多学科讨论小组。两性霉素B脂质体和早期手术是管理CAPM的核心。两性霉素B脂质体是CAPM患者的首选治疗用药，建议初始剂量为每天5 mg/kg。建议治疗4～6周后使用临床和影像学参数评估疗效。泊沙康唑或艾沙康唑被推荐作为初始治疗后的维持治疗，但对于治疗的持续时间没有达成共识。不建议治疗失败的患者联合使用抗真菌药物。对于病情稳定或进展的患者，建议用泊沙康唑或艾沙康唑进行补救性治疗。CAPM是一种罕见的COVID-19并发症，尽管已经提出了定义、诊断和管理CAPM的建议，但还需要更广泛的研究。

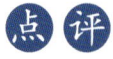

点 评

CAPA及CAPM在新型冠状病毒疫情后逐渐被重视及报道，国内外都制订了一些指南及专家共识，但诊断和治疗仍较为困难。该病例更是同时合并CAPA及CAPM，在加强支持治疗的基础上，坚持采用两性霉素B胆固醇硫酸酯复合物联合艾沙康唑的治疗方案，取得了较好的治疗效果。尽管相关指南并未推荐联合用药，希望通过该病例，临床医生能更好地认识该疾病，并采取有效的治疗。

（刘袁媛　江英骥　于　洁　朱利平）

参 考 文 献

[1] Koehler P, Bassetti M, Chakrabarti A, et al. Defining and managing COVID-19-associated pulmonary aspergillosis: the 2020 ECMM/ISHAM consensus criteria for research and clinical guidance[J]. Lancet Infect Dis, 2021, 21: e149-162.

[2] Muthu V, Agarwal R, Patel A, et al. Definition, diagnosis, and management of COVID-19- associated pulmonary mucormycosis: Delphi consensus statement from the Fungal Infection Study Forum and Academy of Pulmonary Sciences, India[J]. Lancet Infect Dis, 2022, 22: e240-53.

[3] Cornely O A, Alastruey-Izquierdo A, Arenz D, et al. Global guideline for the diagnosis and management of mucormycosis: an initiative of the European Confederation of Medical Mycology in cooperation with the Mycoses Study Group Education and Research Consortium[J]. Lancet Infect Dis, 2019, 19(12): e405-e421.

[4] Lamoth F, Lewis R E, Walsh T J, et al. Navigating the Uncertainties of COVID-19-Associated Aspergillosis: A Comparison With Influenza-Associated Aspergillosis[J]. The Journal of Infectious Diseases, 2021, 224: 1631-1640.

[5] Kariyawasam R M, Dingle T C, Kula B E, et al. Defining COVID-19-associated pulmonary aspergillosis: systematic review and meta-analysis[J]. Clinical Microbiology and Infection, 2022, 28: 920-927.

[6] Hoenigl M, Seidel D, Sprute R, et al. COVID-19-associated fungal infections[J]. Nat Microbiol, 2022, 7(8): 1127-1140.

13

血和脑脊液隐球菌荚膜多糖抗原检测阴性，但脑脊液培养阳性的隐球菌脑膜炎

自从隐球菌荚膜多糖抗原（cryptococcal antigen, CrAg）检测问世以来，已成为目前国内临床上诊断隐球菌感染最常用的方法之一。血和脑脊液的阳性检测结果大大提高了隐球菌感染的检出率。然而随着临床病例的丰富，我们也逐步发现了许多隐球菌荚膜多糖抗原检测阴性的隐球菌感染。CrAg的假阴性会延迟隐球菌感染的诊断，对于临床工作形成了挑战。

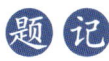

入院病史
患者，女性，57岁，2023-06-27入院。
主诉
行走费力、认知障碍6年余。
现病史
患者6年前无明显诱因下逐渐出现双下肢发硬、行走不稳、动作笨拙，伴有认知障碍，表现为注意力不集中，记忆力下降。经常有发作性"言语混乱"，交流不对题、词不达意，每次持续3～4小时可自行好转。且逐渐出现小便失禁。至当医院就诊，考虑"脊髓亚急性联合变性"，予激素治疗（具体剂量不详），患者自觉双下肢力及小便失禁症状较前有所改善。出院后逐渐激素减量，症状未再加重，后自行停药。2018-03曾因"跌倒后出现逆行性遗忘2天"于外院住院，入院后行腰椎穿刺检查，测压为270 mmH$_2$O，脑脊液常规：正常；脑脊液生化：葡萄糖0.77 mmol/L，蛋白质2.21 g/L，氯121.3 mmol/L；脑脊液培养阴性，脱落细胞未见恶性肿瘤细胞。头颅MRI：脑内腔隙性缺血梗死灶；脑积水，并中脑导水管狭窄。头颅MRA未见明显异常。送检血T-SPOT阳性。经脱水等治疗后患者自觉行走不稳等症状有改善，复查腰椎穿

刺：压力285 mmH$_2$O；脑脊液常规：白细胞计数3×10^6/L；脑脊液生化：葡萄糖1.4 mmol/L，蛋白质2.2 g/L，氯123.2 mmol/L，考虑诊断：结核性脑膜炎、脑积水，予"利福平、异烟肼、乙胺丁醇"诊断性抗结核治疗1个月余，患者自觉症状稍有好转。2018-05-11复查腰椎穿刺：压力295 mmH$_2$O；脑脊液常规：潘氏试验阳性(++)，白细胞计数900×10^6/L；脑脊液生化：葡萄糖1.5 mmol/L，蛋白质1.99 g/L，氯120.8 mmol/L，予"利福平、异烟肼、乙胺丁醇、吡嗪酰胺、左氧氟沙星"抗结核治疗5个月余。2018-08复查腰椎穿刺：压力175 mmH$_2$O；脑脊液生化：葡萄糖1.71 mmol/L，蛋白质1.69 g/L，氯115.4 mmol/L；脑脊液常规未见白细胞，予"利福平、异烟肼、乙胺丁醇、吡嗪酰胺"抗结核治疗。2018-11-26复查脑脊液：潘氏试验阳性(++)；脑脊液生化：蛋白质1.97 g/L，氯化物121.4 mmol/L，葡萄糖2.48 mmol/L；脑脊液细胞学诊断：见少量炎症细胞。将抗结核药物调整为"利福平、异烟肼、乙胺丁醇"继续服用。2019-05-07复查腰椎穿刺：压力195 mmH$_2$O；脑脊液常规未见明显异常；脑脊液生化：葡萄糖2.08 mmol/L，蛋白质1.58 g/L，氯118.6 mmol/L；涂片未见隐球菌，结核菌培养阴性。后患者自行停用抗结核药物，总疗程14个月左右。2020年底患者自觉行走费力较前加重，需辅助装置协助行走，头皮僵硬感明显，家属诉其反应迟缓，记忆力减退明显，2021-03-24复查腰椎穿刺：压力215 mmH$_2$O；脑脊液常规：潘氏试验阳性，有核细胞数36×10^6/L；脑脊液生化：葡萄糖0.63 mmol/L，氯119.6 mmol/L，蛋白质1.52 g/L；脑脊液抗酸杆菌阴性。头颅MRI：脑内腔隙性缺血梗死灶，脑积水，并中脑导水管狭窄。外送检测结核分枝杆菌PCR阳性；外送mNGS：新生隐球菌(序列数6)，未检出结核分枝杆菌。

2021-05起患者至我院住院诊治，腰椎穿刺：压力220 mmH$_2$O；脑脊液生化：糖<1.1 mmol/L，氯119 mmol/L，蛋白质3.668 g/L；脑脊液常规：白细胞36×10^6/L，潘氏试验(++)；外送脑脊液mNGS示：格特隐球菌(序列1)，新生隐球菌(序列1)；脑脊液及血液隐球菌荚膜多糖抗原检测均阴性。考虑患者既往结核病史，3年前抗结核治疗后脑脊液糖可恢复，压力可降低，停药后症状加重，考虑抗结核疗程及强度欠佳，此时患者神经症状持续进行性加重，脑脊液压力仍高，脑脊液低糖、低氯，蛋白质升高，仍考虑抗结核治疗。患者脑脊液mNGS测得格特隐球菌(序列1)，新生隐球菌(序列1)，但脑脊液隐球菌荚膜多糖抗原检测阴性，暂不考虑该诊断。2021-05-20开始予异烟肼、利福平、乙胺丁醇、吡嗪酰胺、利奈唑胺、左氧氟沙星强化治疗，辅以甘露醇降颅压。患者临床症状较前改善。06-01复查腰椎穿刺：压力190 mmH$_2$O；脑脊液生化：糖1.7 mmol/L，氯114 mmol/L，蛋白质3.788 g/L；脑脊液常规：白细胞19×10^6/L，潘氏试验(++)。出院后至当地医院继续抗结核治疗(异烟肼、利福平、乙胺丁醇、吡嗪酰胺、莫西沙星)，甘露醇脱水降颅压。2021—2023年数次复查腰椎穿刺，并调整了治疗方案，脑脊液常规、生化指标始终有波动，恢复不满意，详见表13-1。

患者为再次评估病情入院。

既往病史

自诉有肺部结核病史30余年，曾应用"链霉素"治疗近1年，诉自愈。患者有"类风湿关节炎"病史近20余年，2007年曾服用"激素"2片qd治疗近3～4年，后中药治疗(具体不详)，

表13-1 患者治疗的脑脊液观察表

日期	脑脊液常规（×10⁶/L）	脑脊液生化			治疗方案
		糖（mmol/L）	蛋白质（g/L）	脑脊液病原体	
2018-03	—	0.77	2.21	阴性	
2018-04	3	1.4	2.2	/	HRE
2018-05	900	1.5	1.99	/	HREZ+LFX
2018-08	—	1.71	1.69	/	HREZ
2018-11	—	2.48	1.97	/	HRE
2019-05	—	2.08	1.58	涂片未见隐球菌 结核培养（－）	停药
2021-03	36	0.63	1.52	涂片抗酸杆菌（－）T-mNGS：结核分枝杆菌 mNGS 新生隐球菌 6	停药
2021-05	36	<1	3.668	mNGS：格特隐球菌 1 新生隐球菌 1 乳胶（血/脑脊液）（－）	HREZ+Lzd+LFX
2021-06	19	1.7	3.788		
2021-06	9	2.4	2.345	/	HRE+Lzd+MFX
2023-04	910	1.47	2.407	/	HRE+Lzd+ pred 15 mg qd

T-NGS：靶向高通量测序，mNGS：二代测序。

其间有间断发热、关节肌肉疼痛及皮下结节，2015年停用所有药物，严重发热1次。外院再次使用激素好转，立即停用激素，继续使用抗风湿药物（雷公藤等），间断服药至2016年全部停用。

入院查体

体温36.3℃，神清，对答切题，颈软。肺部听诊呼吸音清，腹软，无明显压痛及反跳痛。双下肢无水肿。下肢肌力4级，肌张力正常，双下肢感觉减退，浅感觉未见异常。

入院实验室检查和辅助检查

- 血常规：白细胞计数$4.27×10^9$/L，中性粒细胞百分比66.3%，血红蛋白130 g/L，血小板计数$124×10^9$/L。
- 炎症指标：C反应蛋白<0.5 mg/L，红细胞沉降率2 mm/h。
- 肝肾功能、电解质：谷丙转氨酶33 U/L，谷草转氨酶26 U/L，总胆红素6.2 μmol/L，肌酐50 μmol/L，白蛋白43 g/L，钾4.0 mmol/L。
- 腰椎穿刺测压：165 mmH$_2$O。

- **脑脊液常规**：颜色无色，白细胞$21×10^6$/L，单核细胞16/21，多核细胞5/21，潘氏试验（+）。
- **脑脊液生化**：糖1.80 mmol/L（同步血糖9.7 mmol/L），氯119 mmol/L，蛋白质2 593 mg/L。
- **头颅MRI增强**：幕上脑积水，脑室周围脑白质高信号与前MRI相仿。
- **腰椎MRI增强**：腰段软脊膜异常强化，符合结核性脊膜炎表现，较前变化不大。
- **膀胱残余尿**：108 mL。

临床关键问题及处理

关键问题1　患者前期抗结核治疗似乎有效，本次抗结核治疗后脑脊液恢复情况不佳，临床症状无明显好转，需要考虑什么原因？

患者有慢性感染，双下肢行走困难，头颅MRI增强提示幕上脑积水。有尿潴留。请神经内科会诊，考虑梗阻性脑积水明确，患者症状可能与脑积水相关，建议分流手术改善症状。可先行脑室外引流，观察症状改善情况，在明确颅内感染基本控制的情况下可考虑行脑室腹腔分流术。故于2023-07-04请神经外科行脑室Ommaya泵置入术，术后患者无特殊不适，脑脊液引流通畅。脑脊液常规：白细胞$0×10^6$/L；脑脊液生化：糖2.94 mmol/L（同步血糖5.2 mmol/L），氯122 mmol/L，蛋白质252 mg/L。

关键问题2　梗阻性脑积水是否可以解释所有病程中的疑点？

患者的症状可以用梗阻性脑积水来解释，那么化验结果的异常是否也可以用梗阻性脑积水来解释。患者腰椎穿刺获得的脑脊液生化检查结果始终为糖低、蛋白质高，脑脊液常规间断有白细胞增高，需要考虑感染导致的化验异常，但脑室外引流获得的脑脊液结果是正常的。

我们知道，从脑脊液循环途径来说，脑室新鲜产生脑脊液的结果要好于腰椎穿刺结果，在临床上比较脑室外引流和腰大池引流结果即可获知。所以，我们在临床上经常要注明脑脊液来源以用于比较。同时，梗阻性脑积水由于腰椎穿刺位置脑脊液循环不畅通，造成蛋白质沉积，即使感染已经控制，也会发现脑脊液长期处于糖低蛋白质高的情况。笔者曾经有位结核性脑脊髓膜炎的患者，治疗数年后，临床症状已痊愈，但腰椎穿刺结果始终未恢复正常，脑脊液糖一直低于检测下限。后请复旦大学附属华山医院神经外科周良辅院士会诊，考虑为梗阻性脑积水后的神经粘连，停抗结核药物随访至今，未见复发。对于该名患者，考虑到抗结核疗程已满两年，我们不能排除抗结核有效的情况下，梗阻性脑积水造成的脑脊液始终未恢复。计划先予以脑室外引流，同时送检腰椎穿刺与脑室外引流的脑脊液行病原学检查，若始终为阴性，且脑室外引流后症状好转，可以考虑行脑室-腹腔分流术。

关键问题3　患者病原学诊断的疑问

综合患者既往病史、临床表现、辅助检查及治疗情况，诊断考虑：结核性脑膜炎、脑积水、类风湿关节炎。入院后继续予抗结核治疗，方案为：异烟肼0.6 g ivgtt qd、利福平0.45 g ivgtt qd，乙胺丁醇片0.75 g po qd，利奈唑胺片0.6 g po qd。

同时评估患者既往治疗情况方案及脑脊液改善情况，绘制脑脊液疗效观察表，见表13-1。

13 血和脑脊液隐球菌荚膜多糖抗原检测阴性，但脑脊液培养阳性的隐球菌脑膜炎

患者的病原学结果中，血 T-SPOT 为阳性，2021-04 T-NGS：结核分枝杆菌；mNGS：新生隐球菌（序列数6）；2021-05 mNGS：格特隐球菌（序列数1），新生隐球菌（序列数1）。无病原体培养阳性结果，隐球菌荚膜多糖抗原检测（血/脑脊液）多次复查为阴性。

脑脊液宏基因组二代测序中，通常根据病原体丰度、序列数和排位等综合计算，获得标本中的疑似病原体。这其中，如果样本量存在过度扩增等现象，偶可以在测序比对中比对到少量隐球菌序列，但这种情况需结合丰度、背景扩增情况等综合考虑，不能仅仅凭借序列数判断是否存在隐球菌感染。这个患者有两次mNGS测得少量隐球菌序列的记录，是否有意义？

回答这个问题，先需要检索是否有隐球菌荚膜多糖抗原阴性的隐球菌感染的病例记录。

我们曾在《翁心华疑难感染病和发热病例精选与临床思维（2012）》中报道过1例病例，该患者病程1年，全身多发脓肿，最终诊断为播散性隐球菌病，但隐球菌荚膜多糖抗原检测始终为阴性结果。我们也在临床上经常遇见隐球菌荚膜多糖抗原检测阴性的肺结节患者，手术病理证实为隐球菌感染。说明在临床上存在隐球菌荚膜多糖抗原检测假阴性的情况。

导致隐球菌荚膜多糖抗原检测假阴性的原因包括：① 发病早期、载菌量较低、隐球菌荚膜多糖抗原浓度低于检出限；② 隐球菌菌株荚膜小或无荚膜；③ 隐球菌荚膜多糖抗原浓度过高等。

那么，该例患者是否的确有隐球菌感染呢？

我们06-28送检的脑脊液中，在床旁接种于血培养瓶，培养5天无细菌生长，但延长至7天时，有菌株报阳，进行MALDI-TOF质谱证实为新生隐球菌。镜下涂片可见隐球菌荚膜（图13-1）。07-11再次行腰椎穿刺并送mNGS检测，为新生隐球菌（序列数：12）。考虑患者有

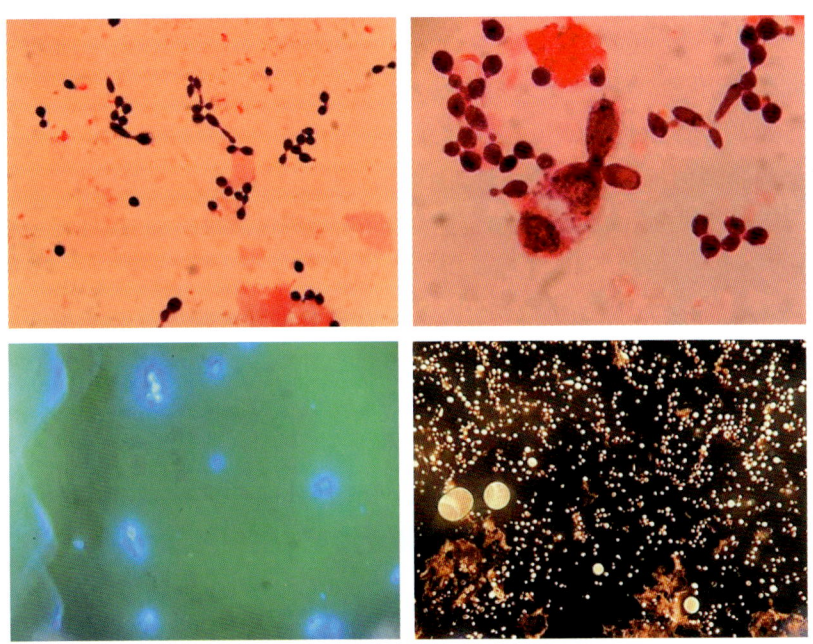

图13-1 涂片可见隐球菌（有荚膜） 左上：HE染色；右上：PAS染色；左下：荧光染色；右下：墨汁染色。

3次mNGS结果和1次培养结果均为新生隐球菌,隐球菌性脑膜炎诊断明确。本次患者未检出结核杆菌,且考虑前期抗结核疗程已充分,予以停用抗结核药物,加用口服大剂量氟康唑800 mg qd+氟胞嘧啶1.5 g qid抗真菌治疗,激素逐渐减停。

患者经过抗真菌治疗后,复查脑脊液较前明显好转,2023-08脑脊液常规:白细胞$3×10^6$/L;脑脊液生化:糖2.02 mmol/L(同步血糖6.2 mmol/L),氯127 mmol/L,蛋白质790 mg/L。2023-10脑脊液常规:白细胞$1×10^6$/L;脑脊液生化:糖2.25 mmol/L,氯130 mmol/L,蛋白质689 mg/L。评估治疗有效。患者症状好转,后未行脑室-腹腔分流术。

背景知识介绍

隐球菌荚膜多糖抗原检测阴性的隐球菌病

隐球菌病是一种由新生隐球菌引起的深部真菌病,主要侵犯肺部与中枢神经系统。检测隐球菌荚膜多糖抗原(cryptococcal antigen, CrAg)是诊断隐球菌感染的重要手段之一,检测样本包括血液、脑脊液和尿液等。常见CrAg检测方法有乳胶凝集试验(latex agglutination test, LA)、酶联免疫分析法(enzyme immunoassay, EIA)和侧流免疫层析法(lateral flow immunoassay, LFA)等,其中LFA因其简单、快速已成为目前国内临床上诊断隐球菌感染的最常用的方法之一。

CrAg敏感性和特异性均高,阳性检测结果对于隐球菌感染的早期诊断、及时治疗、避免不良预后具有重要意义。然而,CrAg检测也有一定局限性,在某些少见情况下可导致假阴性结果,例如抗原浓度过高引起的"后带现象(postzone effect)"以及抗原浓度过低引起的"前带现象(prozone effect)",或者隐球菌荚膜小或无荚膜。

(一) **隐球菌荚膜多糖抗原浓度过高导致的后带现象 (postzone)**

当隐球菌荚膜多糖抗原浓度过高时,隐球菌荚膜多糖抗原检测可能呈弱阳性或阴性结果。这是由于高浓度的抗原导致抗体结合达到饱和,形成可溶性抗原-抗体复合物,从而无法形成可见的凝集反应。

Rutakingirwa等的研究中,发现3例HIV感染并伴有脑膜炎临床症状表现的患者,其脑脊液样本隐球菌培养结果和血清样本隐球菌荚膜多糖抗原检测均呈阳性,但脑脊液样本却呈阴性。其中两例在稀释后转为阳性,培养阳性,为后带现象导致的假阴性。

(二) **抗原浓度过低引起的前带现象 (prozone)**

经手术证实为隐球菌感染的单个肺结节患者,由于疾病负荷小,血清样本中真菌载量低,在临床上经常可以观察到隐球菌荚膜多糖抗原检测为阴性的例子。

(三) **隐球菌菌株荚膜小或无荚膜**

某些隐球菌菌株可能无荚膜或荚膜较小,这些菌株的抗原性可能较弱,导致隐球菌荚膜多糖抗原检测无法检测到足够的抗原,从而产生假阴性结果。

Mahajan等报道了1例63岁男性,4年进行性行走障碍、头痛、交通性脑积水。脑脊液培养长出无荚膜的隐球菌,使用多种隐球菌荚膜多糖抗原检测方法(LA、LFA)重复检测脑脊液结果均为阴性;滴度稀释排除了后带现象;MALDI-TOF鉴定为新生隐球菌;原菌落传代到沙氏培养基,重新长出有荚膜的隐球菌。考虑是隐球菌菌株无荚膜导致的检测结果阴性。

(四) 低温保存

长时间冷冻保存的脑脊液样本可能导致隐球菌荚膜多糖抗原变性或降解,从而降低隐球菌荚膜多糖抗原检测的敏感性。如David等的研究中,发现长时间冷冻保存的脑脊液样本(-80℃)在隐球菌培养和/或镜检阳性时,隐球菌荚膜多糖抗原检测结果却呈阴性,考虑是样本长期低温冻存导致假阴性。

(五) 其他非特异性因素

体内存在的一些未知非特异性蛋白可能与隐球菌荚膜多糖抗原结合,形成免疫复合物,从而导致假阴性结果。实验过程中的污染或干扰,如乳胶手套中的滑石粉、洗涤反应板中的清洁剂污染标本,也可能导致隐球菌荚膜多糖抗原检测假阴性。

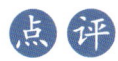

这是一例病程长达6年的中枢神经系统感染患者。由于患者症状未缓解,脑脊液始终异常,使我们重新开始分析诊疗过程中的疑问点。通过复习既往病例,查阅文献,提出了隐球菌荚膜多糖抗原检测阴性的隐球菌病可能。通过延长脑脊液培养时间,辅助mNGS,最终获得了诊断。通过及时治疗,避免了脑室-腹腔分流术。这提示我们,对于长病程的复杂病例,仅凭一次阳性或阴性化验结果就诊断或排除某种疾病都是不谨慎的,保持耐心、密切随访、细致分析、提出疑点、大胆猜想、获得证实是解答这些临床疑难病例的最好途径。

(虞胜镭 陈澍)

参 考 文 献

[1] 刘正印,王贵强,朱利平,等.隐球菌性脑膜炎诊治专家共识[J].中华内科杂志,2018,57 (5):317–323.
[2] Rutakingirwa MK, Kiiza TK, Rhein J. 'False negative' CSF cryptococcal antigen with clinical meningitis: case reports and review of literature[J]. Med Mycol Case Rep, 2020, 29: 29–31.
[3] Mahajan K R, Roberts A L, Curtis MT, et al. Diagnostic challenges of Cryptococcus neoformans in an immunocompetent individual masquerading as chronic hydrocephalus[J]. Case Rep Neurol Med, 2016: 2016: 7381943.

14

白血病控制稳定后多种病原体轮番感染

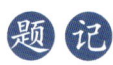

题 记

这是一例慢性淋巴细胞白血病全疗程化疗后控制稳定的患者,隐球菌性脑膜炎诊断明确2个月,抗真菌药物控制下仍有持续发热、头痛,并且咳嗽、咳痰。先后发现多种细菌、结核、真菌和病毒等感染。治疗后又逐渐出现顽固性每日呕吐。经过持续的明确病因和药物调整过程,患者最终体温恢复正常,症状较前明显改善,病情好转出院。

病史摘要

入院病史
患者,男性,52岁,江西抚州人,经营米粉店,2023-03-13收入我科。

主诉
反复发热、咳嗽、头痛2个月余。

现病史
2023-01月初,患者出现发热,Tmax 39℃,伴咳嗽、咳痰、痰少、易咳出,否认畏寒、寒战,否认胸闷、气短,否认心悸、心痛,否认恶心、呕吐、腹胀、腹痛、腹泻及黑便,自测新型冠状病毒抗原阳性。于当地某医院住院治疗。住院后2周出现头痛。追问病史,发病前1个月,患者面部、口腔疱疹,曾诊断"带状疱疹"。01-13胸部CT示:两肺多发渗出、感染、局灶实变;两侧胸腔少许积液;01-20血培养示:新生隐球菌。02-08完善头颅MRI增强示:右侧基底节区急性脑梗死灶,左侧额顶颞叶及左侧小脑齿状核异常信号,软脑膜弥漫增厚、强化,考虑为感染性病变。02-13右锁骨上淋巴结活检提示:真菌感染。免疫组化示:CD3、CD5 T细胞阳性;CD20、PAX5 B细胞阳性;Ki-67阳性。特殊染色:PAS、PASM阳性。02-22脑脊液墨汁染色找到隐球菌。先后予以亚胺培南、替加环素、头孢哌酮-舒巴坦钠、两性霉素B、氟康唑、伏立康唑抗感染治疗。01-22复查胸部CT较01-13胸部CT:两肺渗出较前减少,两侧胸腔少许积液较前基本吸收；两肺结节较前增多，两肺结节部分较前缩小。但是02-21和02-28复查胸部CT示：两肺感染，实变较前增多、加重，双侧胸腔积液较前增多。入院时，患者头痛好转，但仍有发热、咳嗽，且每天呕吐。发病以来，患者体重下降10 kg。为进一步诊治拟"隐球菌性脑膜炎，肺部感染"收入我科。

既往史及个人史

2018年曾被诊断为"慢性淋巴细胞白血病"，2022-06～2022-11因"白细胞高"进行6个疗程的化疗。

个人史、婚育史、家族史

无特殊。

入院查体

T：37.2℃，P：98次/分，R：18次/分，BP：108/67 mmHg。神志清楚，发育正常，营养好，回答切题，自动体位，查体合作，步入病房。颈软，无抵抗。右侧部分鼻翼缺损。全身皮肤黏膜未见异常，无肝掌，右颈部及腋下可及淋巴结。胸廓对称无畸形，胸骨无压痛；双肺呼吸音粗，双下肺均可闻及湿性啰音。心率98次/分，律齐；腹平坦，腹壁软，全腹无压痛，无肌紧张及反跳痛，肝脾肋下未触及，肝肾区无叩击痛，肠鸣音3次/分。肌力正常，肌张力正常，生理反射正常，病理反射未引出。双下肢无水肿。

入院后实验室检查及辅助检查

- 血常规（2023-03-13）：白细胞计数5.43×10^9/L，中性粒细胞百分比82.6%↑，淋巴细胞百分比9.6%↓，单核细胞百分比7.4%，血红蛋白73 g/L↓，血小板计数66×10^9/L↓。
- 炎症指标：C反应蛋白104.53 mg/L↑，血清淀粉样蛋白A>300 mg/L↑，红细胞沉降率124 mm/h↑。
- 肝肾功能（2023-03-13）：谷丙转氨酶57 U/L↑，谷草转氨酶11 U/L，总胆红素9.7 μmol/L，白蛋白33.5 g/L，肌酐49 μmol/L。
- 结核菌检测：血TSPOT.TB（−），G试验（−）。
- 血隐球菌荚膜多糖抗原检测：（+）。
- 脑脊液：有核细胞75×10^6/L，单核细胞百分比89%；蛋白质0.59 g/L，葡萄糖3 mmol/L，乳酸3.0 mmol/L。
- 脑脊液：隐球菌墨汁染色见隐球菌，隐球菌荚膜多糖抗原检测（+），滴度定量1∶160。
- 淋巴细胞亚群：$CD3^+$ Total T cell 75.79%，$CD4^+$ T cell 13.95%，$CD4^+$细胞绝对计数70个/μL，$CD8^+$ T cell 58.77%，$CD4^+/CD8^+$ 0.24，$CD19^+$Total B 0.1%，Total NK 20.98%。
- 自身免疫：ANA 1∶1 000，ENA抗体谱（−）。
- 胸部CT（2023-03-14）（图14-1）：两肺散在感

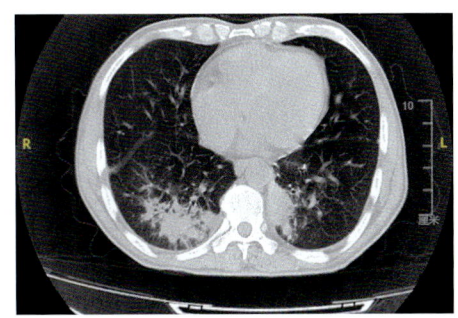

图14-1 胸部CT（2023-03-14）

染伴结节,部分实变,右侧胸腔积液;纵隔内未见明显增大淋巴结。

• **头颅MRI增强**(2023-03-14)(图14-2):右侧基底节区、双侧脑室旁缺血腔隙灶;部分脑沟异常信号伴软脑膜强化,脑膜炎可能。

• **腹部+浅表淋巴结B超**(2023-03-15):双侧颈部及锁骨上、右侧腋窝异常肿大淋巴结。肝囊肿。脾大。餐后胆囊,胆囊息肉。胰、双肾未见明显异常。双侧输尿管未见明显扩张。门静脉、脾静脉未见明显异常。双侧胸腔未见明显积液。左侧腋窝、双侧腹股沟未见明显肿大淋巴结及异常包块。

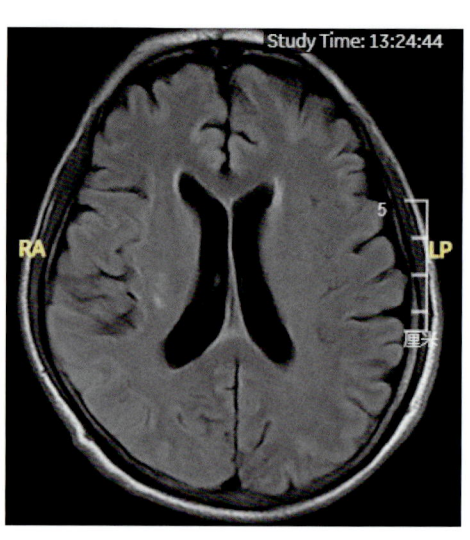

图14-2 头颅MRI增强(2023-03-14):T2 Flair

入院后诊疗经过

入院后完善相关检查。03-14行腰椎穿刺,压力300 mmH$_2$O,脑脊液墨汁染色查见隐球菌,隐球菌荚膜多糖抗原检测阳性,滴度1∶160,患者痰培养:铜绿假单胞菌(++)(替卡西林/克拉维酸中介,余敏感),肺部CT见两肺散在感染,诊断"隐球菌性脑膜炎和肺部感染"。予氟康唑0.4 g q12h ivgtt联合氟胞嘧啶1.0 g tid po抗真菌、头孢哌酮钠-舒巴坦钠3.0 g q12h ivgtt联合左氧氟沙星0.5 g qd ivgtt抗细菌、甘露醇250 mL q8h ivgtt降颅压治疗。患者仍有反复发热,Tmax 39℃,伴有咳嗽、咳痰及头痛,03-17痰涂片见革兰阳性球菌链状排列,停左氧氟沙星,加万古霉素1.0 g q12h ivgtt。患者仍反复高热,故停用万古霉素以及头孢哌酮钠-舒巴坦钠,升级为亚胺培南0.5 g q8h ivgtt治疗,并完善支气管肺泡灌洗液检查。03-22肺泡灌洗液(BALF)mNGS检测出结核分枝杆菌,序列数2条,BALF结核分枝杆菌DNA(Xpert)阴性,考虑结核感染,加用异烟肼0.3 g qd ivgtt、利福平0.45 g qd ivgtt、乙胺丁醇0.75 g qd po、吡嗪酰胺0.5 g tid po抗结核治疗后,患者体温较前缓解,Tmax 38℃左右。04-07复查腰椎穿刺,压力330 mmH$_2$O,隐球菌荚膜多糖抗原检测滴度1∶40;脑脊液常规:有核细胞5×10^6/L;生化:蛋白质0.66 g/L,葡萄糖2 mmol/L,乳酸2.9 mmol/L。此时患者出现持续呕吐,持续数日。予以完善胃镜,示全胃炎(充血渗出型、重度)胆汁反流、食管裂孔疝。请消化科会诊,建议加用雷贝拉唑20 mg qd po(餐前)抑酸,莫沙必利5 mg tid po、替普瑞酮50 mg tid po改善症状。04-15痰培养回报肺炎克雷伯菌(+)(头孢哌酮钠-舒巴坦钠和亚胺培南耐药,阿米卡星和多黏菌素B敏感,左氧氟沙星中介),复查肺部CT示感染与前相仿,加用阿米卡星0.6 g qd ivgtt及左氧氟沙星0.5 g qd ivgtt。患者仍有发热,04-20痰培养示肺炎克雷伯菌(++)(药敏同前)、铜绿假单胞菌(++)(亚胺培南敏感,头孢哌酮-舒巴坦、左氧氟沙星和多黏菌素B耐药),加用多黏菌素B 75万U q12h抗感染治疗。04-30痰培养回报为阴沟肠杆菌(多黏菌素B敏感),继续使用多黏菌素B,患者体温逐渐平。05-06停用多黏菌素B,患者体温仍然平。05-10痰培养示大肠埃希菌(复方磺胺甲噁唑敏感),加用复方磺胺甲噁唑2# tid po。05-20新型冠状病毒核酸阳性,加用奈玛特韦/利托那韦3# q12h po抗病毒。经治疗后,患者体温平,饮食可,一般精神状态可,无明显头痛、咳嗽、咳痰、恶心、呕吐,05-11复查胸部CT示病灶较前吸收(图14-3)。病情稳定,予以出院。

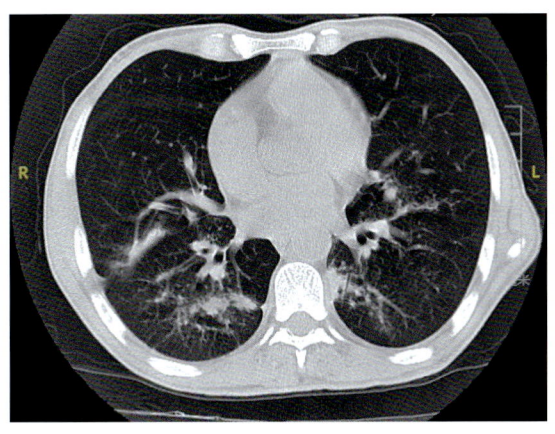

图14-3　胸部CT(2023-05-11)

临床关键问题及处理

关键问题1　患者的长时间高热原因是什么？是隐脑未控制、白血病未控制,还是肺部感染？抑或是其他原因？

患者中老年男性,慢性病程,既往4年前于外院诊断"慢性淋巴细胞白血病",完成6个疗程的化疗,病情稳定,入院时合并有中度贫血和血小板减少。隐球菌性脑膜炎和血流感染也是2个月前诊断明确,氟康唑和氟胞嘧啶规律治疗中,定期复查脑脊液隐球菌荚膜多糖抗原滴度下降。此次患者有咳嗽、咳痰,痰培养阳性,肺部影像学明确有感染灶,肺部感染诊断明确。

但是按照患者的病原学治疗后发热控制不佳,是否为感染导致的发热？如果是,病灶是在肺部还是有其他隐匿的感染灶？肺部感染只是铜绿假单胞菌还是有其他的病原体？通过细致的检查,发现患者同时感染结核分枝杆菌,予以抗结核治疗后体温逐渐好转。然而患者后续再次发现各种细菌的感染,最终在多黏菌素B的控制下,患者体温平,症状较前明显好转。

关键问题2　患者顽固性呕吐的原因是什么？

患者入院前并未出现呕吐,入院后逐渐纳差、恶心,并且每天呕吐,抑酸护胃及止吐等控制不佳。患者诊断隐球菌性脑膜炎2个月,颅压常在300 mmH$_2$O以上,抗真菌及降颅压药物治疗后仍有呕吐。

常见呕吐原因包括胃肠炎,有些病毒感染如新型冠状病毒引起胃肠道症状,以及有合并呕吐相关的其他疾病,包括胆石症、肠梗阻、胃结肠瘘、前庭神经炎,服用一些特殊药物如化疗药物、嗜酸性粒细胞增多症等。而此患者除短期新型冠状病毒感染,均无以上相关原因。胃镜检查考虑全胃炎,予以抑酸、促胃肠动力治疗均无法改善。而当患者感染控制后,体温逐渐恢复正常，患者的呕吐自行缓解。我们推测患者长时间使用多种抗感染药物，药物的不良反应也不能除外，长期感染导致的内毒素血症也会导致恶心、呕吐、腹胀等消化道症状，在体温、肺部感染灶以及隐球菌性脑膜炎控制后，患者的呕吐也随之显著改善。

背景知识介绍

免疫功能缺陷宿主的感染

由于实体器官移植受者、造血干细胞移植（hematopoietic cell transplant, HCT）受者、免疫缺陷（先天性疾病和HIV/AIDS）患者和自身免疫性疾病患者的生存期延长，以及新型癌症疗法（包括免疫治疗和检查点抑制剂）的问世，免疫功能受损宿主的范围扩大。新型免疫抑制治疗产生了一系列不同的免疫缺陷，为机会性感染提供了基础。与免疫功能正常宿主相比，这类患者容易感染往常天然毒力较低的微生物，或常见感染的严重程度增加。

感染是慢性淋巴细胞白血病（chronic lymphocytic leukemia, CLL）患者的主要并发症。患者固有免疫和适应性免疫缺陷，包括低丙种球蛋白血症及T细胞、抑制性自然杀伤细胞、树突状细胞、中性粒细胞和补体系统的缺陷，使患者容易感染。低丙种球蛋白血症是与严重感染风险增加相关的主要免疫缺陷，如果IgG血清水平低于6.0 g/L，则风险会增加5倍。

肺部感染是免疫功能受损患者中最常见的组织侵袭性感染。此类患者同时存在感染性和非感染性肺部浸润。常见微生物的发现率各异，取决于宿主状态以及诊断方法。一项病例研究发现，在免疫功能受损宿主中通过有创诊断方法诊断肺部病灶的原因，结果感染性病因占大多数，约为77%，非感染性病因则占23%左右。在感染性病因中，细菌占24%，真菌占17%，病毒占10%，7%的患者为多种微生物混合感染。

早期诊断及针对性治疗是成功治疗免疫功能缺陷宿主感染的基础。对于有肺部浸润的免疫功能受损患者，一般原则是积极评估、精准判断具体微生物，以便能够早期治疗，同时避免抗微生物治疗覆盖过度。

患者基础病为慢性淋巴细胞白血病，虽然全疗程化疗后控制稳定，但是免疫功能低下难以避免，且$CD4^+T$细胞个数在100个$/\mu L$以下。患者先后合并了皮肤带状疱疹感染、隐球菌性脑膜炎、隐球菌血流感染、肺部细菌感染、结核感染，多次新型冠状病毒阳性，持续发热，伴有顽固性呕吐，在坚持不懈地明确病因和调整治疗方案后，患者体温平稳，无明显头痛、咳嗽、呕吐，病情稳定。对于免疫功能低下且难以去除诱因的患者，需要警惕各种病原可能的轮番感染，尽可能明确病原体，予以精准治疗。并且，在长期的疾病治疗过程中，医务人员始终保持警惕、耐心和同情心，给予患者和家属足够的关爱，同样是极为重要的。

（张 炜 程 琦 蒋卫民）

参 · 考 · 文 · 献

[1] Kotloff RM, Ahya VN, Crawford SW. Pulmonary complications of solid organ and hematopoietic stem cell transplantation[J]. Am J Respir Crit Care Med, 2004, 170: 22.
[2] Fishman JA. Infection in Organ Transplantation[J]. Am J Transplant, 2017, 17: 856.
[3] Nucci M, Anaissie EJ, Dignani MC, et al. Prevention of infections in patients with hematological malignancies//Wiernik P, Goldman J, Dutcher J, Kyle R, editors. Neoplastic diseases of the blood[M]. New York, NY: Springer, 2013: 1149−1164.
[4] Morrison VA. The infectious complications of chronic lymphocytic leukemia[J]. Semin Oncol, 1998, 25(1): 98−106.
[5] Molica S, Levato D, Levato L. Infections in chronic lymphocytic leukemia. Analysis of incidence as a function of length of follow-up[J]. Haematologica, 1993, 78(6): 374−377.
[6] Guaranaa M, Nucci M. Infections in patients with chronic lymphocytic leukemia[J].Hematol Transfus Cell Ther, 2023, 45(3): 387−393.

15

包裹性腹膜硬化症

题记

本病例为长期腹透后出血、反复发热伴有腹腔感染的患者,最终经多学科协助诊疗,手术证实为罕见的包裹性腹膜硬化症。包裹性腹膜硬化症一般预后较差,本例患者经过内科调理及认真细致的手术治疗获得新生,为临床医生在日常工作中提供更多的思路,也为包裹性腹膜硬化症的治疗提供一定的参考和意见。

入院病史
患者,女性,60岁,2024-01-05收入我科。

主诉
反复发热1个月余,伴腹痛、腹胀。

现病史
患者1个月余前出现发热、腹痛、腹胀,最高至39.2℃,伴全腹持续性闷痛,全身乏力,食欲减退,偶有咳嗽、咳白色黏痰,无头晕、头痛,无恶心、呕吐,无喘息、气促,无胸痛、心悸,无腹痛、腹泻,无腰痛,无盗汗、消瘦等不适;2023-11-23至当地医院,完善血常规:白细胞$10.53×10^9$/L(中性粒细胞百分比85.8%),血红蛋白94.0 g/L,血小板$168.0×10^9$/L;C反应蛋白83.5 mg/L,降钙素原16.65 ng/mL;完善腹水细菌培养:鸟肠球菌、脆弱拟杆菌,考虑诊断腹膜透析相关性腹膜炎,予左氧氟沙星+头孢唑林留腹联合头孢哌酮-舒巴坦钠静滴+莫西沙星口服抗感染治疗,动态复查腹水常规,提示有白细胞反复升高,遂于2023-12-01调整留腹抗感染治疗方案为:左氧氟沙星+万古霉素继续抗感染治疗,(12-01)复查C反应蛋白7.9 mg/L,降钙素原2.43 ng/mL,血常规:白细胞$8.46×10^9$/L,中性粒细胞百分比74.0%,血红蛋白91.0 g/L,血小板$229.0×10^9$/L。2023-12-06凌晨患者再次出现发热、腹痛,伴寒战,腹泻,12-07再次复查C反应蛋白75.6 mg/L,降钙素原48.97 ng/mL,且腹水培养多次见白念珠菌等真菌,考虑腹膜炎再发且内科保守治疗效果欠佳,遂于2023-12-08行腹腔镜下腹膜透析管拔除术,术中未见明显脓苔、脓腔,予腹腔冲洗后留置腹腔引流管持续腹腔冲洗,术后予氟康唑抗真菌联合莫西沙星抗感染治疗,后发热、腹痛症状缓解,12-14复查C反应蛋白15.2 mg/L,降钙素原4.57 ng/mL;于12-17拔除腹腔引流管;12-20引流液培养示有热带念珠菌,根据药敏结果调整抗真菌药物为伏立康唑继续抗真菌治疗;12-21再次复查血常规、C反应蛋白、降钙素原等指标提示未见异常。患者于12-21进食草莓后出现腹泻,伴高热、寒战、恶心、呕吐,呕吐物为胃内容物,考虑急性肠炎、菌群移位导致脓毒血症可能,12-22复查血常规:白细胞11.39×10^9/L,中性粒细胞百分比79.1%,血红蛋白74.0 g/L,血小板199.0×10^9/L;C反应蛋白142 mg/L,降钙素原148.23 ng/mL;遂调整抗感染方案为亚胺培南联合伏立康唑抗真菌治疗,患者仍有反复高热,考虑该方案抗感染效果不佳,遂于12-26调整抗感染方案为亚胺培南+替加环素抗感染治疗,其间发热、腹泻症状稍缓解,至12-31再次出现高热,最高体温至39.9℃,考虑目前抗感染治疗方案效果欠佳,遂再次调整抗感染方案为复方多黏菌素B抗感染治疗,患者出现口唇、四肢麻木,考虑复方多黏菌素B所致周围神经毒性可能,2024-01-02再次复查白细胞14.87×10^9/L,中性粒细胞百分比82.2%,血红蛋白65.0 g/L,血小板357.0×10^9/L;C反应蛋白134 mg/L,降钙素原36.02 ng/mL。外送腹水mNGS:脆弱拟杆菌、EB病毒。患者目前仍有发热,伴全身乏力。现为求进一步治疗,收入我科。患病以来患者精神差,胃纳不佳,睡眠欠佳,大便正常,小便如前述,体重无明显下降。

既往史

否认肝炎史。否认结核史。否认手术史。否认外伤史。曾于2024-01-04因贫血输O型血,300 mL。否认食物、药物过敏史。预防接种史不详。其他接种史:暂无。慢性肾脏病尿毒症病史11年余,腹膜透析8年余,腹膜透析+血液透析2年余。2023-12-08因腹膜炎拔除腹膜透析管,目前规律血液透析,每周3次(周一、周三、周五)。

入院查体

T:37℃,P:78次/分,R:18次/分,BP:178/90 mmHg,身高:155 cm,体重:46 kg。神志清楚,发育正常,营养较差,回答切题,自动体位,查体合作,平车推入病房,贫血貌,全身皮肤、黏膜未见异常,无肝掌,全身浅表淋巴结无肿大。未见皮下出血点,未见皮疹。胸廓对称无畸形,胸骨无压痛;双肺呼吸音粗糙,未闻及干、湿性啰音。心率78次/分,律齐;腹平坦,腹部可见陈旧性手术瘢痕,腹壁软,全腹无压痛,无肌紧张及反跳痛,肝脾肋下未触及,肝肾脏无叩击痛,肠鸣音4次/分。移动性浊音阳性。

入院后实验室检查

- 血常规:白细胞计数16.52×10^9/L,中性粒细胞百分比83.3%,血红蛋白72 g/L,血小板计数379×10^9/L。

- 粪常规+隐血:阴性。

- 炎症指标:乳酸0.5 mmol/L,红细胞沉降率70 mm/h,C反应蛋白113.38 mg/L,降钙素原(PCT)13.30 ng/mL。

- 生化检查:总胆红素7.6 μmol/L,直接胆红素5.4 μmol/L,白蛋白28.7 g/L,谷丙转氨酶<7 U/L,谷草转氨酶10 U/L,钙2.78 mmol/L,无机磷2.60 mmol/L,镁1.03 mmol/L,尿素

35.89 mmol/L，肌酐627 μmol/L，铁蛋白800.7 μg/L，eGFR（EPI公式计算）6 mL/min。
- 凝血功能：国际标准化比值1.33，凝血酶原时间16.6秒，活化部分凝血活酶时间59.4秒，纤维蛋白原定量5.08 g/L，凝血酶时间17.2秒，D-二聚体1.58 FEUmg/L，纤维蛋白降解产物4.20 μg/mL，抗凝血酶Ⅲ 55.00 μg/mL。
- 心肌标志物：肌钙蛋白T 0.071 ng/mL，肌红蛋白（MYO）177.00 ng/mL，NT-proBNP 13 729.0 pg/mL。
- 隐球菌荚膜多糖抗原检测：阴性。
- G试验：80.98；IGRA阴性。
- 血尿免疫固定电泳：阴性，ANA、ENA、ANCA、肌炎抗体均阴性。
- HIV、RPR、TPPA、anti-HCV：均阴性。
- 血ddPCR：阴性。

入院后诊疗经过

患者入院后继续予血液透析治疗，厄他培南1 g qd ivgtt抗感染、补充白蛋白等治疗；因患者有慢性肾功能不全尿毒症病史，请肾内科协助后建议加用碳酸镧降磷、罗沙司他纠正贫血等治疗。01-08行上下腹CT平扫见肝硬化可能，肝内低密度灶，腹水；双肾萎缩，双肾多发低密度灶；双肾上腺略增粗；结合其他检查及临床随诊。盆腔积液及渗出性改变；部分肠管管壁增厚（图15-1）。

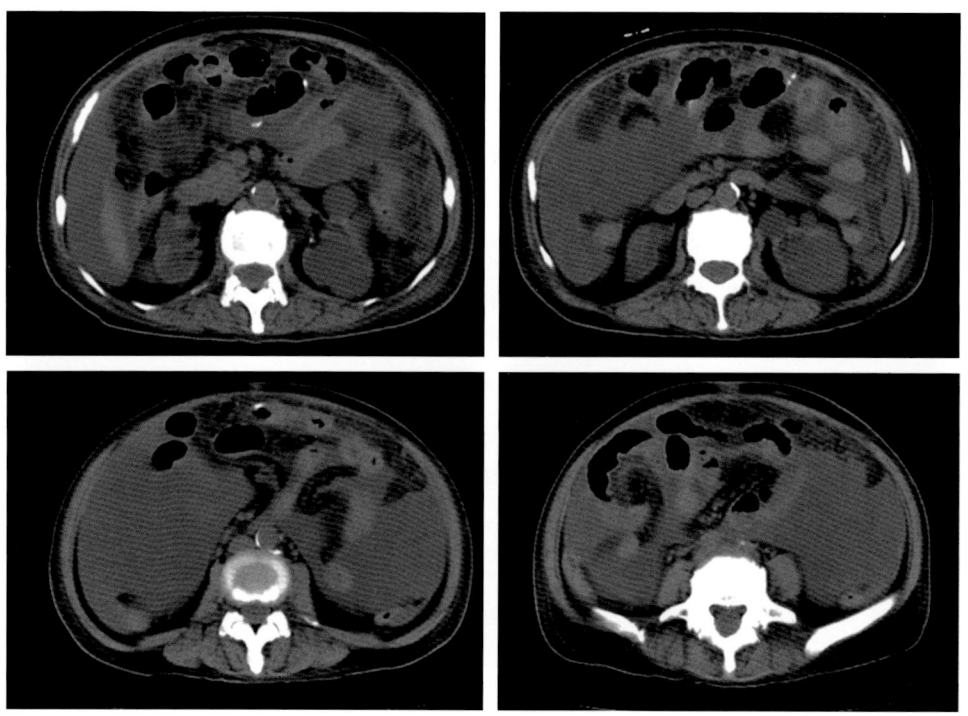

图15-1 患者入院时腹部CT平扫

01-09行B超引导下腹腔穿刺术,腹水常规:颜色红色,透明度浑浊,李凡它试验(+),有核细胞160×10^6/L,单核细胞20%,多核细胞80%,红细胞满视野,总蛋白37.1 g/L,患者仍有反复发热、腹痛,有解稀水样便5～8次/日,粪常规+隐血阴性,粪便艰难梭菌Xpert阴性,予调整抗感染方案为:美罗培南1 g q12h ivgtt+多黏菌素E150 mg q12h,加用蒙脱石散止泻治疗;腹水ddPCR:链球菌(100.5 copies/mL),遂调整抗感染治疗方案为:美罗培南1 g q12h ivgtt+利奈唑胺600 mg q12h继续抗感染治疗;2024-01-10患者诉仍有反复腹痛、发热、乏力,伴谵妄,有右下腹腹腔积液引流管堵塞,当日复查血常规:白细胞计数12.00×10^9/L↑、红细胞计数1.35×10^{12}/L↓、血红蛋白37 g/L↓、血细胞比容11.8%↓、平均红细胞血红蛋白含量(MCH)27.4 pg,平均红细胞血红蛋白浓度(MCHC)314 g/L↓,平均红细胞体积(MCV)87.4 fl;考虑腹腔内出血可能,立即输注悬浮红细胞1 U+血浆200 mL补充血液成分、心电监护监测生命体征,完善腹腔动脉造影检查,检查中因患者烦躁不安自行拔除腹腔引流管及穿刺鞘,遂腹腔动脉造影检查未完成,后于当天下午5点左右行B超引导下腹腔穿刺,置管引流,引流出淡血性液体。

临床关键问题及处理

关键问题1 患者反复发热,根据病原学结果积极抗感染治疗,发热及腹痛、腹胀无好转,是否存在其他合并症?

2024-01-11患者腹痛较前稍好转,偶有谵妄、乏力,无发热、寒战,复查血常规:白细胞14.04×10^9/L↑,血红蛋白38 g/L↓,血小板计数332×10^9/L;请肾内科赖凌云教授会诊,仔细阅片后见肠壁增厚伴有钙化,结合患者长期腹透病史,考虑诊断包裹性腹膜硬化症可能大(EPS),根据EPS治疗:他莫昔芬10 mg bid po,1周后增至10 mg tid;加用醋酸泼尼松,口服10 mg qd。遂予告病重、留置胃管等处理,加强营养支持,予加用口服醋酸泼尼松(10 mg qd)+他莫昔芬(10 mg qd)抗炎治疗。

关键问题2 患者新发腹腔出血,是否存在手术指征?

我们当日再次请普外科协助评估患者腹腔出血情况,考虑患者当前腹痛较前好转及腹腔积液引流出黄色清亮液体,建议再次复查血常规,明确患者失血情况,当日下午急查血常规,血红蛋白40 g/L↓,未再明显下降。普外科考虑目前腹腔内出血已停止,建议输血纠正贫血治疗,遂于2024-01-11输注悬浮红细胞3 U纠正贫血治疗;2024-01-12再次复查血红蛋白:70 g/L,予输注红细胞悬液2 U纠正贫血;患者腹痛较前缓解,无发热、谵妄。

2024-01-12患者诉有稀水样便5～7次/天,遂调整抗感染治疗方案为:停美罗培南,继续利奈唑胺抗感染治疗,予加用易蒙停止泻。2024-01-14夜间诉有反复右侧腹部疼痛,伴腹胀,立即行腹水超声检查,腹腔内见不规则无回声区;深度:肝周8 mm,肝下89 mm,左上腹37 mm,左下腹36 mm,右下腹部55 mm;检查结论:腹腔积液。遂行腹腔穿刺置管处理,引流出血性腹腔积液约50 mL;患者仍反复诉有右下腹痛,遂于2024-01-15复查腹部CT:肝硬化可能,肝内低密度灶,腹水,引流中,术后改变可能,结合临床;双肾萎缩,双肾多发低密度灶,同前(2024-01-08)相仿；双肾上腺略增粗；肠内对比剂末端位于降结肠；腹盆腔积液及渗出性改变,引流中；部分肠管管壁增厚,随诊。后再次请普外科会诊,经过充分术前准备于2024-01-18行开腹探查术+肠粘连松解术,术中取上腹正中绕脐切口约20 cm,逐层切开进腹。探查腹腔：腹腔内广泛纤维粘连形成,并形成多处分隔,钝性加锐性仔细分离粘连,其中最明显一处位于右下腹,打开分隔吸出大量脓血性腹水2 000余mL,清理大量血块,约1 000 mL(图15-2),网膜、小肠、盆底等表面大量脓血苔。周围组织增厚水肿,探查胃无明显异常,肝脏表面可扪及多发质硬结节,纤维化结节可能大,自屈氏韧带下方探查全部小肠、结肠、直肠上段无明显穿孔及血供异常。5 000 mL生理盐水冲洗腹腔,创面彻底止血,于左、右膈下分别留置负压球1根,盆腔留置负压球1根。清点纱布、器械无误后逐层缝合关闭切口,腹壁留置4根减张缝线。

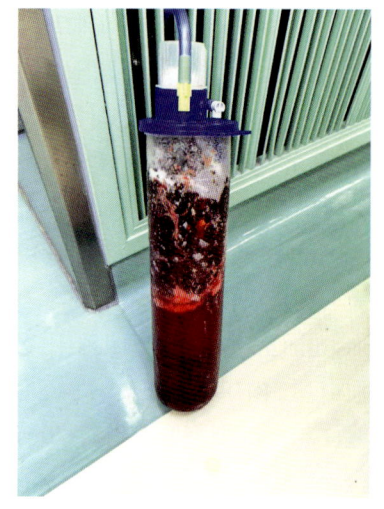

图15-2　术中清理出大量血块

术后予头孢曲松抗感染治疗,予补充白蛋白、营养支持治疗,予泼尼松5 mg+他莫昔芬10 mg tid po治疗原发病。术后患者反复诉有腹部疼痛,分别予间苯三酚、哌替啶、地佐辛、芬太尼等药物止痛治疗,复查腹部CT：肝硬化可能,肝内低密度灶；腹水较前(2024-01-15)减少,引流中；双肾萎缩,双肾多发低密度灶,同前相仿；双肾上腺略增粗；腹背部皮下水肿；结合其他检查及临床随诊。腹盆腔积液及渗出性改变,较前2024-01-15减少,引流中；部分肠管管壁增厚,积气改变；请消化科协助诊疗,建议加强对症处理,予培菲康(双歧杆菌三联活菌胶囊)2粒 × tid po调理肠道菌群,予得舒特(匹维溴铵片)1片 × tid po对症治疗。

关键问题3　患者腹腔出血可否避免?

患者术中可见腹腔内广泛纤维粘连,并形成多处分隔。提示腹腔内正常解剖结构已经被破坏,此时即使在B超引导下穿刺,仍出现腹腔出血。提醒广大医务工作者遇到包裹性腹膜硬化症患者,尽量避免穿刺,尽早进行手术治疗。

后续治疗

2024-01-23患者诉右上肢酸痛,完善血管超声：右侧自体内瘘术后,吻合口旁引流静脉血栓形成,流入动脉壁上散在钙化。请血管外科协助诊疗,于2024-01-24行右侧动静脉造瘘后球囊扩张(用于肾透析)、B超复查,见病变部位钙化明显,残余狭窄约50%,残余血栓有少量。触诊可及搏动,震颤较弱。考虑球囊扩张效果有限,告知家属相关病情,建议近期行动静脉瘘切除重建,家属表示知情同意。2024-01-25送检腹腔积液真菌培养,提示有平滑念珠菌,予加用卡泊芬净抗真菌感染。醋酸泼尼松减量至2.5 mg qd+他莫昔芬10 mg tid治疗原发病。01-31停用泼尼松,单用他莫昔芬治疗。2024-01-26患者有发热,最高体温至38.2℃,伴有嗜睡,白细胞计数$15.98×10^9$/L,中性粒细胞绝对值$13.28×10^9$/L,血红蛋白89 g/L,C反应蛋白140.81 mg/L,降钙素原40.6 ng/mL,予加用美罗培南抗感染联合卡泊芬净抗感染。患者体温好转,复查炎症指标下降,精神好转。2024-01-29拔除盆腔引流管,2024-01-30拔除右侧膈下负压球。患者反复诉皮肤瘙痒,外用药效果不佳,请肾内科会诊,考虑皮肤瘙痒系血磷、血钙偏高,予碳酸镧、司维拉姆降磷。

经积极调理内环境后,排除禁忌证,2024-02-04在神经阻滞复合未插管全麻麻醉下,行右侧肘正中静脉取栓+肱动脉内膜切除+肘正中静脉-肱动脉动静脉瘘重建手术,术顺,安返病房,生命体征平稳,予拔除左侧负压引流球,输冰冻血浆400 mL。02-05患者末次血透后,予腹腔伤口拆线,出院。

术后随访,患者曾出现过肺部感染及继发性腹膜炎(念珠菌、屎肠球菌),在抗感染治疗后均好转,未再诉腹痛,目前患者一般情况较前明显改善,定期随访中。

背景知识介绍

包裹性腹膜硬化症

包裹性腹膜硬化症(encapsulating peritoneal sclerosis, EPS)是一种罕见的、严重的腹膜透析(peritoneal dialysis, PD)并发症,是由各种损伤因素导致腹膜慢性进行性炎症,肠道运动和吸收等功能受损,出现肠梗阻、全身营养耗竭等症状,腹膜超滤功能下降,并伴有腹膜增厚、钙化、包裹小肠和小肠粘连、梗阻等形态学或影像学表现。EPS一旦诊断,其病死率达25%～55%,因此早期识别、早期干预是EPS诊治工作的重点。

(一) EPS的发病机制

目前较公认的EPS发病机制是"二次打击学说(two-hit theory)"。该学说中,PD本身所致的腹膜损伤是患者经历的第一次打击:在长期酸性、生物不相容腹透液、晚期糖基化终产物及尿毒素等作用下,腹膜间皮层受到损伤或丢失,间皮细胞发生间质转化;基底膜和间皮下区域增厚,间质纤维化;血管新生并出现狭窄、梗阻等血管病变。EPS的第二次打击是各种非PD因素引起的促炎刺激,如突然终止PD、肾移植、反复发生的腹膜炎、遗传易感性、药物等,

(二) EPS的诊断

剖腹手术或腹腔镜手术下见包裹肠道的纤维膜形成是目前确诊EPS的唯一方法。但上述操作创伤性较大,难以普及。临床上,EPS主要依据潜在风险患者的临床表现、腹膜功能改变和影像学结果进行诊断,EPS影像有腹膜钙化、肠壁增厚、棘样缩窄和扩张等特征性表现。随着病情的发展,EPS患者可有不同程度的消化系统症状(非梗阻性症状如纳差、腹泻等和梗阻性表现)、炎性症状(发热、血性腹水、C反应蛋白或白细胞升高等)和营养耗竭表现(体重下降、营养不良等)。

(三) EPS的治疗

(1) 营养支持和停止PD:EPS确诊后,比较公认的两个基本处理是停止PD转血透和营养支持治疗。无论是采取保守治疗还是手术治疗的EPS患者,积极的营养支持均可以改善患者

的营养状态、症状和预后。

（2）药物治疗：EPS有效的药物包括激素、免疫抑制剂和以他莫昔芬为代表的其他药物。糖皮质激素可以抑制炎性反应，防止纤维蛋白沉积和腹水形成，阻碍胶原合成和单核细胞募集等。研究认为EPS一经确诊就应启动激素治疗，特别是早期炎症阶段。

免疫抑制剂如硫唑嘌呤、雷帕霉素、霉酚酸酯等单独或与激素联合使用已被发现可改善EPS症状，但与激素情况类似，其有效性有待进一步验证。

他莫昔芬是一种非甾体抗雌激素药物，可以诱导成纤维母细胞低表达转化生长因子β（TGF-β），逆转TGF-β抑制的基质金属蛋白酶9表达，恢复胶原降解等，在多种纤维化疾病中被证实有抗纤维化作用。

（3）手术治疗：日本、英国和德国的研究均证实外科手术（如肠粘连松解术）可有效缓解经保守或药物治疗失败的肠梗阻患者的症状，并延缓病情发展。但手术也可引起进一步的创伤和炎性反应从而加重EPS，术后可出现反复感染、瘘管形成等并发症，也可能复发。因此，应注意选取合适的患者，对于伴有严重肠梗阻症状且处于非炎症期的EPS患者，手术是较好的选择。

EPS虽然罕见，但可给受累患者带来"灾难性"后果，早期发现并及时干预可阻止EPS进展。目前诊断缺乏特异性指标。前期研究提示激素、免疫抑制剂和他莫昔芬等药物有一定防治EPS的作用，但其有效性亟须高质量的临床试验以进一步证实。未来一方面需要更多阐明EPS发病机制的基础研究，推动疾病的认识和诊治。建立EPS早期诊断、防治的标准流程，有望延缓、逆转病情，改善EPS患者的预后。

包裹性腹膜硬化症罕见，在长期腹透患者中可以见到，但要注意和大多数腹膜透析患者出现的腹膜纤维化做鉴别，后者为良性和亚临床性，而前者病死率较高，早期诊断、早期治疗是降低病死率的关键。当临床诊治中遇到无法解释的发热伴腹痛，结合长期腹透史，应考虑包裹性腹膜硬化症的可能性，尽早找经验丰富的外科医生行肠粘连松解术，同时配合药物治疗可能会取得较好的效果。

（张冰琰　符玲玲　陈云飞　胡越凯　毛日成　蒋卫民）

参 考 文 献

[1] Tang X, Sun L. Encapsulating Peritoneal Sclerosis[J]. N Engl J Med, 2023, 388(9): 833.
[2] Nakayama M, Miyazaki M, Hamada C, et al. Peritoneal Biopsy Study Group of the Japanese Society for Peritoneal Dialysis. Pathophysiology of encapsulating peritoneal sclerosis: lessons from findings of the past three decades in Japan[J]. Clin Exp Nephrol, 2023, 27(9): 717–727.

16

误诊为胸腰椎结核的抗中性粒细胞胞质抗体相关性血管炎

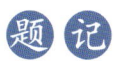

题 记

抗中性粒细胞胞质抗体（antineutrophil cytoplasmic antibodies, ANCA）相关性血管炎（ANCA-associated systemic vasculitis, AAV）是一种自身免疫性疾病，常多系统受累，以肾脏、肺受累最常见，少部分可累及中枢神经系统（central nervous system, CNS），可表现为脑梗死、脑出血、肥厚性脑膜炎、脊髓病变等。由于该病缺乏特异性症状，漏诊及误诊率较高，延迟治疗则预后较差。本文结合1例AAV伴脊髓病变患者，复习AAV相关知识。

病史摘要

入院病史
患者，女，52岁，2023-05-08收入我科。

主诉
胸背部疼痛10个月余，发热3个月余。

现病史
患者2022-07无明显诱因出现胸背部疼痛，表现为上腹部、双侧肋缘、胸背部脊柱持续性钝痛，尚能忍受，不伴发热、盗汗、恶心、呕吐、胸闷、胸痛等不适。2022-12中旬疼痛程度加重，遂于外院住院治疗，完善胸腰椎MRI示：① T3～T7及T12～L1椎体后份异常信号及邻近硬脊膜增厚并异常信号，T4～T10椎体前份异常信号，以上考虑炎性病变；② T3～T6椎体胸椎管狭窄，同水平脊髓受压并异常信号，脊髓水肿。胸部CT增强：右肺中叶及双肺下叶轻微慢性炎症，右肺上叶小结节，考虑"胸椎椎管内占位并椎管狭窄"，2023-01-11行"胸椎椎管扩大减压、椎管内病损切除、横突间植骨融合内固定术"。01-16术后病理报告：椎管内病变标本送检组织慢性炎，伴纤维、脂肪组织增生，局部肉芽组织增生，考虑炎性病变。01-27补充病理报告：(椎管内病变)送检增生纤维脂肪组织，伴以淋巴细胞、浆细胞为主的炎细胞浸润，局灶坏死,肉芽形成,合并小血管闭塞,伴血管炎,符合炎性病变;免疫组化结果:CD68(+),CD38(+),CA138(+),IgG(+),IgG4(散在+),Kappa(+),Ki-67(30%)。术后患者诉两肋缘及上腹部疼痛稍有缓解,予出院,出院拟诊"椎管内肉芽肿"。患者01-25起出现发热,以午后发热为主,体温高达39.0℃,伴夜间盗汗,后逐渐出现右下肢乏力伴行走困难,小便不易控制。02-20患者再次于外院住院治疗,血常规:白细胞11.64×10^9/L,中性粒细胞百分比87.6%,C反应蛋白119 mg/L,红细胞沉降率135 mm/h,降钙素原0.1 ng/mL。经验性予万古霉素+头孢曲松抗感染及康复治疗后,患者体温高峰有所下降,体温波动在38℃左右,但右下肢胀痛、麻木症状加重。03-01复查胸腰椎MRI:脊膜强化,轴位脊髓仍见病变。完善腰椎穿刺:脑脊液白细胞8×10^6/L,脑脊液蛋白质 > 20 000 mg/mL,余脑脊液常规、生化未见异常。考虑"脑脊髓膜炎",03-03起先后应用利奈唑胺、利福平联合美罗培南抗感染治疗,患者发热、腰痛等症状无明显缓解。03-08加用甲泼尼龙抗炎治疗(甲泼尼龙120 mg/d: 03-08～03-13;甲泼尼龙80 mg/d: 03-14～03-27;甲泼尼龙40 mg/d: 03-28～03-30;甲泼尼龙20 mg/d: 03-31～04-06,后停用),后患者体温逐渐好转,诉右下肢肌力、疼痛、麻木稍有好转。04-02患者再次出现高热,体温38.6℃,右下肢肌力及疼痛再次加重,考虑抗感染、抗炎治疗效果欠佳,结合既往检查椎体病变不排除结核可能,故予"利福平、利奈唑胺、吡嗪酰胺、乙胺丁醇"诊断性抗结核,04-20加用异烟肼、醋酸泼尼松10 mg/d加强抗结核,患者病情仍无明显好转,为进一步诊治收入我科。

既往史

手术史:2023-01-11因"胸椎椎管内占位并椎管狭窄"行"胸椎椎管扩大减压、椎管内病损切除、横突间植骨融合内固定术"。

系统回顾:既往体健,否认高血压、糖尿病、心脏病等慢性病史。

体格检查

T: 36.6℃, P: 82次/分, R: 19次/分, BP: 139/90 mmHg, 身高: 165 cm, 体重: 45 kg。神清,精神可,查体合作。后背部皮肤可见纵行手术瘢痕,余皮肤、黏膜未见异常。全身浅表淋巴结无肿大。颈抵抗2横指,颈静脉无怒张,气管居中,双侧甲状腺未及肿大。胸廓对称,双侧呼吸动度均等,触觉语颤正常,双肺呼吸音清,未闻及干、湿啰音。心前区无异常隆起,未触及震颤,心界不大,心率82次/分,律齐,各瓣膜听诊区未闻及病理性杂音;腹平坦,腹壁软,全腹无压痛,无肌紧张及反跳痛,肝脾肋下未触及,肝肾区无叩击痛,肠鸣音4次/分。脊柱、四肢无畸形,关节无红肿,无杵状指(趾),双下肢无水肿。四肢及躯干浅感觉正常,左下肢肌力Ⅳ级,右下肢肌力Ⅱ级。生理反射正常,病理反射未引出。

入院后实验室检查和辅助检查

- **血常规**:白细胞计数8.31×10^9/L,中性粒细胞百分比83.6%,血红蛋白102 g/L,血小板计数333×10^9/L。
- **炎症指标**:红细胞沉降率104 mm/h,C反应蛋白39 mg/L,降钙素原0.04 ng/mL,铁蛋白339 ng/mL。

- 生化检查及电解质：总蛋白69 g/L，白蛋白32 g/L，球蛋白37 g/L，白球比例0.86；肌酐40 μmol/L，尿素3.3 mmol/L，尿酸0.489 mmol/L；钾4.3 mmol/L，钠139 mmol/L，钙2.27 mmol/L。
- 尿常规：潜血（+++），红细胞93.1/μL，白细胞81.3/μL，管型计数1.46/μL，细菌计数3 988.4/μL。
- 凝血功能：凝血酶原时间12.2秒，活化部分凝血活酶时间26.7秒，纤维蛋白原6.7 g/L，D-二聚体0.50 FEUmg/L，国际标准化比值1.05。
- 糖代谢：随机血糖10.5 mmol/L，糖化血红蛋白5.1%。
- 心肌标志物：肌钙蛋白T 0.005 ng/mL，NT-pro BNP 77.7 pg/mL。
- 免疫球蛋白：IgG 17.2 g/L，IgA 2.76 g/L，IgM 3.15 g/L。
- 淋巴细胞亚群绝对计数：T淋巴细胞绝对值544 cells/μL（正常范围856～2 669 cells/μL），Th淋巴细胞绝对值380 cells/μL（正常范围491～1 734 cells/μL），Tc淋巴细胞绝对值155 cells/μL（正常范围162～1 074 cells/μL），B淋巴细胞绝对值73 cells/μL（正常范围73～562 cells/μL），NK细胞绝对值165 cells/μL（正常范围108～860 cells/μL）。
- 补体：C3 1.430 g/L（正常范围0.7～1.4 g/L），C4 0.441 g/L（正常范围0.1～0.4 g/L）。
- 自身免疫抗体谱：MPO 198.4 RU/mL，pANCA（+），抗心磷脂抗体23.6 RU/m，余自身抗体均阴性。类风湿因子：RFIgG 28.3 U/mL，RFIgM 63.9 U/mL。
- 病原体筛查：血培养（需氧+厌氧+分枝杆菌）均阴性。结核感染T细胞检测阴性。GM试验＜0.1（−），G试验＜10 pg/mL（−），血隐球菌荚膜多糖抗原检测阴性。EB病毒DNA、EB病毒抗体、人巨细胞病毒DNA、人巨细胞病毒抗体、乙肝病毒表面抗原、丙肝抗体、HIV、RPR均阴性。
- 肿瘤标志物、甲状腺功能、血尿免疫固定电泳：无异常。
- 上腹部、泌尿系、甲状腺、全身浅表淋巴结（颈部、锁骨上、腋下、腹股沟）、上下肢动静脉B超（05-09）：均未见异常。
- 胸腰椎MRI增强（05-09）：下胸段、腰骶段脊膜强化，考虑感染可能，结合临床；L4/5椎间盘突出；胸腰椎退行性改变（图16-1A）。
- 肌电图：下肢部分所检肌群神经源性损害，考虑胸段脊髓损害表现。
- 骶髂关节MRI增强（05-11）：左侧骶髂关节面异常信号，考虑炎性灶可能。

临床关键问题及处理

关键问题1 该患者外院曾经手术治疗及抗结核治疗，但效果均不佳。目前考虑的诊断是什么，如何进一步明确？

结合患者临床症状及影像学检查结果，初步考虑"脑脊髓膜炎"，病因未明。入院后2023-05-09完善腰椎穿刺：脑脊液压力70 mmH$_2$O；脑脊液常规：白细胞1×10^6/L，红细胞3×10^6/L，潘氏试验（4+）；脑脊液生化：脑脊液糖1.81 mmol/L，脑脊液氯114 mmol/L，脑脊液蛋白质＞

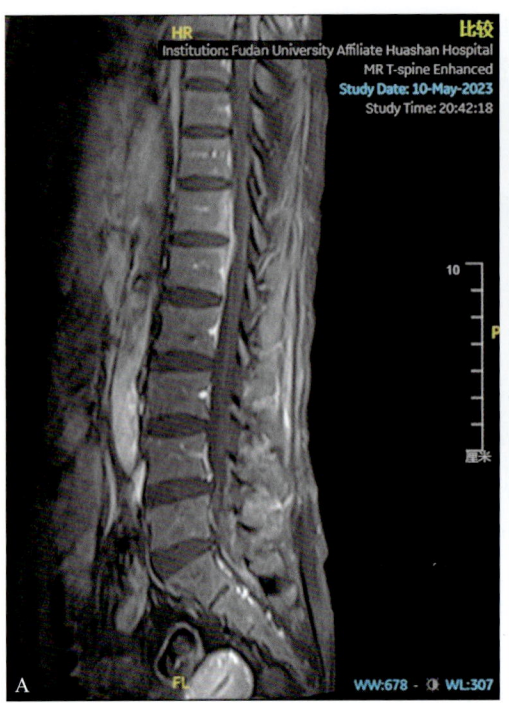 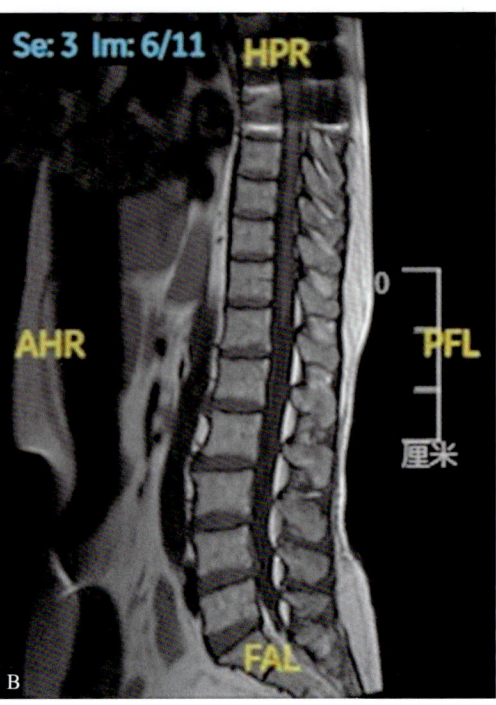

图16-1　患者胸腰椎MRI增强对比　2023-12-06胸腰椎MRI增强（B）提示下胸段、腰骶段脊膜轻度强化，较2023-05-09胸腰椎MRI增强明显减轻（A）。

15 000 mg/L，脑脊液乳酸2.53 mmol/L。2023-05-10完善PET-CT，提示胸椎病变术后，术区椎管内（以T1～T7椎体处为明显）、T8～T10椎前软组织、T12及L1椎管内条状FDG代谢条状增高（SUV最大值6.4），升主动脉壁及邻近软组织条片状FDG代谢增高（SUV最大值10.2，较大摄取范围约2.2 cm×1.2 cm，图16-2），考虑为炎症可能大，建议治疗后密切随诊。骨髓反应性改变；脾大。余全身（包括脑）PET显像未见FDG代谢明显异常增高灶。结合患者：① 血清MPO 198.4 RU/mL，pANCA（+）；② 胸腰椎MRI增强提示下胸段、腰骶段脊膜强化，PET-CT提示升主动脉壁炎症；

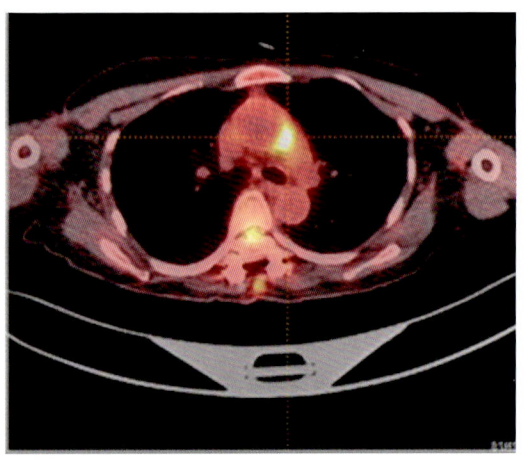

图16-2　PET-CT　见升主动脉壁及邻近软组织条片状FDG代谢增高（SUV最大值10.2，较大摄取范围约2.2 cm×1.2 cm）。

③ 外院胸椎术后病理报告提示：椎管内病变，增生纤维脂肪组织，伴以淋巴细胞、浆细胞为主的炎细胞浸润，局灶坏死，肉芽形成，并小血管闭塞，伴血管炎；④ 抗细菌、结核效果均欠佳，外院使用激素期间发热、右下肢疼痛、麻木症状曾有好转，但激素减量期间症状反复；诊断考虑"ANCA相关性脊髓脊膜炎，椎管内肉芽肿形成"。

关键问题2 该患者后续如何治疗？

患者入院时有发热，背部疼痛，小便失禁，右下肢胀、麻木，不能行走。明确诊断后予停用抗结核药物，邀风湿科会诊后2023-05-17起加用甲泼尼龙40 mg bid ivgtt抗炎，后逐渐减量。05-22转至风湿科进一步行美罗华（利妥昔单抗注射液）治疗。经治疗后，患者体温平，无咳嗽等症状，背部及右下肢仍有麻木症状，可行走，可自主大小便。12-06复查胸腰椎MRI增强，见腰骶段脊膜轻度强化，较前明显减轻（图16-1B）。

背景知识介绍

AAV是一类以毛细血管和小动、静脉受累为主的损害全身多系统、多脏器的疾病。AAV包括显微镜下多血管炎（microscopic polyangiitis, MPA）、肉芽肿性多血管炎（granulomatosis polyangiitis, GPA）和嗜酸性肉芽肿性多血管炎（esoinophilic granulomatosis with polyangiltis, EGPA），是最具破坏性和潜在致死性的自身免疫性炎症性疾病之一。其主要共同特点是小血管炎及ANCA的产生。ANCA主要分为两种：一种为胞质型（c-ANCA），其主要靶抗原为蛋白酶（proteinase-3, PR3）；另一种是核周型（p-ANCA），其主要靶抗原为髓过氧化物酶（myeloperoxidase, MPO），其中c-ANCA和GPA密切相关，而p-ANCA与MPA和EGPA密切相关。AAV累及中枢神经系统（CNS）较少见，占比＜15%，并且多出现于疾病晚期，仅个别患者可以CNS受累为首发症状。AAV相关神经系统病变可分为周围神经病变和中枢神经病变，中枢神经病变包括脑、脊髓和第Ⅰ、Ⅱ对脑神经病变，周围神经病变包括外周神经和第Ⅲ至第Ⅻ对脑神经。本例患者肺部CT未见明显异常，肌酐正常、尿蛋白阴性，无肾脏、肺累及，而CNS损害出现较早、较严重，在临床上较为少见。

AAV可累及脑或脊髓，肉芽肿从颅外累及颅内或在中枢神经系统组织中形成肉芽肿。AAV导致的CNS损伤，可表现为脑梗死、脑出血、肥厚性脑膜炎、脊髓病变等。少部分AAV患者还可表现为后部可逆性脑病综合征、脑实质内的孤立性肉芽肿或垂体炎。诊断AAV相关CNS受累需结合临床表现、血清学检查、影像学检查，必要时需要病理检查结果。其中血清学检查对AAV诊断十分重要：ANCA阳性高度提示AAV，而ANCA阴性不能排除AAV。虽然ANCA水平有助于监测疾病活动度及判断预后，但不足以独立指导临床诊疗。本例患者MPO-pANCA（+），胸腰椎MRI增强提示下胸段、腰骶段脊膜强化；临床表现有发热、背部疼痛、下肢乏力麻木、小便失禁；术后病理提示炎细胞浸润，局灶坏死，肉芽形成，并小血管闭塞，伴血管炎，故AAV累及脊髓诊断明确。

治疗方面可分为两个阶段：诱导缓解（3~6个月，用于快速控制病情）和维持缓解（至少18~24个月），同时需要长期随访。诱导缓解的一线用药是糖皮质激素，累及CNS损害者应加用免疫抑制剂，如环磷酰胺、硫唑嘌呤、甲氨蝶呤等。在急性活动期时应给予肾上腺糖皮质激素或甲泼尼龙冲击治疗，也可根据病情考虑静脉注射人免疫球蛋白或血浆置换等治疗。生物制剂如抗CD20单克隆抗体和抗肿瘤坏死因子等可作为难治性病例的选择。AAV复发时，对于已停用免疫抑制剂或病情严重的患者,可考虑重新诱导缓解治疗;而对于处于维持治疗期的患者,应考虑更换免疫抑制剂。本例患者接受了激素联合生物制剂的治疗后临床症状缓解,影像学好转,现风湿科规律随访中,未见疾病复发。

AAV累及脊髓的情况在临床上较为少见,由于其表现常有发热、炎症指标异常,但缺乏特异性症状,极易与感染性疾病混淆,鉴别诊断较为困难,在疾病早期予以抗感染治疗,往往无效以致耽误患者的治疗。但当此类患者始终找不到病原学依据,经验性临床治疗效果又欠佳时,需要及时考虑疾病的特殊性,结合临床表现、血清学检查、影像学检查以及必要时病理活检,获取必要的线索,并在多学科会诊协助下得到合理的诊断,予以对应的治疗。早期诊断、早期治疗对缓解患者症状及改善预后至关重要。

(江英骎 毛日成 张继明)

参·考·文·献

[1] Kronbichler A, Bajema IM, Bruchfeld A, et al. Diagnosis and management of ANCA-associated vasculitis[J]. Lancet, 2024, 403(10427): 683-698.

[2] 田新平,赵丽珂,姜振宇,等.抗中性粒细胞胞质抗体相关血管炎诊疗规范[J].中华内科杂志,2022,61 (10):1128-1135.

[3] Graf J. Central nervous system disease in antineutrophil cytoplasmic antibodies-associated vasculitis[J]. Rheum Dis Clin North Am, 2017, 43(4): 573-578.

17

主要累及肝脏的轻链型淀粉样变性

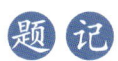

淀粉样变性是一种累及全身的疾病,多因累及心脏和肾脏就诊于心内科和肾内科。而累及肝脏时通常由于临床表现不典型,且肝穿刺风险大,临床诊断相对困难。本例患者仅表现为乏力、肝脾肿大及肝功能轻度异常,起病后辗转多家医院就诊仍不能明确诊断,最终在我院通过一系列的检查明确诊断。近年来随着诊断技术的不断进步,AV-45 PET-CT在诊断淀粉样变性中有一定的辅助意义,而选择风险更小的腹壁或直肠黏膜活检可能有助于淀粉样变性患者的诊断。

病史摘要

入院病史
患者,男性,77岁,安徽人,退休,2023-08-24收入我科。

主诉
乏力1年余,肝脾肿大伴肝功能异常半年余。

现病史
患者2022年上半年无明显诱因下出现乏力、消瘦,无其他不适,B超提示肝脾肿大(具体报告未见),2023-03-07于南京某医院查肝功能,提示总胆红素、谷丙转氨酶(ALT)、谷草转氨酶(AST)基本正常,γ-谷氨酰转移酶(γ-GT)偏高;上腹部CT平扫+增强提示:肝脏密度减低,强化不均,肝静脉未见显影,考虑肝淤血,建议DSA;肝血管瘤,左侧肾上腺结合部稍增粗。2023-03-23于外院普外科就诊,肝功能:谷丙转氨酶27 U/L,谷草转氨酶46 U/L↑,总胆红素15.9 μmol/L,直接胆红素7.9 μmol/L,碱性磷酸酶(ALP)234 U/L,γ-谷氨酰转移酶(γ-GT)146 U/L,白蛋白45 g/L,球蛋白24 g/L,甲胎蛋白8.31 ng/mL↑,糖类抗原19-9 66.00 U/mL↑,乙肝表面抗体(+),乙肝核心抗体(+),余均为阴性;自身免疫性肝炎抗体谱、异常凝血酶原未见明显异常；腹部超声：肝脾肿大，肝肿大较明显（左叶厚98 mm，右叶斜径厚144 mm），脾（123 mm×44 mm），门静脉主干内径11.5 mm，双向血流；肝静脉CTV提示：肝脾肿大，肝右前叶上段强化结节，副脾结节，双肾囊肿，腹膜脂肪间隙模糊，考虑渗出可能（图17-1A）；肝脏MRI增强提示：肝脾肿大，肝脏灌注欠均匀，肝脏S8段乏血供结节（图17-1B）。

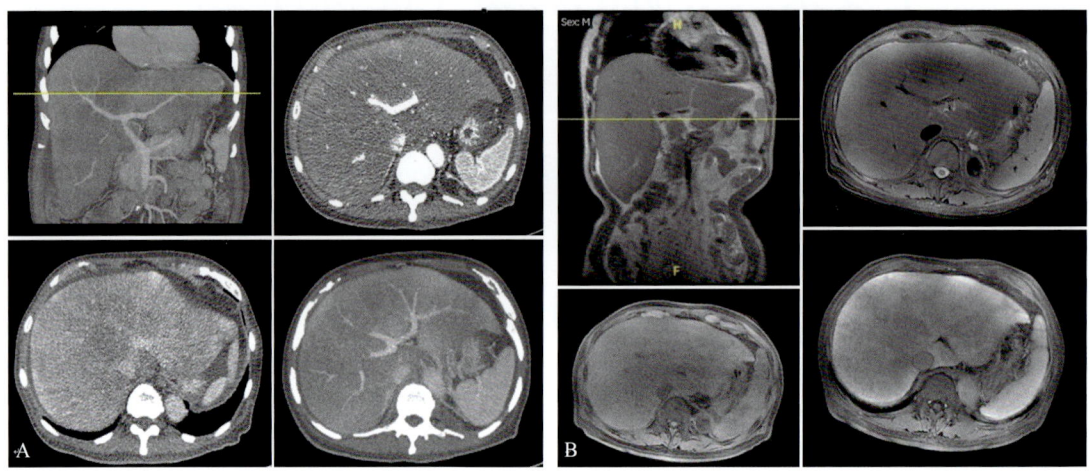

图17-1　肝静脉CTV（A），肝脏MRI增强（B）

2023-04-04患者辗转至上海某医院，血常规无殊，谷丙转氨酶35 U/L，谷草转氨酶69.8 U/L↑，总胆红素40.6 μmol/L↑，直接胆红素35.8 μmol/L↑，甲胎蛋白7.79 ng/mL↑，糖类抗原19-9 150.00 U/mL↑；腹部CT平扫+增强：肝右叶异常信号结节，倾向良性，FNH可能；肝右叶另见斑片状一过性显著强化影，灌注异常可能；肝左叶小血管瘤可能；双肾囊肿；副脾结节，部分腹膜网膜疑似浑浊增厚。2023-07-27复旦大学附属华山医院门诊行PET-CT，提示肝包膜、大网膜、肠系膜、盆底腹膜浑浊（局部稍增厚），FDG代谢不均匀条片状增高（SUV值最高2.3），建议结合临床随诊除外肿瘤性病变；直肠上段、胃窦壁黏膜FDG代谢不均匀轻度增高（SUV值最高2.7），考虑炎性可能大（图17-2）。2023-08-04患者至上海另一医院查血常规、尿常规、肝功能、甲胎蛋白等指标较前相仿，超声弹性成

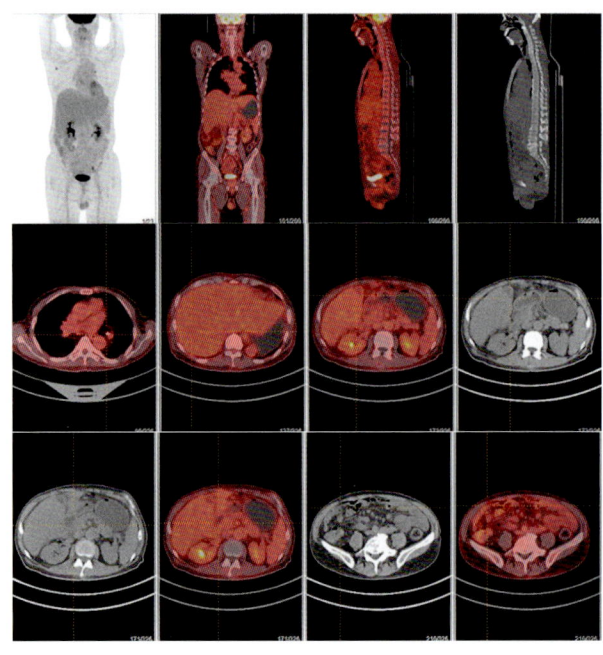

图17-2　全身PET-CT显像

像测定提示肝硬度37.4 kPa,电子结肠镜发现结肠多发息肉并予咬除,病理诊断:"横结肠"(1块,大小2 mm×2 mm):结肠管状腺瘤(低级别),免疫酶标CK(+)、Ki67(10%+)、CEA(+)、Masson染色肌纤维组织(+),AB/PAS染色上皮内腺液减少,并予雷尼替丁抑酸护胃、多烯磷脂酰胆碱保肝、托拉塞米利尿及营养支持治疗。

既往史及个人史

1975年患者因患甲肝口服中药1个月余;饮酒史20年,已戒酒;否认吸烟史;否认家族遗传病史和肿瘤史。

入院查体

体温平,精神可,皮肤巩膜无黄染,无肝掌,背部可见散在皮疹,无浅表淋巴结肿大,颈静脉无充盈。腹稍膨隆,腹壁软,全腹无压痛,无肌紧张及反跳痛,移动性浊音阴性,肝肋下3～4指,质地较硬,脾触诊欠满意,肾区无叩痛,肠鸣音3次/分,双下肢无水肿。

入院后实验室检查

- 血常规:白细胞计数9.75×10^9/L,血红蛋白137 g/L,血小板计数147×10^9/L。
- 肝肾功能:谷丙转氨酶41 U/L,谷草转氨酶80 U/L,总胆红素46.2 μmol/L,直接胆红素39.3 μmol/L,总胆汁酸412 μmol/L,碱性磷酸酶363 U/L,γ-GT 58 U/L,白蛋白32 g/L,球蛋白22 g/L,血肌酐52 μmol/L。
- 免疫球蛋白:IgG 9.71 g/L,IgM 0.35 g/L,IgA 1.85 g/L。
- 凝血功能:国际标准化比值(INR)1.50,凝血酶原时间(PT)17.2秒,D-二聚体0.37 mg FEU/L。
- 血免疫固定电泳:未发现单克隆免疫球蛋白。
- 尿免疫固定电泳:发现Bence-Hones蛋白、κ型轻链。
- 血轻链:κ型轻链2.16 g/L,λ型轻链1.12 g/L,κ/λ 1.93。
- 尿轻链:尿κ型轻链223 mg/L,尿λ型轻链<3.94 mg/L。
- 血清κ型游离轻链:412.0 mg/L↑,λ型游离轻链27.80 mg/L↑,血游离κ/λ 14.82↑。
- 淋巴细胞亚群绝对计数:T淋巴细胞相对值84.74%↑,Tc淋巴细胞相对值45.03%,$CD4^+/CD8^+$ 0.72↓。

入院后辅助检查

- 肝静脉CTV增强:脾动静脉迂曲;肝脾肿大,肝内不均匀延迟强化,肝右前叶强化结节,腹水。
- 门静脉CTV:脾大,脾静脉增粗;腹水。

临床关键问题及处理

关键问题1 该患者的诊断和鉴别诊断是什么?如何通过进一步检查来明确诊断?

该患者为老年男性,慢性病程,肝脾肿大伴肝功能异常半年余,实验室检查排除乙肝、丙肝等嗜肝病毒感染，自身免疫性肝病依据不足，患者弹性超声提示肝硬度明显升高，但影像学并未提示肝硬化表现，根据肝脾肿大的鉴别诊断，可将病因分为四大类，分别为感染性疾病、代谢性疾病、血液系统疾病以及其他如肝脏肿瘤、布-加综合征等，而以上疾病的鉴别需要依靠肝穿刺病理及骨髓检查，该患者肝肿大明显，经皮穿刺出血风险极高，和患者及家属沟通后，我们选择了风险相对较小的经颈静脉肝穿刺活检术，肝穿刺病理提示：(肝)少量穿刺组织，肝窦内大量伊红无结构物质沉积，符合淀粉样变性(图17-3，图17-4)。骨髓流式提示骨髓可见异常浆细胞占有核细胞的0.59%：CD45(+)dim CD38(+)CD138(+)CD56(+)CD81(+)CD27(+)CD117(+)part CD19(-)CD28(-)CD20(-)Cyκ(+)Cyλ(-)。涂片示骨髓象增生欠活跃，以红系、巨核系为著。粒系比例相对增多，部分伴退行性变，NAP积分稍增高，片上可见1%异常浆细胞。结合患者尿免疫固定电泳κ型轻链阳性，血清κ型游离轻链明显升高等结果，考虑该患者肝脏淀粉样变性诊断明确，轻链型可能大。

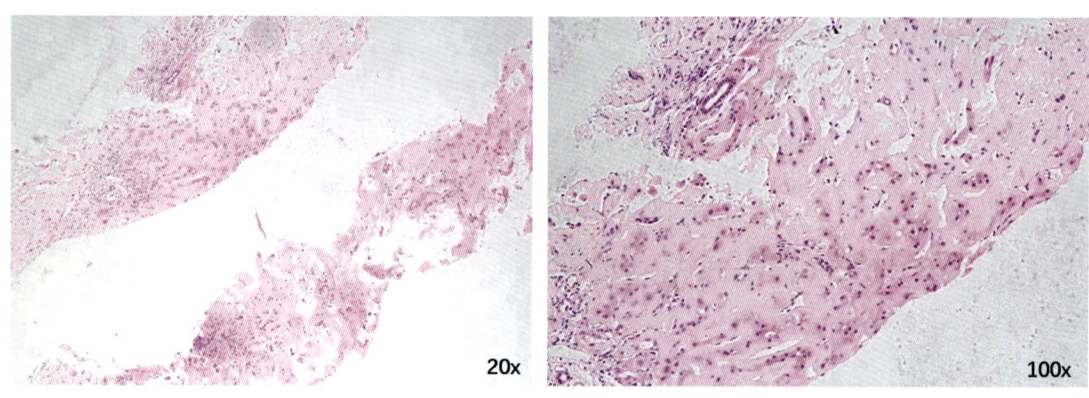

图17-3　肝脏病理切片HE染色

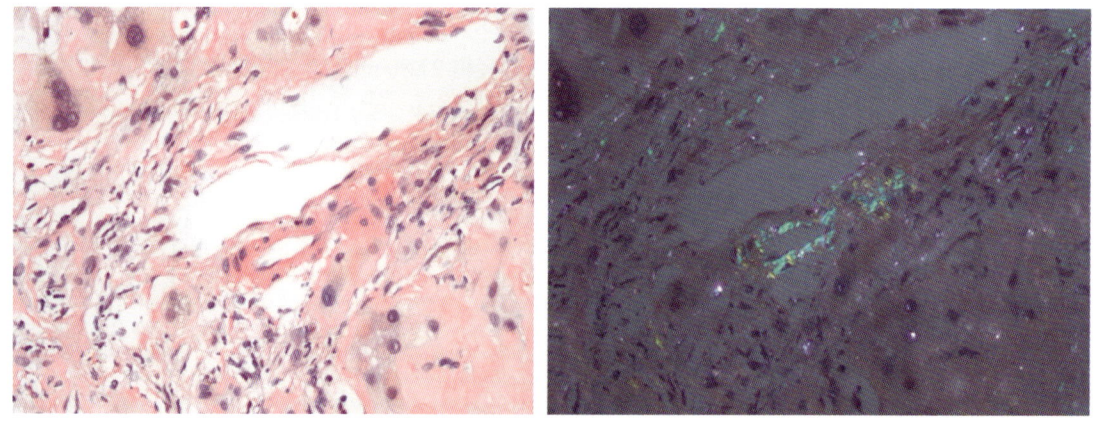

图17-4　肝脏病理切片刚果红染色及偏振光显微镜观察

关键问题2　如何明确淀粉样变性累及的组织或器官？

淀粉样变性为一组临床疾病的统称，是指致淀粉样蛋白错误折叠形成反平行的β折叠片结构，沉积在人体组织器官中造成器官功能障碍，因此淀粉样变性可累及全身各个脏器，最为常见的类型为系统性轻链（AL）型淀粉样变，疾病往往进展迅速，预后较差。我们进一步对患者肝脏以外的脏器受累情况进行评估，^{18}F-FDG-PET检测异常淀粉样沉积物质的敏感性不足，而硫黄素衍生物^{11}C-PIB、^{18}F-AV1、^{18}F-AV45等PET显像可直接反映淀粉样物质中纤维成分沉积，它们与淀粉样纤维成分中发生β折叠部分进行可逆性结合，具有较高的敏感性和特异性，有助于协助早期准确检测淀粉样变性中的器官受累情况，以及监测治疗效果。因此，该患者再次完善了^{18}F-AV45 PET-CT，检查结果提示：左右心室、肝脾、骨髓、大网膜、肠系膜、盆底腹膜不均匀增厚，伴AV45摄取增高，结合病史考虑淀粉样变性（图17-5）。患者AV-45 PET提示心脏累及明显，因此我们评估该患者心脏累及情况，予完善心肌标志物：Pro-BNP 5 066 pg/mL↑，肌钙蛋白T 0.075 ng/mL↑，CK-MB mass 8.21 ng/mL↑；超声心动图示室间隔增厚，极少量心包积液；功能诊断：左心收缩功能正常，左心舒张功能重度减退；心超淀粉样变筛查斑点追踪成像分析：左室整体纵向应变明显降低，牛眼图示左室纵向应变保留，符合心肌淀粉样变表现（图17-6）。因淀粉样变性易累及肾脏，予完善尿常规：尿胆原（+），胆红（+），尿蛋白（+），尿蛋白定量0.28 g/24小时；肾功能：尿素氮7.2 mmol/L，肌酐60 μmol/L，尿蛋白/肌酐398.2（正常<200），尿微量白蛋白/肌酐39.02（正常<30）；肾脏B超未见明显异常，肾脏累及依据不足。虽该患者淀粉样变性诊断明确，但是否为轻链型不能明确，因此我们完善了腹壁脂肪活检，结果显示：（皮下脂肪组织）HE染色见少量脂肪组织，行刚果红染色，结果为阳性，偏振光显微镜下可见明显的双折光现象。一部分组织分别染κ和λ，其中κ稍强于λ（图17-7）。因组织轻链染色阳性，因此病理诊断：（皮下脂肪组织）淀粉样变（倾向于AL型）。至此，患者的最终诊断为AL型淀粉样变（累及肝脏、心脏、腹壁）。

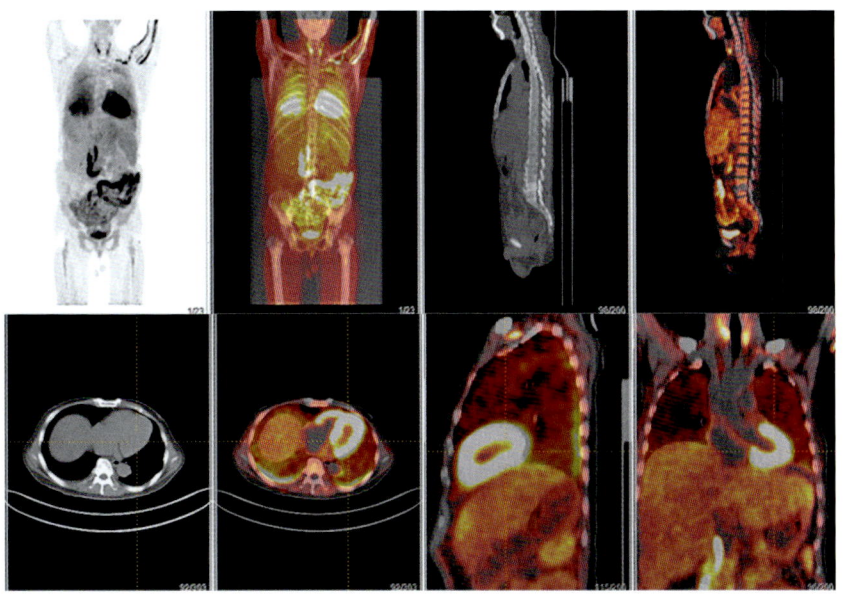

图17-5　全身^{18}F-AV45显像

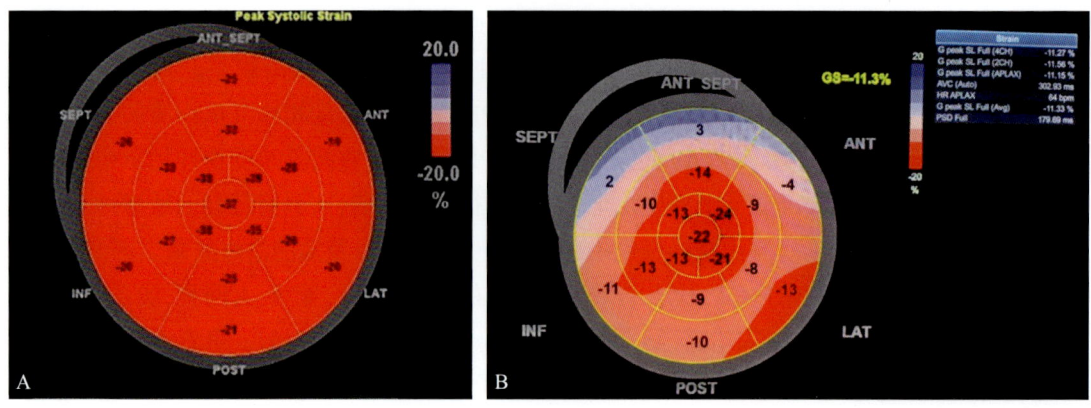

图17-6　正常人(A)和患者(B)心超牛眼图

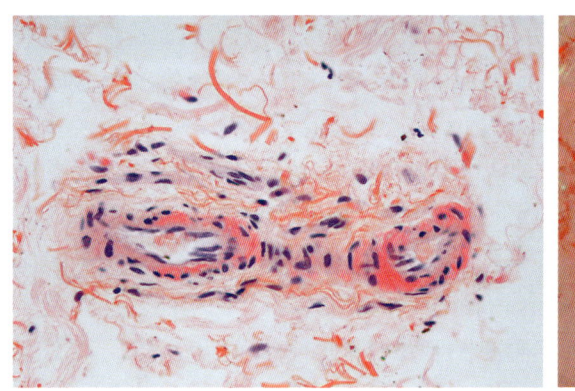 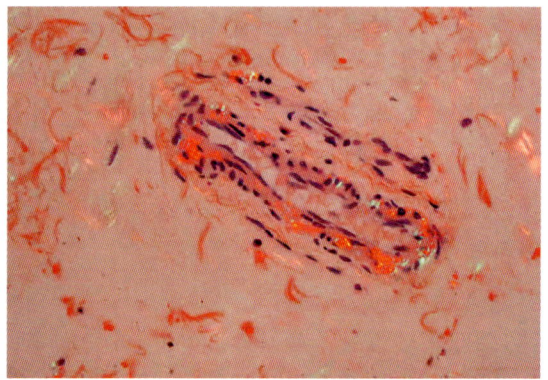

图17-7　腹壁脂肪组织活检病理刚果红染色

关键问题3　如何治疗淀粉样变？

淀粉样变性的治疗目标是降低或逆转淀粉样蛋白在重要脏器的进一步沉积，减轻或逆转淀粉样蛋白沉积导致的器官功能障碍。主要的治疗方法是清除产生异常轻链的浆细胞或B细胞克隆，若符合自体造血干细胞移植的患者首先考虑移植，不适合移植的患者选择抗浆细胞治疗，硼替佐米/环磷酰胺/地塞米松（CyBorD）为初治患者的首选方案。达雷妥尤单抗（DARA）是靶向浆细胞表面CD38抗原的人源化IgG1-κ单抗，为新一线用药。目前也推荐DARA联合CyBorD使用，DARA起效快，联合使用可使总有效率、器官缓解率及主要器官无进展生存期改善。若不能耐受，还可选择DARA单药或联合地塞米松。因一般情况较差，肝功能不全，该患者分别于09-10、09-17、09-24、10-09选择了不良反应相对较小的地塞米松+达雷妥尤单抗（DARA）900 mg化疗方案，治疗后复查肝功能较前好转，血游离轻链及proBNP较前下降，尿免疫固定电泳未发现Bence-Jones蛋白，病情稳定。但不幸的是，患者在10-22发热后迅速出现血压下降，BP 61/34 mmHg，诊断脓毒症休克、急性肾功能损伤、低血糖、心力衰竭，10-24收入本科ICU并予气管插管、输血、抗感染、CRRT等治疗，其间多次心跳呼吸骤停，予胸外按压等抢救，因病情重于11-01死亡。

背景知识介绍

轻链型（AL型）淀粉样变是由单克隆免疫球蛋白轻链错误折叠形成淀粉样蛋白，并沉积于组织器官，造成组织结构破坏、器官功能障碍并进行性进展的疾病，主要与克隆性浆细胞异常增殖有关，少部分与淋巴细胞增殖性疾病有关。

(一) 流行病学与临床表现

根据ASCO官网数据，每年大约有4 000新发病例，主要影响40～80岁年龄段的患者。如果未及时治疗，患者将在确诊6个月内死亡，因此需要紧急治疗。具体症状表现为：约15%的患者出现眶周紫癜，约17%的患者出现舌体肥大，20%的患者有自主神经病变，如体位性低血压、餐后腹泻和勃起功能障碍。超过75%的患者存在心肌病，表现为心肌肥大，NT-proBNP、TnT升高，射血分数保留的心力衰竭；超过50%的患者出现肝肿大。胃肠道症状在0～7%的患者中出现，包括胃肠动力障碍和穿孔；超过60%的患者有肾脏受累，表现为肾小球受累和蛋白尿。周围神经病变也较常见，10%～20%的患者会出现双侧腕管综合征（表17-1）。

表17-1　AL型淀粉样变的临床表现

受累器官	临床表现	辅助检查/表现
肾脏	外周性水肿、泡沫尿	白蛋白尿、肾病综合征、肾功能不全
心脏	胸闷气促、端坐呼吸、阵发性夜间呼吸困难、颈静脉怒张、水肿、心悸、心律不齐	心衰标志物或心肌损伤标志物升高 心电图：肢导联低电压，胸导联R波递增不良，可出现各种类型的心律失常 心脏超声：左右心室壁增厚、室间隔增厚、左右心房扩大、舒张功能降低、射血分数保留 心脏磁共振：弥漫性心内膜下延迟强化，细胞外容积增加
肝脏	肝区不适或疼痛、肝肿大、早饱、体重减轻	碱性磷酸酶升高、凝血功能异常、晚期出现胆红素升高影像学检查提示肝脏肿大
神经系统	周围神经：表现为对称性感觉异常和麻木，逐渐出现疼痛和运动障碍 自主神经：体位性低血压、尿潴留、假性肠梗阻、排便不规律、勃起功能障碍	神经肌电图提示神经传导速率下降
胃肠道	胃轻瘫、早饱、吞咽困难、慢性腹泻、排便不规律、腹泻与便秘交替、胃肠道出血、体重减轻	低蛋白血症、贫血、胃镜和/或肠镜无特异性改变
软组织及皮肤	舌体肥大、齿痕、口干、吞咽困难、厌食、阻塞性睡眠呼吸暂停、构音障碍、唾液腺肿大、关节炎、眶周紫癜、腕管综合征、垫肩征、皮肤紫癜及皮肤增厚粗糙	无特异性检查
血液系统	出血倾向、获得性血管性血友病	凝血功能异常，X因子缺乏
脾脏	腹胀、早饱，极少数患者出现自发性脾破裂	影像学检查提示脾脏增大
肺部	气短、干咳	CT提示肺部间质性改变，纤维支气管镜提示支气管壁增厚或管腔狭窄

(二)诊断标准与鉴别诊断

AL型淀粉样变性的诊断需满足以下所有4项标准：① 淀粉样蛋白相关系统性器官受累的临床表现，器官损害必须与淀粉样蛋白沉积有关；② 组织病理活检（金标准）：刚果红染色阳性，偏振光下呈苹果绿双折射；免疫组化、免疫荧光或免疫电镜检查结果为轻链限制性表达；③ 质谱分析明确前体蛋白为免疫球蛋白轻链；电镜下可见细纤维状结构，无分支、僵硬，排列紊乱，直径8～14 nm；④ 血液或尿液中存在单克隆免疫球蛋白或游离轻链的证据，或骨髓检查发现有单克隆浆细胞/B细胞。AL型淀粉样变性主要与其他非轻链型淀粉样变性（表17-2）和单克隆免疫球蛋白沉积病相鉴别，可能继发于血液肿瘤，如多发性骨髓瘤、华氏巨球蛋白血症、B细胞淋巴瘤、POEMS综合征等。

表17-2 其他类型淀粉样变性

疾病种类	前体蛋白（淀粉样蛋白）	受累组织或器官
AA型淀粉样变性	血清淀粉样A蛋白（AA）	肾脏、肝脏、胃肠道、脾、自主神经系统、甲状腺
纤维蛋白原Aα淀粉样变性（遗传性）	突变的纤维蛋白原Aα链（AFib）	肾脏、肝脏、脾脏、高血压常见，肾损害以肾小球为主
载脂蛋白AⅠ淀粉样变性（遗传性）	突变的载脂蛋白AⅠ（AapoAⅠ）	肾脏（髓质沉积为主）、肝脏、心脏、皮肤、喉
载脂蛋白AⅡ淀粉样变性（遗传性）	突变的载脂蛋白AⅡ（AapoAⅡ）	肾脏
溶菌酶型淀粉样变性（遗传性）	突变的溶菌酶突变体（ALys）	肾脏
甲状腺素转运蛋白相关淀粉样变性（遗传性）	突变的甲状腺激素转运蛋白（ATTRm）	周围神经系统、心脏、玻璃体浑浊，肾脏受累不常见
芬兰型淀粉样变性（遗传性）	突变的凝溶胶蛋白（AGel）	脑神经、角膜格子样营养不良
脑血管淀粉样变性（遗传性）	突变的胱抑素C（ACys）	脑血管
老年性系统性淀粉样变性	野生型甲状腺转运蛋白（ATTRwt）	心脏、软组织

(三) AL型淀粉样变诊治新进展

2024年《新英格兰医学杂志》的一篇综述对AL型淀粉样变进行了风险分层和预后评分。全身性AL型淀粉样变性患者的生存期取决于诊断时心脏功能受损的严重程度。临床过程中晚期诊断的患者中位生存期为3～6个月，而无心脏受累的患者可以生存多年。当前的风险分层和预后分期系统包含血浆细胞异常、心脏和肾脏受累的生物标志物。梅奥诊所2004年分期系统基于NT-proBNP和心脏肌钙蛋白水平，后被欧洲研究人员修改以识别NT-proBNP水平超过8 500 pg/mL的高风险患者。2012年，该系统进一步包含了dFLC（循环自由轻链的差值，临界值为180 mg/L），以更准确地预测晚期生存率。而对于早期死亡的预测，梅奥2004系统与欧洲修改版更为准确。在当前有效治疗下，dFLC在分期系统中的预测价值有所降低。波士顿大学研究人员引入了结合BNP和肌钙蛋白Ⅰ的分期系统,同样预测生存率。dFLC水平低于50 mg/L的患者,无论心脏分期如何,预后显著更好。有肾脏分期系统使用24小时尿蛋白排泄和估计肾小球滤过率来预测进展至透析的风险。其他生物标志物,如血管性血友病因子、D-二聚体和生长分化因子也被证明可以预测结果和生存,但尚未纳入分期系统。

治疗AL型淀粉样变性的药物正在快速发展,主要包括如下药物。① 克隆浆细胞靶向治疗:如使用硼替佐米(Bortezomib)等药物抑制浆细胞的增殖,减少轻链的产生;② 抗纤维单克隆抗体:这些抗体能够加速清除器官中的淀粉样沉积物,有望成为未来治疗的主力军;③ 抗体偶联药物:如新型抗CD38抗体偶联药物,显示出良好的疗效和安全性。

本病例患者以肝脾肿大、轻度肝功能异常起病,临床表现缺乏特异性,因此辗转多家医院未明确诊断。因肝脾肿大很多时候病因为血液病,因此常规骨髓检查、M蛋白的筛查在诊断中有一定的辅助作用。且该患者其实早期影像学即反复提示腹膜网膜疑似浑浊增厚、渗出,但未引起临床医生的重视。若早期完成腹膜活检,可能该患者可以在疾病早期得到诊断和治疗,避免最终死亡。因淀粉样变性患者肝肿大明显,需要注意此时肝活检容易导致肝破裂或出血,有致死报道,应慎重。值得一提的是,^{18}F-AV45 PET-CT作为一种新型的检测手段,可以用于淀粉样变性的无创筛查,而心超淀粉样变筛查斑点追踪成像分析对于淀粉样变累及心肌的诊断有很重要的作用。总体而言,淀粉样变性的预后差,在病情发展过程中病情随时可能恶化,心功能衰竭和肾功能衰竭是常见原因。

(王瑾瑜　朱浩翔　毛日成　杜尊国　孔艳艳　王　倩　张继明)

参 考 文 献

[1] Wechalekar AD, Fontana M, Quarta CC, et al. AL amyloidosis for cardiologists: awareness, diagnosis, and future prospects: JACC: CardioOncology State-of-the-Art Review[J]. JACC CardioOncol, 2022, 4: 427−441.
[2] Sanchorawala V. Systemic light chain amyloidosis[J]. The New England Journal of Medicine, 2024, 390: 2295−2307.
[3] Al Hamed R, Bazarbachi AH, Bazarbachi A, et al. Comprehensive review of AL amyloidosis: some practical recommendations[J]. Blood Cancer J, 2021, 11: 97.
[4] Shafqat A, Elmaleh H, Mushtaq A, et al. Renal AL amyloidosis: Updates on diagnosis, staging, and management[J]. J Clin Med, 2024, 13(6): 1744.

18

罕见的以坏疽性脓皮病为主要表现的骨髓增生异常综合征

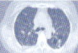

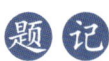

该病例患者以反复发热及全身反复皮肤脓肿破溃为主要表现,求医2年多,予多种抗感染治疗效果不佳,经抽丝剥茧、病理诊断及多学科讨论,最终排除感染性疾病,确诊为骨髓增生异常综合征(MDS)合并坏疽性脓皮病(PG)。MDS可并发多种皮肤表现,与皮肤感染鉴别有一定难度,尤其抗感染治疗效果不佳时,更需要细致缜密的鉴别诊断,该病例的确诊为这类疾病提供了思路,有借鉴意义。

病史摘要

入院病史
患者,男,43岁,2023-04-28至复旦大学附属华山医院宝山院区感染科入院。

主诉
发热2年余,全身反复皮肤脓肿伴破溃1年余。

现病史
患者于2020-12无诱因下出现午后低热、盗汗、胸闷、气促,就诊于广州市某医院,2020-12-10胸部增强CT:① 双上下肺病灶并双肺门及纵隔、腹膜后淋巴结肿大,考虑继发性肺结核并淋巴结结核可能性大;② 心包膜炎;③ 双侧胸腔积液,右中下肺及左上下肺局部肺组织压缩性不张。患者行胸腔穿刺,胸腔积液常规:白细胞29×10^6/L,中性粒细胞百分比86.2%;胸腔积液生化:总蛋白48.5 g/L,葡萄糖6.22 mmol/L,乳酸脱氢酶205 U/L,腺苷脱氨酶11.2 U/L;胸腔积液GeneXpert MTB/RIF(−),胸腔积液找抗酸杆菌(−),胸腔积液培养有分枝杆菌生长(有杂菌生长)。诊断为结核性胸膜炎,予异烟肼、利福平、吡嗪酰胺、乙胺丁醇(HRZE)联合泼尼松5 mg qd治疗,治疗3周后体温恢复正常,予出院。出院1周后,患者再次出现低热(＜38℃),继续原方案治疗,抗结核治疗2个月后患者出现恶心、双下肢水肿,肝功能:谷丙转氨酶28.8 U/L，谷草转氨酶75.6 U/L，总胆红素21.34 μmol/L，γ-谷氨酰转移酶59.2 U/L，白蛋白（ALB）14.9 g/L；血肌酐正常；尿常规提示尿蛋白（+），潜血（+），红细胞36.2/μL，停用HRZE和激素，予保肝护胃治疗。停药后患者再次出现高热及多浆膜腔积液，血常规提示血红蛋白最低达39 g/L，白细胞、血小板下降，就诊多家医院，病情未见缓解。2021-03门诊查白细胞$3.03×10^9$/L，中性粒细胞百分比81.8%，淋巴细胞百分比12.2%，红细胞$2.4×10^{12}$/L，血红蛋白56 g/L，血小板$73×10^9$/L，行骨髓穿刺，骨髓涂片提示增生活跃骨髓象，请结合临床。

2021-03患者因"高热、双下肢水肿、三系细胞减少、重度贫血"入住当地A医院，胸部CT平扫提示左肺炎症；双侧胸腔积液并右肺中叶、下叶部分萎缩不张。胸腔积液常规、生化：黏蛋白定性试验（+），乳酸脱氢酶（LDH）、腺苷脱氨酶（ADA）正常。PET-CT：① 右侧颈部、双侧背部、右侧盆壁及盆底、右侧大腿、左侧小腿多处软组织肿胀，密度减低，局部代谢不同程度增高（SUV 6.7）；右侧腰大肌前方见片絮状密度增高影，倾向感染性病变（结核？），其他性质病变待排，请结合病理检查。② 右侧髂血管旁、右侧盆底、右侧腹股沟区多枚增多淋巴结，代谢增高（SUV 3.3，大者10 mm×18 mm），倾向反应性淋巴结；③ 左肺上叶多发结节灶，代谢轻度增高（SUV1.6），考虑感染性病变（肺结核？）④ 双侧胸腔积液，双肺少许斑片影，倾向炎性病变。⑤ 双侧肾上腺稍增粗，代谢轻度增高（SUV 3.2），倾向肾上腺增生性改变；⑥ 左侧上颌窦炎。骨髓穿刺：骨髓涂片提示小细胞低色素性贫血；骨髓免疫分型提示淋巴细胞占有核细胞30%，$CD8^+$T淋巴细胞占比增高，CD4/CD8比值降低。原值区域细胞占有核细胞的0.5%，髓系细胞占有核细胞的49.5%，未见明显发育异常。骨髓活检提示造血组织增生不均一，增生区粒系增生活跃，幼红细胞比例增高，巨细胞未见减少。血液mNGS（－）。继续予HRZE及其他药物治疗，效果差。

2021-04患者因"高热、双下肢水肿、重度贫血"转当地B医院住院治疗。红细胞沉降率106 mm/h，C反应蛋白228.6 mg/L，降钙素原0.54 ng/mL，各种寄生虫免疫学检查阴性。心脏彩超提示右心增大，三尖瓣轻度关闭不全，考虑肺源性心脏病，心动过速，左室舒张功能减低，EF值正常。腹部彩超提示肝内稍高回声区考虑肝血管瘤，肝大。胸腹CT（04-27）提示双侧胸腔积液并双肺部分膨胀不全，与外院03-26胸腹CT对比，左侧上叶尖后段及右肺中叶病灶较前吸收缩小，密度减低，左肺舌段密度较前增高，右侧胸腔积液减少，右下肺组织较前部分复张，左侧积液较前增多，右侧腰大肌肿胀，炎症病变？腰背部皮下水肿；腹腔盆腔少量积液。予异烟肼、乙胺丁醇、莫西沙星、阿米卡星、结核丸、阿莫西林-克拉维酸钾、地塞米松治疗，患者体温恢复正常，贫血有所改善，下肢水肿消退，但下肢明显消瘦；05-23复查胸部CT，双侧胸腔积液吸收，右侧腋间胸膜稍增厚，双肺复张。05-24出院，单用泼尼松30 mg qd联合保肝护胃治疗，激素逐渐减量，未再发热，患者门诊随访。2021-08患者左小腿出现包块，有触痛，面部出现少量结节，单用泼尼松口服，自行莫匹罗星涂抹，包块消退，但局部皮肤偏硬，面部结节未消退。2021-10患者双下肢出现暗色包块，下颌、口唇部结节稍增多，伴间断低热（<38℃），无明显不适，未规律测体温，泼尼松改为5 mg qod口服，无效，下肢包块增大。2021-11患者出现高热（39℃）、双下肢包块、面部结节增大、增多。患者再次就诊于当地B医院，行皮肤活检（右

大腿包块),送检纤维脂肪组织内见脓肿形成,脂肪组织液化坏死,肉芽肿形成。予哌拉西林-他唑巴坦、伊曲康唑治疗,疗效欠佳,患者仍高热,活检部位皮肤愈合后发暗。

2021-11患者出现高热,全身多处多个大小不一结节,以双下肢为主,有触痛,皮温升高,部分表面有破溃及脓液,面部结节大小不一,可见脓点或痂皮,入住当地省级C医院(图18-1)。入院后查白介素6 29.1 pg/mL,白介素-1β、肿瘤坏死因子-a正常;抗IFN-γ自身抗体阴性;结核抗体、狼疮全套、IgG4、血管炎抗体、抗中性粒细胞胞浆抗体

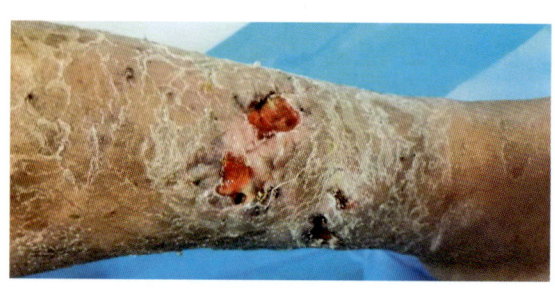

图18-1 患者下肢皮损表现(2021-11)

均阴性。骨髓流式:T细胞CD4/CD8比值减低,余未见异常。骨髓活检:骨髓纤维组织灶性增生。病原学检查:血mNGS(-)。小腿深部脓液直接革兰染色涂片、抗酸染色涂片、细菌及真菌培养均阴性。左下肢活检组织细菌、真菌培养及mNGS均(-)。皮肤病理:(左下肢)表皮增生肥厚,真皮中下部可见组织水肿,伴有淋巴细胞、中性粒细胞、嗜酸性粒细胞、浆细胞混合浸润,可见多核巨细胞,伴血管增生,倾向于感染。(下颌)表皮增生肥厚,真皮浅层坏死及化脓性炎症,伴血管增生,倾向于感染。(左上肢)表皮增生肥厚,真皮中下部可见较弥漫的淋巴组织细胞、浆细胞,嗜酸性粒细胞浸润,伴有血管增生,倾向于感染,PAS染色阴性,抗酸染色阴性。(左大腿新发病灶)皮下脂肪间隔增宽,可见间隔性脂膜炎改变。胸腹部CT增强:① 双肺散在炎症;② 双肺多发小结节,炎性可能;③ 肺动脉稍增宽;④ L3椎体向后I°假性滑脱;⑤ 腹部盆腔未见异常。膝关节彩超:双膝关节皮下软组织增厚,双膝关节少量积液,双侧髌骨骨赘。双侧小腿MRI增强:双侧小腿皮肤及皮下软组织水肿并多发结节灶,小腿肌群及肌间隙受累,考虑感染可能。胃镜:胃体溃疡,慢性非萎缩性胃窦炎,病理提示黏膜轻度慢性浅表性炎,Hp(-)。肠镜:回肠末端及结肠未见异常。外院诊断为"① 播散性非结核分枝杆菌病(可能性大,结核待排);② 肺结节;③ 胃溃疡;④ 慢性浅表性胃炎。"先后给予哌拉西林-他唑巴坦、左氧氟沙星、克拉霉素、阿米卡星、多西环素、头孢西丁、亚胺培南、乙胺丁醇、利奈唑胺抗感染治疗,患者仍有反复发热,伴有下肢新发结节伴关节肿痛。2021-12-26加用泼尼松20 mg qd治疗,12-28患者发热改善,体温最高37.4℃,关节疼痛明显好转,破溃结节基本愈合,表面大量皮屑,存在色素沉着,双下肢结节较前消退,双下肢远端的溃疡结节引流处尚未愈合,面部、躯干结节明显消退,办理出院。12-26右侧膝关节出现新发结节伴关节肿痛,加用泼尼松20 mg qd治疗12-28发热改善,最高37.4℃,关节疼痛明显好转,破溃结节基本愈合,表面大量皮屑,存在色素沉着,双下肢结节较前消退,双下肢远端的溃疡结节引流处尚未愈合,面部、躯干结节明显消退,2021-12-28出院。出院后回当地B医院住院继续原方案(乙胺丁醇+利奈唑胺+头孢西丁+克拉霉素+左氧氟沙星+泼尼松)及局部换药治疗,泼尼松改为15 mg qd口服,未再发热,监测血常规提示血小板进行性下降,停用利奈唑胺,左氧氟沙星改为莫西沙星,治疗至

2022-01-28出院。出院后调整为口服克拉霉素、莫西沙星、乙胺丁醇联合泼尼松15 mg qd治疗。2022-02-07～03-18复查，予原方案治疗，双下肢破溃处逐渐愈合，出院继续口服克拉霉素、莫西沙星、乙胺丁醇联合泼尼松15 mg qd治疗，右下肢反复出现单个结节，未破溃。

2022-06因右下肢皮下结节仍不消退，就诊当地C医院门诊，予沙利度胺50 mg qd、秋水仙碱0.5 mg bid、泼尼松15 mg qd联合乙胺丁醇、莫西沙星、克拉霉素治疗1个月，右下肢皮下包块消退，但复查白细胞、血小板明显下降，自述白细胞低至1.1×10^9/L，血小板低至37×10^9/L。2022-07-05因白细胞、血小板下降，停用以上药物，应用甲泼尼龙80 mg qd及辅助用药，血小板升至68×10^9/L，07-12出院单用泼尼松15 mg qd治疗。07-19患者再次出现双下肢、面部结节，大小不一且明显增多，以双下肢为主，门诊予泼尼松15 mg qd+乙胺丁醇+莫西沙星+克拉霉素，疗效不佳。2022-08门诊予沙利度胺25 mg qod、秋水仙碱0.5 mg qd、泼尼松15 mg qd、乙胺丁醇、莫西沙星、克拉霉素治疗，但疗效仍不佳，结节未消退，增长速度有所减缓。2022-09患者再次入住当地B医院，予甲泼尼龙40 mg qd+克拉霉素+乙胺丁醇+莫西沙星+阿米卡星抗NTM治疗，双下肢皮下结节明显缩小，基本消退，面部结节基本消退，出院后口服克拉霉素+乙胺丁醇+莫西沙星+泼尼松15 mg qd。

2023-02患者面部结节增多、左膝关节处结节及右下肢结节且破溃、肛周脓肿再次入住当地B医院，血常规：白细胞3.0×10^9/L，中性粒细胞1.9×10^9/L，血红蛋白99 g/L，红细胞沉降率49 mm/h，C反应蛋白83.80 mg/L，降钙素原0.09 ng/mL，TNF-α 3.7 pg/mL，IgG 7.37 g/L，IL-6 21.09 pg/mL，红斑狼疮全套、血管炎全套、G试验、抗O、RF均阴性。胸部CT：较2022-09-07 CT左肺病灶增多，右肺新见多发病灶。腹部彩超：脂肪肝，肝大，脾大，前列腺多发钙化灶。面部彩超：面部结节内无回声区，考虑脓肿可能。支气管镜：左下叶支气管急性炎症改变。肺泡灌洗液送检抗酸染色、真菌涂片、结核分枝杆菌复合菌群、NTM、TB-DNA、真菌培养均阴性，肺泡灌洗液G试验：153.16 pg/mL。下肢溃疡处脓液培养：表皮葡萄球菌。肛周脓液培养：大肠埃希菌。先后予万古霉素、头孢西丁钠+克拉霉素+乙胺丁醇+莫西沙星+阿米卡星、甲泼尼龙40 mg qd治疗，皮肤破溃处给予换药。治疗效果不佳，双下肢及面部结节增多，肛周脓肿有所改善。遂于2023-04-28入复旦大学附属华山医院北院感染科。

既往史

否认冠心病、高血压等慢性病史。否认肿瘤病史。否认HIV等传染病病史。2016年体检发现轻度贫血，血小板降低（自述约30×10^9/L），未治疗，1个月后复查后血小板上升至正常，贫血未改善，后期未定期复查血常规。在某印刷厂工作（接触油墨）。

入院查体

T：36.5℃，P：88次/分，R：16次/分，BP：132/80 mmHg，身高：169 cm，体重：67 kg。皮肤专科检查：患者面部可见多发皮疹，高出皮面，有硬结破溃，表面有脓疱。左小腿可见3 cm×4 cm硬结，表面可见脓液及破溃。右小腿可见4 cm×5 cm硬结，表面可见糜烂、破溃、脓液，部分形成脓腔。肛周可见2 cm×2 cm硬结，表面可见脓疱（图18-2）。

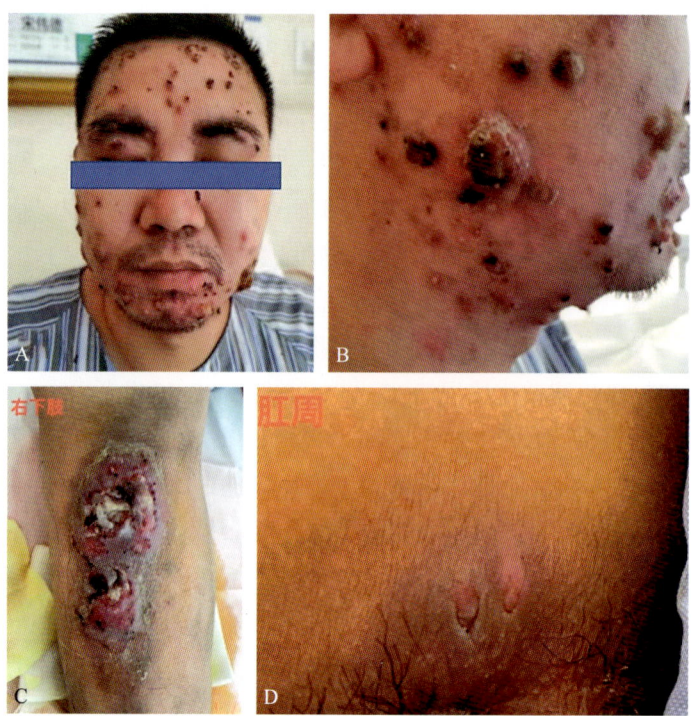

图 18-2 入院时患者皮损表现

入院后实验室检查和辅助检查

- 血常规：白细胞 2.85×10^9/L，中性粒细胞 2.22×10^9/L，血红蛋白 86 g/L，血小板 114×10^9/L，C 反应蛋白 48.90 mg/L，降钙素原 0.06 ng/mL。
- 炎症指标：红细胞沉降率 69 mm/h，粪便钙卫蛋白 260.95 μg/g，中性粒细胞 CD64 指数 135.87。
- 凝血功能：国际标准化比值 1.18，凝血酶原时间 14.8 秒，纤维蛋白原定量 6.21 g/L，凝血酶时间 14.9 秒，D-二聚体 0.86 FEUmg/L，纤维蛋白降解产物 <2.50 μg/mL，活化部分凝血活酶时间 47.7 秒。
- 尿常规：红细胞 53.9/μL，余正常范围内。
- 粪常规+隐血：阴性。
- 糖化血红蛋白：5.7%。
- 肝肾功能：谷丙转氨酶 19 U/L，谷草转氨酶 12 U/L，总胆红素 7.5 μmol/L，白蛋白 36.1 g/L，血肌酐 82 μmol/L。
- 铁蛋白：2 835.1 μg/L。
- 血结核 T 细胞免疫检测（ELISA）：阳性。
- CD4：57 个/μL。
- 血隐球菌荚膜多糖抗原、血 G 试验、GM 试验、CMV-DNA、EBV-DNA：均阴性。

- 免疫固定电泳(血、尿):无异常。
- 风湿免疫、肌炎抗体、自身抗体:阴性。
- 甲状腺功能、肿瘤标记物:均无明显异常。
- 伤口分泌物细菌、真菌、GeneXpert MTB/RIF、抗酸染色:均阴性。
- 其他:HIV抗体阴性,HIV-RNA阴性,HBsAg阴性,Anti-HCV抗体、TPPA及RPR阴性。
- 皮肤活检:表皮轻度角化过度,棘层肥厚伴部分区域海绵水肿甚至形成小水泡,基层色素增加,真皮内胶原增殖及纤维化,细血管增生扩张,细血管周围片状淋巴浸润伴较多中性粒细胞,可见弥漫性出血及含铁血黄素沉积,部分中性粒细胞外渗至表皮,皮下脂肪组织间隔增宽,小叶脂肪变性,细血管增生、扩张,其周围类似炎症细胞浸润,请结合临床。
- 皮肤病理会诊意见:描述同原描述,仍需排查感染性病变,建议进一步免疫组化,新发皮疹建议重取活检。
- 皮肤活检组织GeneXpert MTB/RIF及二代测序:均阴性。
- 小肠增强CT、无痛胃肠镜:未见特殊异常。
- 腹部彩超:脾肿大,余无异常,淋巴结彩超无异常。
- 肺CT:两肺炎症,治疗后复查,随诊。左侧第5前肋骨皮质欠光整。甲状腺左叶低密度灶,结合超声。附见右肾小结石。
- 心超:阴性。
- 骨髓涂片:噬血细胞1%。
- 骨髓流式:未发现明显异常造血淋巴细胞。
- 骨髓活检:骨髓活检示10余个髓腔,造血组织约占20%,骨髓再生功能低下,粒红系均减少,形态未见异常,巨核细胞约10个/髓腔,请结合临床。
- 骨髓染色体:1号、20号染色体结构异常。

入院后诊疗经过

2023-04-28入院予莫西沙星+克拉霉素+乙胺丁醇抗感染治疗,05-04加用阿米卡星,皮疹加剧,三系下降,伴有发热,05-11加用地塞米松10 mg qd,05-12停克拉霉素+乙胺丁醇+阿米卡星,改为莫西沙星+地塞米松10 mg+异烟肼+利福平,皮损曾一过性好转(图18-3),炎症

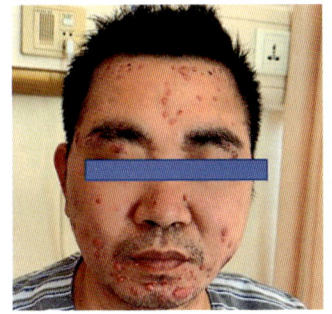
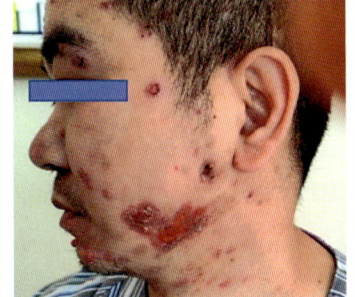
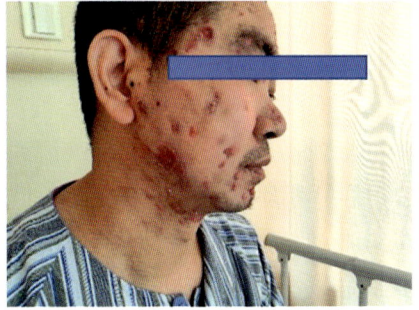

图18-3 患者皮损(2023-05-14),较入院时略好转

指标下降(表18-1)。后再次出现反复(图18-4),05-18加用环孢素 50 mg bid,05-25停地塞米松改为甲泼尼龙 60 mg qd。

表18-1 患者治疗后血常规、炎症指标的随访结果

日 期	WBC	HB	PLT	ESR	CRP	CD64指数	铁蛋白(mg/mL)
2023-04-28	2.85	86	114	69	48.9	135.87	2 835.1
2023-05-04	2.87	86	51	76	57.64	3.46	—
2023-05-09	2.99	88	59	82	60.14	—	2 957.8
2023-05-15	2.54	87	56	48	3.19	122.42	—
2023-05-23	3.34	86	58	110	89.19	135.79	3 503.9
2023-05-25	3.07	77	52	—	112.01	226.74	—

注 WBC:白细胞($\times 10^9$/L);HB:血红蛋白(g/L);PLT:血小板($\times 10^9$/L);ESR:红细胞沉降率(mm/h);CRP:C反应蛋白(mg/L)。

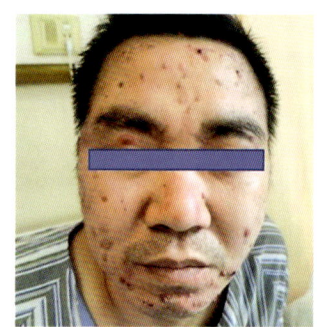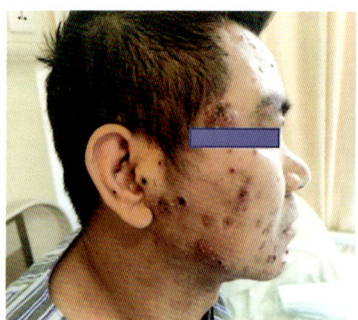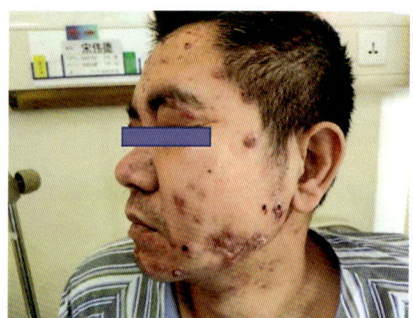

图18-4 皮损再次加重(2023-05-22)

临床关键问题及处理

关键问题1 患者发热,伴有皮肤脓皮病样表现,反复寻找病原学无果,抗感染治疗效果不佳,是否存在背景疾病,血液系统肿瘤的可能?

为了明确诊断,05-31我们组织了疑难感染MDT。皮肤科建议进一步排查内脏疾病,包括血液系统肿瘤,予平消胶囊、黄芪颗粒口服,多黏菌素、鱼石脂外敷(外敷)。风湿科建议激素减量观察病情,送全外显子测序。血液科考虑存在MDS可能,建议完善43融合基因、髓系248突变基因检测及5、7、8、17、20FISH检测。05-31 MDT后停用利福平、环孢素;同时06-02复查骨髓穿刺,送检相关检测及全外显子测序,06-03甲泼尼龙减为 50 mg,06-12予甲泼尼龙 50 mg、异烟肼、莫西沙星抗感染。06-12骨髓涂片回报:骨髓象较增生,粒红系均有不同程度的病态造血表现,铁染色示铁利用障碍表现,巨核系有成熟障碍表现。若无维生素B_{12}、

叶酸减低表现且超过3个月外周血细胞持续减少治疗无改善,建议临床首先考虑MDS。骨髓FISH:20q12缺失阳性,髓系248:*ETV6*基因上检测到一个错义突变,是独立的预后不良因素——白血病融合基因筛查定性检测:阴性。

关键问题2　患者骨髓相关检测有异常发现,是否可以诊断MDS？MDS与患者皮肤表现是否为一元论？下一步如何诊治？

06-15我们组织了全科疑难病例讨论,综合分析了患者的临床表现、实验室检查及辅助检查,患者中年男性,临床主要表现为三系细胞减少、皮肤结节反复出现伴溃疡,根据检查结果不支持感染性疾病。皮肤活检提示中性粒细胞聚集,应用激素治疗有改善,考虑坏疽性脓皮病(PG),可考虑加用免疫抑制治疗。血液科进一步分析,患者2016年曾出现贫血、血小板下降,后自行恢复,未定期监测,结合患者骨髓涂片、病理、基因等检查结果,明确诊断为MDS,但合并PG,预后差,后期可能进展为白血病,建议皮肤结节治疗稳定后考虑骨髓移植。

06-19患者转风湿科治疗,甲泼尼龙减量至40 mg qd,加用环孢素50 mg bid po,06-28患者出院,出院时患者体温平,皮肤破溃处明显吸收、好转,可见新生的肉芽组织(图18-5)。

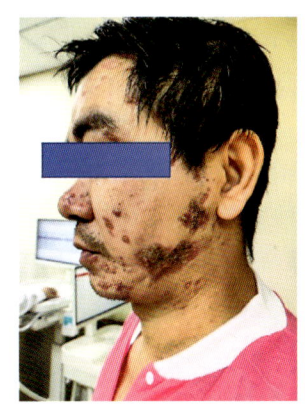
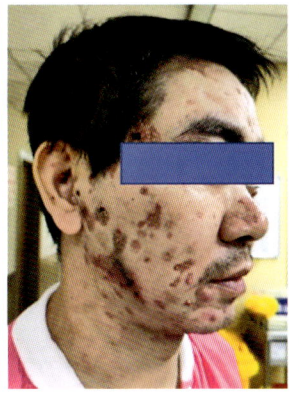
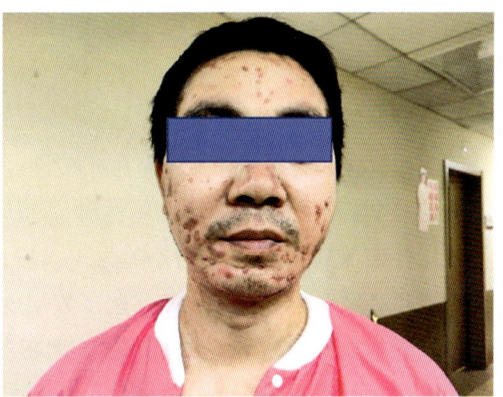

图18-5　患者出院时面部皮损表现

背景知识介绍

坏疽性脓皮病(pyoderma gangrenosum, PG),是一种罕见的中性粒细胞性皮肤病(neutrophilic dermatosis, ND),特征是痛性红斑或炎性丘疹,常发展为伴紫色边界的溃疡。1908年首次报道,1930年命名,总发病率5.8/100 000左右。各年龄组均可发病,70%的PG患者年龄在50岁或以上,其中女性更常见,PG溃疡可见于身体任何部位皮肤,最常见于躯干和下肢皮肤。

该病发病机制复杂,目前已知的相关机制如下。① 中性粒细胞功能障碍:组织损伤早期,大量中性粒细胞被招募、激活,但许多研究表明PG患者中性粒细胞功能异常。② 自身炎症反应:PG往往合并系统性自身炎症疾病,如炎症性肠病、类风湿关节炎和强直性脊柱炎等。

越来越多的研究支持PG是一种系统性自身炎症性疾病这一假说；PG也可作为自身炎症综合征的一部分，如化脓性关节炎-PG-痤疮（PAPA）综合征和PG-痤疮-化脓性汗腺炎（PASH）综合征等。③适应性免疫的异常活化：PG皮损中，T细胞驱化因子和细胞因子（IL-8、TNF-α、IL-36）的相关编码基因过度表达，Treg、Th17比例失调等均与PG的发病有关。④遗传易感性：蛋白酪氨酸磷酸酶非受体型6（*PTPN6*）基因的缺失或功能受损与PG的发生关系密切；PAPA综合征是一种极为罕见的系统性疾病，由15q24-25.1染色体上编码脯氨酸-丝氨酸-苏氨酸磷酸酶相互作用蛋白1（PSTPIP1）的基因突变引起，为常染色体显性遗传性疾病。

PG的临床常见分型包括溃疡型、大疱型、脓疱型、增殖型和造口周围型5种亚型，其中溃疡型PG最为常见。PG往往为单一临床亚型发病，极少见2种或2种以上亚型同时发生。PG的病理表现主要以中性粒细胞浸润为主，然而这种表现是非特异性的，不足以作为明确诊断PG的标准。其中，PG往往是系统疾病相关的临床表现。在包括2 611名患者的21项研究的大型荟萃分析中发现，PG合并免疫相关全身性疾病的为56.8%，其中IBD占17.6%，类风湿关节炎占12.8%，血液系统恶性肿瘤占8.9%，实体恶性肿瘤占7.4%，其他PG相关的系统性疾病包括单克隆丙种球蛋白病、骨髓增生异常综合征、系统性血管炎、人类免疫缺陷病毒感染等。此外，还有药物相关的PG，文献报道异维A酸、粒细胞集落刺激因子、干扰素α、丙硫氧嘧啶，以及肿瘤靶向药物舒尼替尼、吉非替尼等均有导致PG的报道。目前具体的发生机制仍不清楚，可能同样涉及免疫介导过程。

PG和血液系统肿瘤是否存在相关性？目前研究发现骨髓增生异常综合征（MDS）是最常报道的与PG相关的血液系统恶性肿瘤，其次是意义不明的单克隆丙种球蛋白病（MGUS）和急性髓性白血病。患者平均年龄为56.5岁，男性更常见，在所有血液系统恶性肿瘤中，溃疡性PG亚型和多灶性分布占优势。大多数MDS病例发生在PG之前，而MGUS则相反，因此，PG患者应评估血液系统恶性肿瘤，其中MDS是最常见的背景性疾病。

PG的临床表现和病理结果缺乏特异性，难以与普通感染、坏死性筋膜炎、血管炎进行鉴别。目前临床首选诊断PG的工具为Delphi国际专家共识制定的溃疡型PG新诊断标准，是首选的诊断标准。这些标准包括1个主要标准和8个次要标准，涉及组织学、病史、临床检查和治疗反应。

- 主要标准：溃疡边缘活检显示中性粒细胞浸润。
- 次要标准：

    排除感染。

    病态反应性（pathergy）。

    炎症性肠病或炎性关节炎的个人史。

    迅速形成溃疡的丘疹、脓疱或水疱的病史。

    溃疡部位存在周围发红、潜行性边缘和压痛。

    多发性溃疡（至少有一个发生在小腿前侧）。

    愈合的溃疡部位形成筛状或"皱纸样"瘢痕。

开始使用免疫抑制药物的1个月内溃疡变小。

诊断需要至少满足主要标准和任意4项次要标准,诊断的敏感度和特异度分别为86%和90%。活检对诊断不是必须的,PG的组织病理学特征呈非特异性,并随分型、分期和活检部位不同而变化,因此,基于活检结果进行明确的病例诊断较为困难。但如果PG的临床表现与恶性肿瘤、血管炎或感染十分类似,那么活检作为排除诊断的一种手段是有帮助的。

局限性PG的初始治疗首选外用皮质类固醇。创面处理和疼痛管理也很重要。仅使用外用药物,浅表肉芽肿型PG或可缓解,面积较小的溃疡或可痊愈,但通常情况下仍需要系统应用糖皮质激素、免疫抑制剂或秋水仙碱。一般情况下,糖皮质激素是治疗PG的首选,一般泼尼松的起始剂量为20 mg/d或0.5 mg/kg,严重者可增加至1 mg/kg。环孢素3～5 mg/kg可用于糖皮质激素应答不佳或减量后有复发倾向的患者。环孢素一般是PG治疗的二线选择。

一项比较甲泼尼龙和环孢素有效性的随机对照试验(STOP GAP trail)通过将参与者分为甲泼尼龙组(0.75 mg/kg;最大75 mg/d)和环孢素(4 mg/kg;最大剂量为400 mg/d)组,但直到6周后溃疡面积缩小率或6个月后治愈率才观察到显著差异。此外,两组的复发率无显著差异。

他克莫司的作用机制与环孢素相似,有报道称其治疗PG有效,但目前只有外用制剂的开放标签试验。其他免疫抑制剂的证据也不足,如硫唑嘌呤、柳氮磺吡啶、甲氨蝶呤、环磷酰胺等,未有相关随机对照试验。如果糖皮质激素或环孢素的疗效不佳,建议联合其他免疫抑制剂或换用生物制剂治疗。秋水仙碱的作用机制与糖皮质激素或免疫抑制剂不同,主要通过抑制中性粒细胞的迁移和吞噬,减少细胞因子的表达来控制炎症。据报道,秋水仙碱可有效治疗PG,剂量为0.6～1 mg/d,常作为糖皮质激素的辅助治疗。

米诺环素是一种具有广谱抑菌作用的四环素类抗生素。除了抗菌作用外,米诺环素还能抑制中性粒细胞迁移以及炎症细胞因子的产生。有病例报道,PG患者使用米诺环素100 mg/d联合糖皮质激素或免疫抑制剂治疗有应答。基于当前证据,米诺环素可能是系统性糖皮质激素或免疫抑制剂的有效补充。在PG中,白细胞介素(IL)-8、肿瘤坏死因子(TNF)-α、IL-17等细胞因子的表达比正常皮肤多,靶向这些细胞因子的生物制剂有望治疗PG,目前使用经验较为丰富的是TNF抑制剂。目前只有病例报道使用小分子靶向药物治疗PG可以改善溃疡,如托法替布、巴瑞替尼等,尚未进行随机对照试验。此外,免疫球蛋白有多种抗炎作用,基于现有证据,推荐难治性PG可应用大剂量免疫球蛋白治疗。

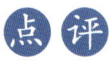

坏疽性脓皮病为临床罕见疾病之一,MDS合并坏疽性脓皮病更为罕见,常难以与皮肤软组织感染鉴别。患者2年持续就诊,疾病表现涉及胸肺、皮肤软组织、消化道和骨髓等全身多系统,结核感染的T淋巴细胞斑点试验阳性,甚至在早期胸腔积液培养出分枝杆菌,还有诸多培养的阳性,千头万绪,给诊断带来极大困难。值得关注的是患者发病以来血常规有明显三系降低,同时每次好转的治疗方案均包括糖皮质激素,皮肤的特殊临床表现和相关病理均为临床鉴别诊断提供了有力的依据。本例病例提示我们,难治性皮肤软组织感染可能为非感染性疾病,拨开重重疑云,抓住疾病本质,才能最终明确诊断,给予合适的治疗。

(张冰琰　刘袁媛　路丽芳　邓以兰　黄尔曼　高　岩)

参·考·文·献

[1] Yamamoto T, Yamasaki K, Yamanaka K, et al. Clinical guidance of pyoderma gangrenosum 2022[J]. J Dermatol, 2023, 50(9): e253−e275.

[2] Kridin K, Cohen AD, Amber KT, et al. Underlying systemic diseases in pyoderma gangrenosum: A systematic review and meta-analysis[J]. Am J Clin Dermatol, 2018, 19(4): 479−487.

[3] Maverakis E, Marzano AV, Le ST, et al. Pyoderma gangrenosum. Nat Rev Dis Primers, 2020, 6(1): 81.

[4] Montagnon CM, Fracica EA, Patel AA, et al. Pyoderma gangrenosum in hematologic malignancies: A systematic review[J]. J Am Acad Dermatol, 2020, 82(6): 1346−1359.

[5] Ashchyan HJ, Nelson CA, Stephen S, et al. Neutrophilic dermatoses: Pyoderma gangrenosum and other bowel and arthritis-associated neutrophilic dermatoses[J]. J Am Acad Dermatol, 2018, 79(6): 1009−1022.

19

疑为肺部感染的肺黏液腺癌

题记

肺黏液腺癌是肺腺癌的一种亚型,其没有典型的症状和体征,由于肿瘤分泌大量黏液,肺部CT影像为密度偏低的结节/肿块或大片实变,所以容易误诊为结核、肺炎及其他肺部感染性疾病,从而延误治疗,影响预后。通过对本病例临床诊疗过程的解析,以期为肺黏液腺癌的临床诊疗提供经验与思考。

病史摘要

入院病史
患者,男,68岁,2023-10-23收入我科。

主诉
咳嗽、咳痰1个月余,胸闷、气促23天。

现病史
2023-09月初,患者无明显诱因出现咳嗽伴咳痰,痰为少许白色黏液痰,无发热、畏寒、寒战,无胸闷、气促等不适。遂于外院门诊就诊,胸部CT示:两肺广泛感染,门诊拟"肺部感染"收入院治疗。经验性予苹果酸奈诺沙星0.5 g qd ivgtt+哌拉西林4 g q8h ivgtt抗感染治疗,并完善支气管镜检查:管壁未见明显异常。同时行肺泡灌洗,灌洗液送检mNGS,结果提示结核分枝杆菌245序列、具核梭菌38序列、耶氏肺孢子菌22序列。结合上述结果,临床考虑不排除肺结核。09-14患者至上海市某医院就诊,住院后完善结核感染T细胞检测阴性,肺泡灌洗液Xpert MTB/RIF阴性,痰及肺泡灌洗液抗酸染色均阴性。09-16起给予HRZE(异烟肼,利福平,吡嗪酰胺,乙胺丁醇)四联诊断性抗结核治疗,09-19出院继续口服治疗。2023-09-30患者出现发热,体温波动37.4～38.5℃,无明显畏寒、寒战,伴胸闷、气促,活动时明显,无午后潮热,无咯血,10-07再次于上海市某医院就诊,复查胸部CT:肺部病灶较前进展,门诊拟"肺部阴影：肺结核可能"收入院治疗。次日支气管镜检查，见各管腔通畅，双侧管腔见较多泡沫黏痰，送肺泡灌洗液mNGS：肺炎支原体12590序列，纤维支气管镜毛刷取样，病理检查阴性未见恶性细胞。予莫西沙星0.4 g qd ivgtt、甲泼尼龙40 mg qd ivgtt、卡泊芬净50 mg qd ivgtt、多西环素0.1 g q12h ivgtt治疗。10-17复查胸部CT，提示双肺多发斑片、结节样病灶；淋巴结B超：左侧锁骨上多发淋巴结肿大，大者9.6 mm×7.6 mm。经抗感染治疗患者病情仍较前进展，2023-10-21请我科会诊后建议改为伏立康唑200 mg q12h抗真菌治疗，停用卡泊芬净，停用抗结核药物。考虑患者病情复杂，于2023-10-23转入我科进一步治疗。

既往史

患者否认肝炎、结核、伤寒等传染病史；否认其他手术、外伤、输血史；否认食物、药物过敏史；预防接种史不详；否认高血压、冠心病、糖尿病等慢性病史。

个人史

居住于上海，否认牲畜、宠物接触史；否认吸烟饮酒史。

家族史

否认高血压、糖尿病等慢性病家族史及肿瘤家族史。

婚育史

已婚已生育。

入院查体

T: 36.8℃, P: 82次/分, R: 22次/分, BP: 126/77 mmHg。神志清楚，回答切题，查体合作，巩膜未见黄染，全身皮肤无出血点、瘀斑、皮疹，全身浅表淋巴结无肿大。睑结膜无充血，巩膜无黄染，双眼对光反射灵敏。双肺呼吸音粗糙，双肺可闻及湿啰音。心率82次/分，律齐；腹平坦，腹软，全腹无压痛及反跳痛，肝肋下未触及，脾脏肋下1指。肠鸣音4次/分，双下肢可见凹陷性水肿。

入院后实验室检查

- **血常规**：白细胞 $9.94×10^9$/L，中性粒细胞百分比92.9%，血红蛋白134 g/L，血小板 $366×10^9$/L。
- **生化检查**：总胆红素3.2 μmol/L，白蛋白40.2 g/L，谷丙转氨酶56 U/L，谷草转氨酶20 U/L，碱性磷酸酶85 U/L，γ-谷氨酰转移酶28 U/L，eGFR 92 mL/min，NT-proBNP<10 pg/mL。
- **凝血功能**：国际标准化比值0.99，凝血酶原时间12.9秒，活化部分凝血酶时间33.8秒，D-二聚体0.29 FEUμg/mL。
- **炎症指标**：C反应蛋白<5 mg/L，红细胞沉降率20 mm/h，降钙素原0.05 ng/mL，铁蛋白416.4 μg/L，nCD64指数1.26。
- **血气分析**（鼻导管吸氧，10-23）：pH 7.389，PCO_2 41.40 mmHg，PO_2 68.10 mmHg，SPO_2 93.1%，标准碳酸氢盐24.1 mmol/L，实际碳酸氢盐25.4 mmol/L，碱剩余（SBE）−0.2 mmol/L，乳酸3.7 mmol/L。
- **血气分析**（High-flow, 10-27）：pH 7.384，PCO_2 49.05 mmHg，PO_2 110.25 mmHg，SPO_2

99.2%，标准碳酸氢盐27.4 mmol/L，实际碳酸氢盐29.2 mmol/L，SBE 3.4 mmol/L，乳酸4.3 mmol/L。

- 感染相关指标：GM试验阴性，G试验阴性，IGRA阴性，CMV-DNA、EBV-DNA均为阴性，抗疱疹病毒抗体阴性，柯萨奇病毒抗体阴性，呼吸道病原体IgM阴性，乙型肝炎病毒标志物、HIV抗体均为阴性。
- 淋巴细胞亚群检测：T细胞981个/μL，$CD4^+$T细胞487个/μL，B细胞432个/μL，NK细胞249个/μL。
- 免疫相关指标：IgG 11.20 g/L，IgA 4.35 g/L，IgM 1.05 g/L，血免疫固定电泳阴性，RF-IgA 41.3 U/mL；余相关指标，如抗核抗体谱、自免肝抗体谱、肌炎抗体谱等均为阴性。
- 肿瘤标志物：CA72-4 18.8 U/mL，CY211 6.68 ng/mL，PSA 4.52 ng/mL，余阴性。

辅助检查

- 胸部CT增强（2023-10-24）（图19-1）：双肺感染伴部分实变，请结合临床并治疗后复查。肝多发囊肿，后腹膜多发小淋巴结。
- 胸部CT扫描（2023-10-27）（图19-2）：左侧气胸，结合临床随诊；双肺多发感染性病变可能，伴部分实变，较前2023-10-24进展，结合临床相关检查，并治疗后复查；双侧胸腔积液

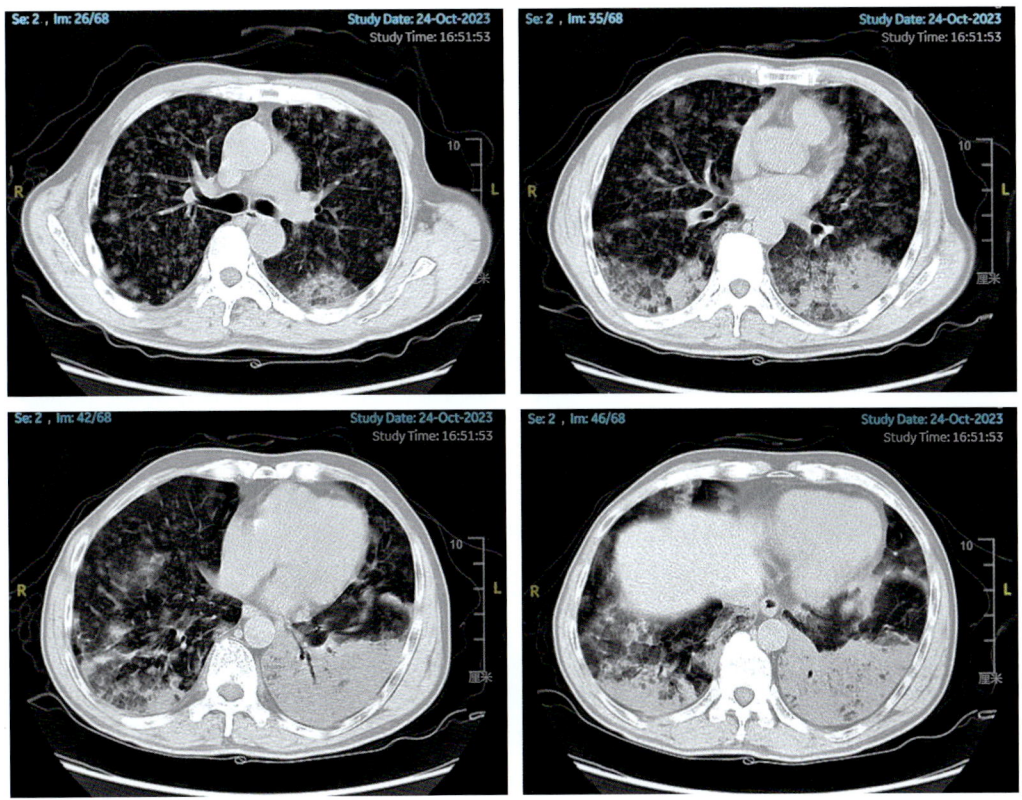

图19-1　胸部CT增强（2023-10-24）

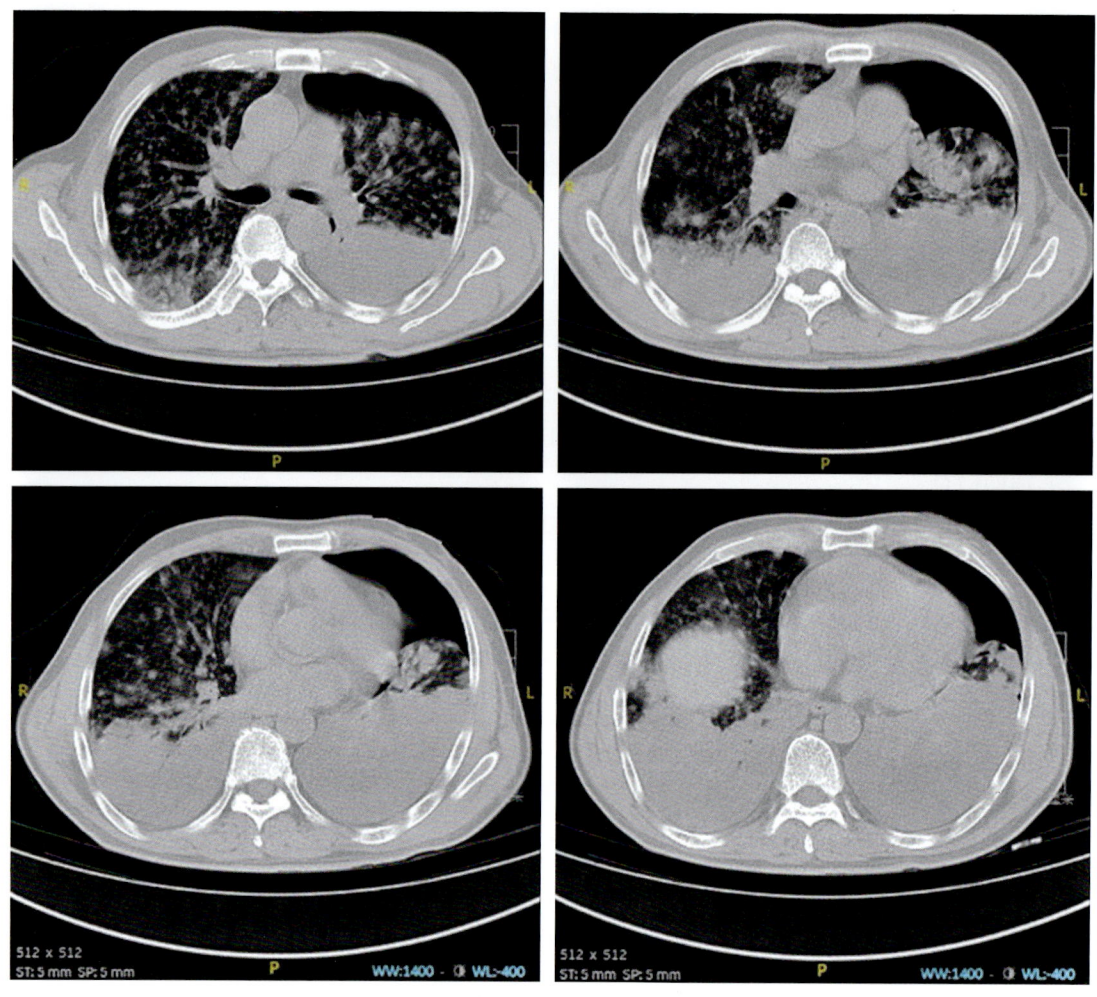

图 19-2 胸部CT(2023-10-27)

可能;肝多发囊肿可能,后腹膜多发小淋巴结。

- 胸部CT(2023-10-31)(图19-3):双肺多发感染性病变可能,伴部分实变,较前2023-10-27相仿,双侧胸腔积液可能;肝多发囊肿可能,后腹膜多发小淋巴结。

入院后治疗经过

患者入院后多次送检痰及胸腔积液病原学和病理学检查,以期明确肺部病灶的病因。痰培养(细菌、真菌)结果为正常菌群,胸腔积液培养(细菌、真菌)结果均为阴性。痰病理涂片提示可见鳞状上皮细胞、炎细胞及组织细胞。胸腔积液细胞学检查提示可见急慢性炎细胞、个别间皮细胞。

由于未能获得明确病原学和病理学诊断依据,2023-10-27排除相关禁忌行CT引导下经皮肺穿刺活检,术后病理提示:(左肺穿刺)少量肺组织,肺泡上皮轻度增生慢性炎。肺组织mNGS阴性。

19　疑为肺部感染的肺黏液腺癌

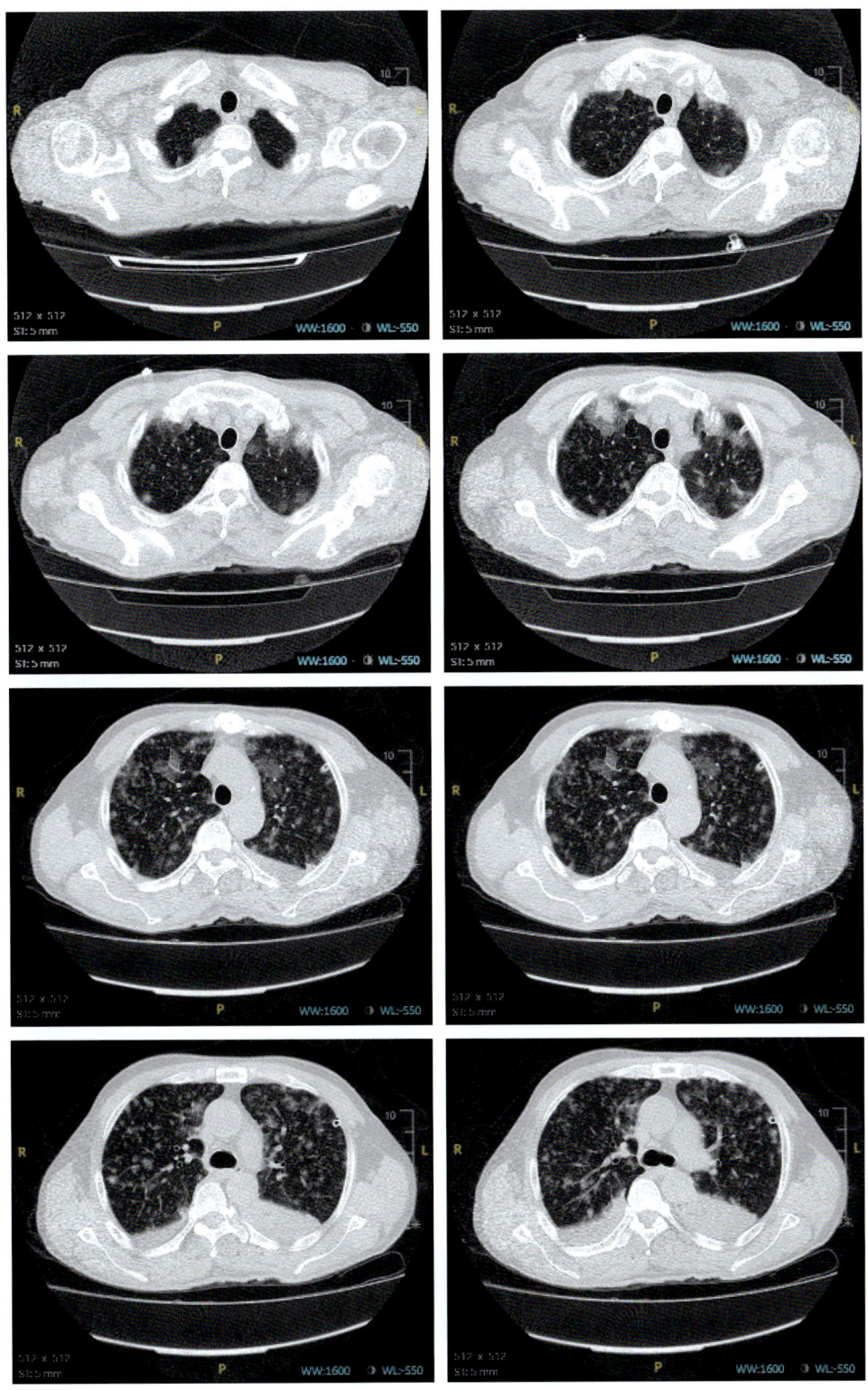

图19-3　胸部CT（2023-10-31）

治疗方面，患者入院后予莫西沙星0.4 g qd ivgtt、多西环素0.1 g q12h ivgtt、伏立康唑200 mg q12h ivgtt抗感染，复方磺胺甲噁唑1# qd预防耶氏肺孢子菌肺炎，并予甲泼尼龙20 mg qd（10-23～10-25），40 mg qd（10-26～11-02），40 mg q12h（11-02～11-07）抗炎治疗。

患者经积极抗感染及糖皮质激素抗炎治疗后，患者病情仍然进展，出现氧饱和度下降，于10-27起予Highflow治疗，复查患者肺部CT提示病灶无明显缓解，考虑非感染性疾病可能性大，遂考虑患者目前肺占位性病变待排（肺肿瘤？肺血管炎？），行左锁骨上淋巴结活检，结果提示：（左锁骨上淋巴结）穿刺组织于淋巴组织间见腺管状结构，结合免疫组化结果，考虑转移性腺癌，部分肿瘤细胞胞质内含有黏液，现有免疫组化结果未能明确提示其组织来源，参考其临床病史，肺来源黏液腺癌不能除外。

临床关键问题及处理

关键问题1　肺黏液腺癌如何与肺部感染进行鉴别诊断？

原发性肺黏液腺癌患者容易误诊为结核、肺炎及其他肺部疾病，从而延误治疗影响预后。

原发性肺黏液腺癌典型的临床表现为咳嗽、咳痰、咯血、胸闷、胸痛、气短等症状，其中咳嗽、咳痰是最常见的症状，由于黏液腺癌的癌细胞可以产生黏液，咳痰多的患者会持续咯大量白色泡沫痰。目前由于肺部CT筛查的普及，部分肺黏液腺癌与其他腺癌一样，主要由体检发现。黏液腺癌以周围型居多，其影像学表现有一定特征：由于肿瘤分泌大量黏液，CT呈密度偏低的结节/肿块或大片实变；由于肿瘤收缩力较差、破坏力较弱，CT表现为毛刺细软及胸膜凹陷轻微，空泡/假空洞征及支气管充气征、血管造影征多见。

起病初始，该患者以咳嗽、咳痰为发病的主要临床表现，无明显咯血、胸闷、胸痛、气短等症状，肺部CT提示患者为结节/肿块或大片实变，提示肺部感染可能。无论患者的临床表现还是肺部CT表现均与肺部感染类似。且因呼吸道为有菌环境，目前mNGS等病原学检查简单易行，较为容易获得病原学检查结果。所以，初期患者一直考虑诊断为各类肺部感染，以肺部感染治疗，后期患者逐渐出现发热，更难以与肺部感染鉴别。

但值得关注的是，病程中患者曾出现一些线索提示其为肿瘤可能。一是患者存在部分肺相关肿瘤标志物的上升（CY211 6.68 ng/mL）；二是经过多种细菌、结核、后期真菌治疗后患者肺部病灶进展，且呼吸功能持续下降；三是淋巴结B超提示左侧锁骨上多发淋巴结肿大。外院与我们均对患者肺部病灶性质有所怀疑，并行多次支气管镜检查（包括刷检，取局部病灶送病理）、肺穿刺检查以获取病理学证据。

从本病例可以发现，通过活检对肺黏液腺癌进行临床明确诊断通常具有挑战性，这是因为大多数原发性肺黏液腺癌位于下肺叶边缘，肿瘤周围的肺泡腔通常充满黏蛋白，因此支气管镜活检通常难以获得标本。经皮CT引导的肺活检可能更有助于诊断，但大体标本的手术切除病理诊断仍然是最有效的方法。由于黏液腺癌更多见于胃、肠道等部位，为了更好确诊黏液腺癌的原发部位，在行病理活检时，需要同时行免疫组化检查。

关键问题2 肺黏液腺癌目前的治疗方式是什么?

原发性肺黏液腺癌作为肺腺癌的一种亚型,目前对于其的治疗方式遵从肺腺癌的治疗原则。外科手术和化疗是主要治疗方式。肺叶切除加淋巴结清扫术是目前公认的标准术式。系统性淋巴结清扫应包括肺门淋巴结、肺内淋巴结及纵隔淋巴结。

现阶段还没有专门针对肺黏液腺癌的标准化疗方案,一般参照肺腺癌的化疗方案对其进行治疗。根据病理分期,Ⅰa期不予化疗,但需定期随访;Ⅰb期以上者,一般手术确诊后常予以化疗为主,其他治疗方法为辅。肺胶样癌由于恶性程度较低,手术完整切除后,可不进行化疗。与未经治疗的肺黏液腺癌患者相比,接受铂类常规化疗的Ⅳ期黏液腺癌患者的总生存期没有显著改善。因此,对晚期PPMA还需探索新型治疗方案。

背景知识介绍

肺黏液腺癌

原发性肺黏液腺癌(primary pulmonary mucinous adenocarcinoma, PPMA)是肺腺癌的一个特殊亚型,临床上较为少见。PPMA的概念最早由Kish等人在1989年提出,他们首次报道了5例具有印戒细胞特征的肺黏液腺癌。

2011年国际肺癌研究协会、美国胸科学会和欧洲呼吸学会联合发布了肺腺癌的新分类,对肺腺癌的分类进行了重大改进,将含有黏液的腺癌分为原位黏液腺癌、微浸润性黏液腺癌、浸润性黏液腺癌、实体为主伴黏液分泌型腺癌以及胶样癌。

2015年世界卫生组织借鉴了2011年的多学科联合分类,将肺浸润性黏液腺癌定义为具有杯状细胞或柱状细胞形态的肿瘤,伴有大量胞质内及胞质外黏蛋白,细胞核常位于基底部,细胞异型不明显或缺如,肺泡腔常含黏蛋白。原位型黏液腺癌和微浸润性黏液腺癌临床报道较少。肺浸润性黏液腺癌和胶样癌同属黏液腺癌的两个主要变异亚型,两者的共同点是肺泡腔内均含有大量黏液,但胶样癌缺乏典型的杯状细胞和柱状细胞形态。

PPMA的发病率较低,占肺腺癌的2%~10%。基于美国国家癌症研究所监测、流行病学和最终结果(SEER)数据库的一项大样本研究回顾了2000—2014年原发性肺非黏液腺癌和黏液腺癌的数据(数据来源于手术患者),研究发现女性黏液腺癌患者的比例更高(黏液腺癌男女比例为1∶1.45;非黏液腺癌为1∶1.09)。黏液腺癌的平均诊断年龄与非黏液腺癌相似(分别为65.97岁和66.09岁)。此外,黏液腺癌更常见于肺下叶,并且分化良好。

PPMA的发病机制目前尚不完全清楚,但研究提示克氏大鼠肉瘤病毒癌基因同源物(KRAS)与肺黏液腺癌的发病及其不良预后相关。Boland等人发现76%的黏液腺癌患者存在*KRAS*突变,而在混合浸润型黏液腺癌中的比例为68%,其中38%的*KRAS*突变患者还伴有其他突变。Meng等人分析了6 939例非小细胞肺癌患者的*KRAS*突变和生存率,发现具有KRAS突变的早期和中期肺腺癌患者的总生存率显著较低。

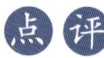

该患者因咳嗽、咳痰起病,起病初期时无明显发热、咯血、胸闷、胸痛、气短等症状,多次胸部CT提示两肺感染。患者行支气管镜,回报病原菌感染,临床考虑肺部感染是有依据的。但患者经过充分的抗感染治疗,病情未见好转,反而进行性进展,我们需要考虑非感染性疾病的可能。

肺黏液腺癌和大部分肿瘤一样,临床需要活检对恶性肿瘤进行明确诊断,但因为该肿瘤多位于下肺叶边缘,肿瘤周围的肺泡腔通常充满黏蛋白,因此支气管镜活检通常难以获得标本。经皮CT引导的肺活检可能更有助于诊断,但也因为肿瘤多为黏蛋白成分,也容易出现肺穿刺未穿刺到肿瘤病灶的情况。因此,对于抗感染治疗无效的肺部炎症病例,需考虑非感染性疾病的可能,穿刺或切除活检是病因诊断的重要手段。

(张昊澄　艾静文　王　森　沈　蕾　邵凌云)

参 考 文 献

[1] Luo G, Zhang Y, Etxeberria J, et al. Projections of lung cancer incidence by 2035 in 40 countries worldwide: population-based study[J]. JMIR Public Health Surveill, 2023, 9: e43651.

[2] Sung H, Ferlay J, Siegel RL, et al. Global cancer statistics 2020: GLOBOCAN estimates of incidence and mortality worldwide for 36 cancers in 185 countries[J]. CA Cancer J Clin, 2021, 71: 209–249.

[3] Kish JK, Ro JY, Ayala AG, et al. Primary mucinous adenocarcinoma of the lung with signet-ring cells: a histochemical comparison with signet-ring cell carcinomas of other sites[J]. Hum Pathol, 1989, 20: 1097–1102.

[4] Travis WD, Brambilla E, Noguchi M, et al. International association for the study of lung cancer/american thoracic society/european respiratory society international multidisciplinary classification of lung adenocarcinoma[J]. J Thorac Oncol, 2011, 6: 244–285.

[5] Travis WD, Brambilla E, Nicholson AG, et al. The 2015 World Health Organization Classification of Lung Tumors: impact of genetic, clinical and radiologic advances since the 2004 classification[J]. J Thorac Oncol, 2015, 10: 1243–1260.

[6] Xu L, Li C, Lu H. Invasive mucinous adenocarcinoma of the lung[J]. Transl Cancer Res, 2019, 8: 2924–2932.

[7] Moon SW, Choi SY, Moon MH. Effect of invasive mucinous adenocarcinoma on lung cancer-specific survival after surgical resection: a population-based study[J]. J Thorac Dis, 2018, 10: 3595–3608.

[8] Yoshizawa A, Motoi N, Riely GJ, et al. Impact of proposed IASLC/ATS/ERS classification of lung adenocarcinoma: prognostic subgroups and implications for further revision of staging based on analysis of 514 stage I cases[J]. Mod Pathol, 2011, 24: 653–664.

20

所见非所得——以"脓肿"为首发表现的颅咽管瘤

该例患者以发热和头痛起病,影像学检查提示垂体占位,术中肉眼可见脓液流出,考虑垂体脓肿诊断明确,给予充分抗感染治疗。但经2年抗感染治疗后,患者头痛仍有反复,垂体占位无明显缩小,同时出现视力减退和脑积水等其他并发症,再次对初始诊断进行重新评估。通过反复的脑脊液细胞学分析,发现大量的颅咽管瘤证据,促使诊治思路发生根本性转变。后续这一诊断得到了脑脊液细胞肿瘤靶向基因检测及手术病理结果的进一步证实。

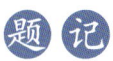

入院病史
患者,女性,59岁。浙江苍南人,造船厂出纳,2023-04-10第四次入院。
主诉
头痛6年余,间断发热2年,行走不稳2个月。
现病史
患者于2016年开始无明显诱因出现头痛,间断发作,头颅MRI提示垂体占位,就诊于我院神经外科,考虑Rathke囊肿,建议随访,无特殊处理。

2021-09患者注射新型冠状病毒疫苗2周后头痛加重,呈炸裂样,伴发热,最高体温39.2℃。09-28就诊于当地医院,血培养阴性,完善腰椎穿刺提示脑脊液压力220 mmH$_2$O,糖1.65 mmol/L,氯化物124 mmol/L,白细胞105×10^6/L,蛋白质定量60 mg/L,脑脊液培养阴性。垂体MRI增强提示垂体内占位,多系垂体瘤囊变;给予阿昔洛韦0.5 g q8h、头孢曲松2.0 g q12h、青霉素G 640万U q8h ivgtt抗感染治疗,头痛及发热未缓解。2021-10-22转入当地医院,C反应蛋白及铁蛋白明显升高,血培养阴性,隐球菌荚膜多糖抗原阴性,结核感染T细胞反应检测(IGRA)阳性，G试验阴性。垂体MRI增强提示Rathke囊肿。2021-10-22开始先后给予头孢哌酮-舒巴坦、美罗培南抗感染，2021-10-29腰椎穿刺提示压力250 mmH$_2$O，微浑，白细胞300×10^6/L，葡萄糖1.7 mmol/L，总蛋白1 518 mg/L，氯化物120 mmol/L，脑脊液送自身免疫性脑炎抗体和病原学mNGS检测阴性。

2021-11-11第一次收住我科，完善血常规示白细胞计数10.22×10^9/L，中性粒细胞百分比76.8%；炎症指标：C反应蛋白16.72 mg/L，红细胞沉降率83 mm/h，降钙素原0.10 ng/mL。完善腰椎穿刺，提示脑脊液压力270 mmH$_2$O，脑脊液糖1.9 mmol/L，脑脊液氯114 mmol/L，脑脊液蛋白质2 634 mg/L；脑脊液常规：白细胞1 100×10^6/L，多核细胞百分比82%。脑脊液细胞学检查见大量中性粒细胞增殖浸润，寻找可见胞内细菌(杆菌、球菌)，提示感染性化脓性积液。结合患者既往抗感染效果欠佳，多次脑脊液培养均阴性，脑脊液IGRA阳性，考虑结核性脑膜炎不除外。入院后给予利福平0.45 g qd、异烟肼0.3 g qd、莫西沙星0.4 g qd、利奈唑胺0.6 g q12h ivgtt诊断性抗结核治疗，同时予地塞米松2.5 mg q12h抗炎。患者发热、头痛仍无明显缓解。11-15复查头颅MRI增强，示鞍区环形强化灶，脓肿不除外；脑室系统扩大。11-19垂体MRI增强：鞍区占位，考虑脑脓肿不除外；胸椎及腰椎MRI增强示胸椎、腰椎软脊膜可疑强化。予停用抗结核药物，先后调整为头孢曲松2 g q12h、万古霉素1 g q12h、美罗培南2 g q12h抗感染治疗，并逐渐停用激素。因患者在万古霉素使用期间出现过敏，调整抗感染方案为利奈唑胺0.6 g q12h ivgtt。经治疗后患者精神状态逐渐好转，可下地活动，但体温仍间断升高，最高可达39.2℃，发热时伴明显头痛。11-21复查腰椎穿刺，脑脊液糖2.8 mmol/L，脑脊液氯117 mmol/L，脑脊液蛋白质2 080 mg/L，白细胞940×10^6/L，脑脊液培养阴性。2021-11-11～11-29共送6次血培养(需氧、厌氧及分枝杆菌)，均为阴性。2021-11-29复查垂体MRI增强，提示鞍区占位，结合病史考虑脓肿不除外。12-03查鞍区MRI，其中DWI序列显示病灶高信号，考虑垂体脓肿。12-10转神经外科行"经蝶垂体脓肿清除术"，术中可见灰黄色脓液涌出，吸出约5 mL。脓液送检mNGS，检测到粪肠球菌(序列数13)，脓液培养均为阴性。2021-12-13转回我科，继续利奈唑胺单药抗感染治疗。术后体温持续正常，多次复查降钙素原、白细胞、C反应蛋白均正常，12-14复查甲状腺轴、性腺轴和肾上腺皮质轴激素水平，未见明显异常。12-23带药出院。

患者2021-12-23出院后继续口服利奈唑胺治疗。12-31复查血常规，血红蛋白降至52 g/L，予停用利奈唑胺，考虑左氧氟沙星对粪肠球菌有效，且在脑脊液中浓度高，2022-01-05调整为左氧氟沙星抗感染。01-04复查垂体MRI增强，提示鞍上不规则强化灶较前缩小。01-11出院继续口服左氧氟沙星。

2022-03患者再次出现发热，偶有头痛，伴有尾椎部及双侧大腿后部疼痛；03-23当地医院住院治疗，MRI提示骶尾部炎症，先后予头孢曲松、美罗培南抗感染；03-30脑脊液mNGS提示铅黄肠球菌(序列数1)。故更换抗感染方案为利奈唑胺0.6 g q12h ivgtt，患者体温下降，但下肢疼痛无明显缓解。2022-04-27患者再次发热，当地医院使用利奈唑胺治疗后体温再次下降。此后患者偶有轻微头痛，新发视野黑点，骶尾部及下肢后侧仍有疼痛，右侧较明显。2022-07-11患者再次入住我科，复查腰椎穿刺，脑脊液压力260 mmH$_2$O，白细胞28×10^6/L，脑脊液糖2.7 mmol/L,脑脊液蛋白质990 mg/L。脑脊液细胞学提示淋巴细胞明显增生,可见较多单核巨噬细胞及少量中性粒细胞,未见恶性肿瘤细胞。07-13复查垂体MRI增强,提示鞍上不规则强化灶较前(2022-01-04)局部增大。请神经外科阅片,神经外科意见考虑病灶与前相仿。同时完善腰骶椎MRI增强,提示L5—S2水平脊膜囊内异常强化,感染可能大;胸椎MRI增强提示胸椎脊膜强化。07-25出院后调整为利奈唑胺0.6 g qd po。

2022-09-19入院复查头颅和腰椎MRI增强,较前变化不大。10-08完善腰椎穿刺:脑脊液糖2.7 mmol/L,脑脊液氯122 mmol/L,脑脊液蛋白质1 510 mg/L;白细胞88×10^6/L,脑脊液培养阴性。脑脊液细胞学提示血性背景下,中性粒细胞明显增生,可见较多淋巴细胞及鳞状上皮细胞,少量单核巨噬细胞,建议临床考虑颅咽管瘤?囊肿液?经神经外科沟通讨论后评估,患者再次手术风险比较大,综合对比病灶较前变化不大,患者病情相对平稳。10-17患者出院,继续口服利奈唑胺0.6 g qd治疗。

2023-01患者因感染新型冠状病毒后出现高热,随之出现走路不稳、视力下降、记忆力下降伴认知障碍,无头痛、头晕,无抽搐,无大小便失禁,当地医院考虑脑积水。2023-04-10为进一步治疗脑积水入住我院神经外科,神经外科继续予利奈唑胺0.6 g q12h抗感染,甘露醇降低颅压。04-13行脑室Ommaya囊置入术,术中送脑脊液检查:脑脊液糖3.45 mmol/L,脑脊液氯123 mmol/L,脑脊液蛋白质634 mg/L;白细胞57×10^6/L,多核细胞为主。脑脊液细菌及真菌培养、Xpert MTB/RIF、mNGS均为阴性。04-24转入我科。

既往史及个人史

无高血压、糖尿病等慢性病病史;手术史见上述;否认输血史;否认结核、乙肝等传染病史;否认吸烟、酗酒史;疫苗接种史不详;否认明确药物过敏史。

入院查体

生命体征平稳,神志清楚,脑室外引流中,眼睑正常,双侧瞳孔等大等圆,对光反射灵敏,双眼视力下降,无复视,颈软,无抵抗,双肺呼吸音清晰,未闻及干、湿性啰音。心率90次/分,律齐。腹平坦,腹壁软,全腹无压痛,无肌紧张及反跳痛,肝脾肋下未触及,双下肢无水肿。肌力减退,肌张力正常,生理反射正常,病理反射未引出。

入院后实验室检查及辅助检查

- 血常规:白细胞7.22×10^9/L,中性粒细胞百分比76.7%,血小板300×10^9/L,血红蛋白107 g/L。
- 炎症指标:C反应蛋白、红细胞沉降率、降钙素原正常。
- 肾功能轻度损伤:eGFR 64 mL/min。
- 肝功能、电解质、心肌标志物、凝血功能:未见明显异常。
- 甲状腺功能正常,泌乳素轻度升高,余激素水平正常。
- 脑脊液常规:白细胞52×10^6/L,单核细胞百分比66%,红细胞1×10^6/L。
- 脑脊液生化:糖2.36 mmol/L,蛋白质1 265 mg/L,乳酸3.59 mmol/L。
- 胸部CT(2023-04-14):两肺少许渗出及炎症,建议治疗后复查。

- 垂体MRI增强(2023-04-17,图20-1):鞍区术后改变,鞍上不规则强化灶较前(2022-09-20)范围略扩大,请结合临床随诊。

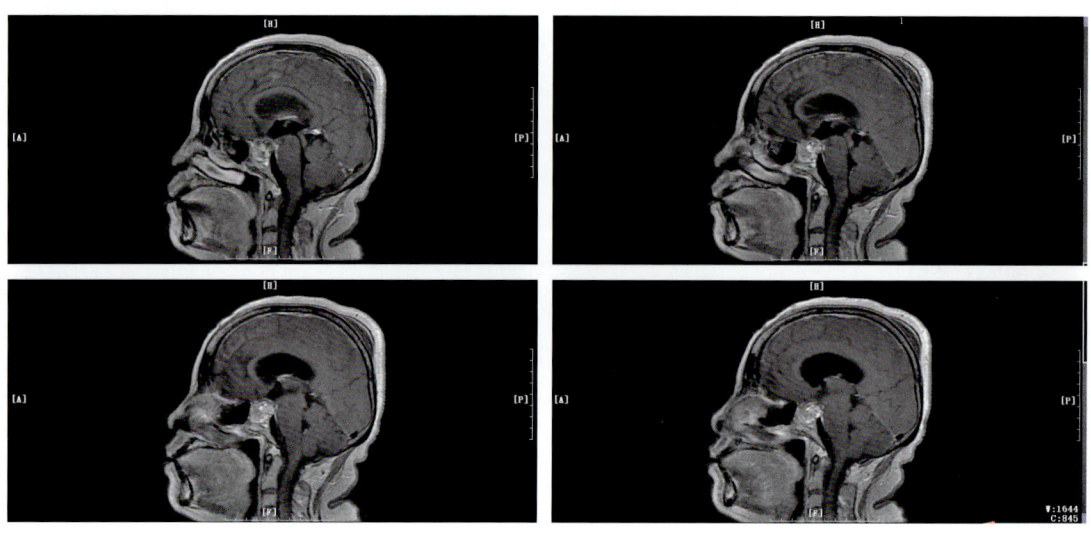

图20-1　垂体MRI增强(2023-04-17)

- 腰骶椎MRI增强(2023-04-18,图20-2):腰椎曲度变直,T2WI上L4/5、L5/S1椎间盘向后突出,椎间盘信号减低,硬脊膜囊受压。各椎体缘骨质增生。圆锥位置正常,腰骶段马尾纠集及硬膜明显线状强化。结论:腰骶段马尾及硬膜异常强化伴蛛网膜粘连,结合病史、考虑感染可能大;L4/5、L5/S1椎间盘后突;腰椎曲度变直:腰椎退变。

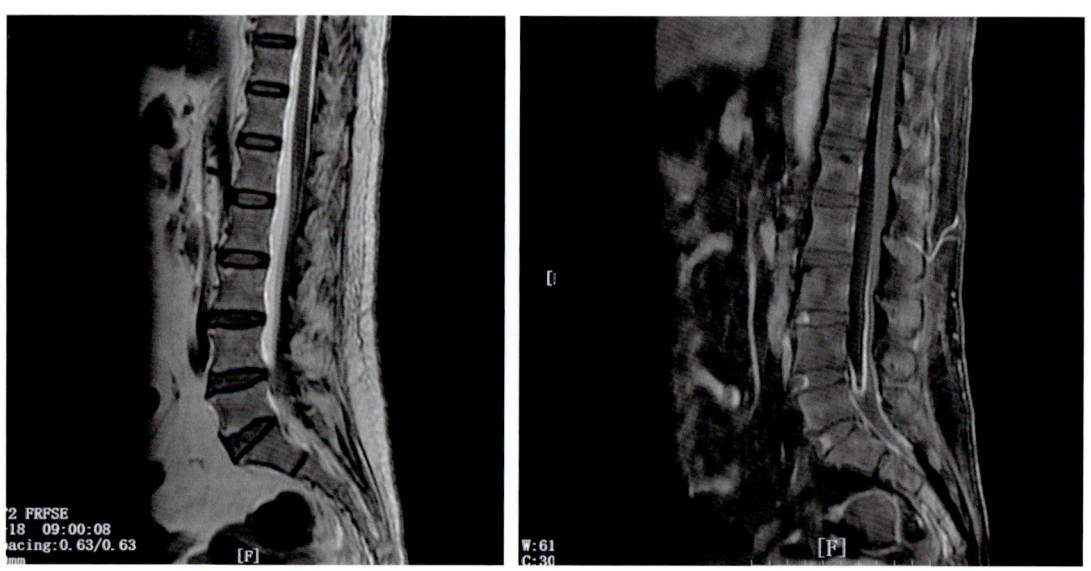

图20-2　腰骶椎MRI增强(2023-04-18)　T2WI(左)和T1WI增强(右)。

- 头颅MRI增强（2023-04-25）：鞍区术后改变鞍上不规则强化灶与前（2023-04-17）相仿；两侧额顶叶少许缺血灶；脑积水引流术后改变，后角少许积血可能大；请结合临床随访。
- 颅底CT（2023-05-10）：脑积水引流术后，鞍区占位；结合MRI检查。
- 颈椎MRI增强（2023-05-10）：C3/4、C4/5、C5/6、C6/7椎间盘突出；颈椎退行性变，C4椎体少许脂肪变。
- 脑脊液细胞学（2023-05-10，图20-3）：大量散在或簇状分布的造釉细胞性鳞状上皮细胞，非造釉细胞性鳞状上皮及立方上皮细胞，偶见核分裂型。结合细胞学、病史及免疫组化染色，首先考虑颅咽管瘤脑脊液播散。

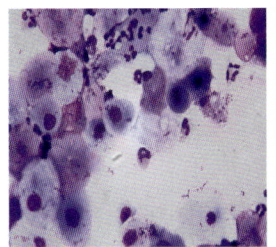
630倍，Wright染色

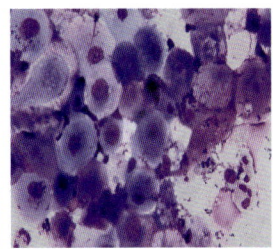
630倍，Wright染色

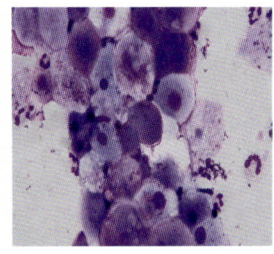
630倍，Wright染色

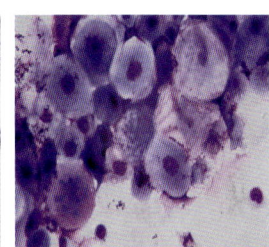
630倍，Wright染色

图20-3　脑脊液脱落细胞学（2023-05-10）

临床关键问题及处理

关键问题1　如何考虑患者的诊断？

患者早期以头痛、发热起病，感染首先需要考虑，脑脊液性状也提示感染性病变，特别是引流术中明确肉眼可见白色脓液流出，抗感染治疗后患者症状也有所缓解；但充分抗感染治疗效果不佳，仍有头痛，局部病灶未缩小，同时脑脊液细胞学提示颅咽管瘤可能。颅咽管瘤的诊断能否成立？能否推翻当初垂体脓肿的诊断？各学科众说纷纭，意见不同。为统一认识，2023-05-15进行第一次多学科（感染科、神经外科、内分泌科、影像科、检验科）讨论。放射科认为从患者垂体MRI增强及腰骶椎MRI增强影像学分析，支持感染。神经外科认为颅咽管瘤脑脊液播散非常罕见，病程早期手术中见大量脓液，虽然目前垂体MRI增强提示垂体占位较前增大，但不能排除感染。患者虽有手术指征，但手术后不能解决脑积水和腰骶部疼痛，且存在后续垂体功能减退及继发感染等风险，暂不建议手术，先行内引流。检验科教授认为目前脑脊液细胞学检查提示存在大量不同分化阶段的鳞状上皮细胞，需警惕颅咽管瘤。内分泌科建议加做脑脊液*CTNNB1*、*BRAF V600E*基因检测，进一步确认是否可能为颅咽管瘤。从我科角度，该患者间断历时近2年抗感染治疗，效果不佳，病灶仍在扩大，病情进展，且未发现明确感染病原体，考虑非感染性疾病（颅咽管瘤）可能大，不排除曾一过性继发感染。结合内分泌科会诊意见，05-24送脑脊液*BRAF V600E*基因检测，结果提示变异比例/拷贝数23.27%。05-30晚进行了第二次多学科（感染科、神经外科、内分泌科、检验科、肿瘤科）讨论。基于基因检测结果，部分专家认为颅咽管瘤脑脊液播散可能大，仍有部分专家考虑因暂无病理依据，颅咽管瘤依据仍不足，考虑感染。

关键问题2 后续患者治疗方向是什么？是否需要手术？

基于第二次多学科讨论，各学科专家达成初步共识，建议由肿瘤科给予靶向药物，观察治疗后反应，必要时再次手术进一步明确垂体占位性质。05-31患者开始口服达拉非尼150 mg bid联合曲美替尼2 mg qd靶向治疗。06-05复查垂体MRI增强提示鞍区术后改变，鞍上不规则强化灶较前缩小。治疗后第5天，患者出现鼻腔大量流清水样液体，考虑脑脊液鼻漏，急诊行内镜经鼻鞍区病灶探查切除术+脑脊液漏修补（图20-4），术中探查病灶并取快速冰冻切片，考虑"颅咽管瘤"。术后正式病理结果回报提示（鞍区）颅咽管瘤，乳头型；伴渗出及炎症。分子检测结果：BRAF V600E突变型（ARMS-PCR法）。06-09复查垂体MRI增强提示鞍区术后改变，较前（2023-06-05）左侧视交叉旁结节消失，右侧脑室较前缩小。06-14复查脑脊液细胞学提示与前相比异型鳞状上皮细胞较前明显减少，符合颅咽管瘤脑脊液播散治疗后改变。06-26行脑室-腹腔分流手术后出院。出院后继续予以靶向药物治疗（达拉非尼、曲美替尼），同时继续给予激素替代（左甲状腺素钠、醋酸可的松、去氨加压素）、左乙拉西坦预防癫痫。患者随访，症状好转，生活可简单自理，可自行行走，但视力改善不明显。

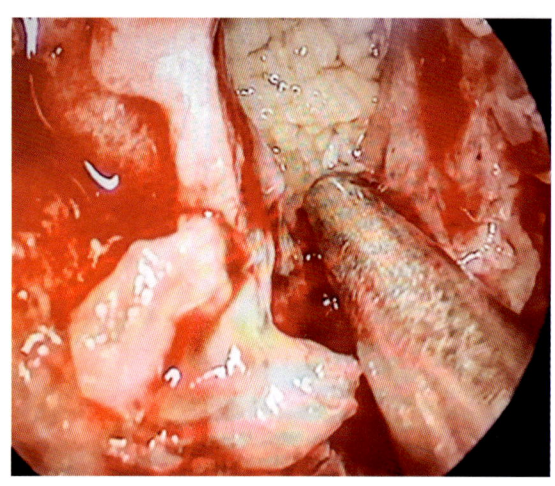

图20-4　内镜经鼻鞍区病灶探查切除术　术中见菜花样新生物。

背景知识介绍

颅咽管瘤是位于鞍区或鞍旁区的生长缓慢的中枢神经系统良性肿瘤，占所有颅内肿瘤的1.2%～4.6%。颅咽管瘤在组织学上分为造釉型和乳头型，两型在起源和年龄分布上不同，造釉型起源于颅咽管的上皮细胞或Rathkes囊的残留，常见于儿童；乳头型由原始口凹残留的鳞状上皮细胞化生而来，多见于成人。超过90%造釉型颅咽管瘤与体细胞 *CTNNB1* 基因（编码β链蛋白）突变相关。*CTNNB1* 基因突变使链蛋白稳定性升高，进一步激活WNT/-链蛋白信号转导通路。超过90%乳头型颅咽管瘤中常发生 *BRAF V600E* 基因突变，从而导致了MAPK通路的活化，促进肿瘤发生。颅咽管瘤通常是生长缓慢的肿瘤，起病隐匿，往往在症状出现后12年才被诊断。典型症状如下。① 内分泌功能障碍：颅咽管瘤常导致内分泌功能低下，如甲状腺功能减退、直立性低血压、身材矮小、尿崩症、阳痿、闭经等，但少数情况下也可能出现部分内分泌功能亢进，如儿童性早熟、成人肥胖等。② 视觉障碍：经典的双颞侧偏盲是由于肿瘤压迫视交叉引起的,但也有可能出现同向性偏盲、盲点和伴有视神经萎缩的视乳头水肿。③ 伴随症状——颅高压症状:当肿瘤体积增大到一定程度产生的占位效应阻塞了室间孔、第三脑室或导水管后,可起继发性脑积水,患者可出现头痛、恶心和呕吐等颅高压的症状。④ 其他症状:包括化学性脑膜炎(由囊肿破裂囊液进入蛛网膜下腔)、癫痫、儿童学习成绩差或成人情绪不稳和冷漠。

颅咽管瘤影像学表现

(1) CT:鳞状乳头型颅咽管瘤(PCP)通常为实性肿瘤,很少出现钙化。钙化和囊变是造釉细胞型颅咽管瘤(ACP)的特点,90%的ACP有钙化和囊变。

(2) MRI

1) 囊液部分MRI:T2WI大多数为高信号,部分为低信号(有角蛋白或钙盐结晶),T1WI因其成分不同而表现为低信号(含铁血红蛋白)或高信号(其他蛋白质含量高)。

2) 实性成分MRI:T1WI上信号强度与灰质相似;T2WI上多为不均匀的高信号。实性部分及囊壁的MRI增强扫描可有明显或不均匀强化。

由于颅咽管瘤的生物学行为,其通常不会发生扩散,但已有少数病例报道了异位发生或在远离初次发病或手术路径的部位复发的情况,并将其视为一种罕见但重要的颅咽管瘤转移机制。极少数情况下,颅咽管瘤可因手术过程中肿瘤物质的溢出而发生脊髓转移。据我们所知,目前仅有3例颅咽管瘤转移至脊髓的病例报道,包括本病例。第一例是一名27岁的男性,曾接受鞍上乳头状颅咽管瘤的次全切除术,19个月后被诊断为脊髓播散。第二例是一名11岁的女孩,曾通过额眶颞入路完全切除肿瘤,7年后被诊断为初发基底细胞型颅咽管瘤的脊髓转移。这两例均通过椎板切除术获得的肿瘤组织的病理检查确诊。而本病例则是首例通过脑脊液细胞学检查诊断颅咽管瘤脊髓转移的病例。这3例病例为支持颅咽管瘤脑膜下种植的可能性提供了重要的证据。

本病例耗时多年,所幸最终明确诊断。早在2016年患者就曾因头痛及鞍区占位就诊于我院神经外科,当时考虑良性占位,未予特殊处理。2021-09出现发热起病后历经数月,经手术证实为垂体脓肿,并勉强取得病原学证据,似乎以中枢神经系统感染定论并无异议。但在经过常规抗感染治疗疗程后,症状仍有反复,至2023-05,症状持续已近2年,治疗过程中还出现了腰骶部"感染性"病灶,以感染性疾病一元论很难解释播散性的病变。我们结合脑脊液细胞学检查(见异常的大量不同分化阶段的鳞状上皮细胞)及文献中对播散性颅咽管瘤的报道,大胆推测该患者播散性颅咽管瘤的诊断,但是苦于无法取得病理学证据,很难进行确认。经过多学科MDT讨论,脑脊液中颅咽管瘤特异性基因突变检测的建议如同黑暗中的一束光,为我们找到了突破口。果然找到了突变基因,接下来靶向药物的经验性应用，临床效果出乎意料地好，手术后的病理也最终证实了诊断。在这个病例中，对患者的细致随访、对初始诊断的不断反思、对本学科的深入理解和多学科的积极探讨促使我们最终找到了正确答案。

（孙永兴　李　杨　秦艳丽　金嘉琳）

参·考·文·献

[1] Müller HL, Merchant TE, Warmuth-Metz M, et al. Craniopharyngioma. Nature reviews[J]. Disease Primers, 2019, 5(1): 75.

[2] Hoffmann A, Brentrup A, Müller HL. First report on spinal metastasis in childhood-onset craniopharyngioma[J]. Journal of Neuro-Oncology, 2016, 129(1): 193−194.

[3] Frangou EM, Tynan JR, Robinson CA, et al. Metastatic craniopharyngioma: case report and literature review[J]. Child's nervous system: ChNS: official journal of the International Society for Pediatric Neurosurgery, 2009, 25(9): 1143−1147.

21

酷似肝脓肿的 EB 病毒相关淋巴上皮瘤样肝内胆管癌

题记

该例患者以发热伴腹痛起病,外周血化验以及影像学检查均提示肝脓肿可能,然而广谱、强效抗感染治疗效果不佳,外周血和肝组织中都检测到了大量EBV序列,术后病理证实为淋巴上皮瘤样肝内胆管癌。这一病例进一步拓宽了我们对发热伴肝脏占位、EBV相关肿瘤的认知,也彰显了病理检查对于明确肝脏病灶性质的重大价值。

病史摘要

入院病史
患者,男性,40岁,江西宜春人,个体经营者,2024-03-05收入我科。

主诉
反复腹痛、发热1个月余。

现病史
2024-01-18患者无明显诱因出现腹痛,随后出现寒战、高热,Tmax 39℃,于当地医院查血常规:白细胞$23.1×10^9/L$,中性粒细胞绝对值$17.19×10^9/L$,血红蛋白110 g/L,血小板正常。予以阿莫西林-克拉维酸钾联合多西环素抗感染疗效不佳,患者心脏彩超、胸部CT未见明显异常,腹部增强CT考虑肝脓肿,更换为亚胺培南-西司他丁联合甲硝唑抗感染,并行床旁彩超引导下肝脓肿穿刺,抽吸物为血性液体,送检培养阴性,患者血培养亦为阴性。经上述抗感染治疗后患者腹痛缓解,但仍有每日39℃以上发热。2024-02-06至上级医院进一步诊治,2024-02-18再次行超声引导下肝脏穿刺术,肝组织病理描述:多索状穿刺组织,纤维组织增生,炎性肉芽组织形成,多量淋巴细胞、浆细胞及中性粒细胞浸润,小血管增生,其间见残存的肝细胞,形态尚温和;免疫组化:CK(肝细胞+),SMA(肌纤维母细胞+),CD68(组织细胞+),CD138(浆细胞+),Hep(肝细胞+),CK19(胆管+),P53(野生型),Ki-67(炎细胞+),IgG(散在+），IgG4（散在），CD56（－）；病理诊断：符合化脓性炎。肝穿刺组织mNGS：EB病毒（序列数：65159）、新型冠状病毒（序列数424）。患者外周血mNGS：溶血不动杆菌（序列数4）、EB病毒（序列数：691）、CMV（序列数10）。2024-02-19行骨髓活检：粒系、红系二系增生，巨细胞可见；考虑感染性骨髓象。免疫组化：CD34（<1%+），cD117（－），TdT（－），cD3（T细胞+）；CD20（B细胞+）；PAX-5（散在+）；CD61（巨核细胞+）；E-cd（红系，少量+）；MPO（粒系+）；特殊染色：网状纤维（MF-0）。先后予以奥马环素＋亚胺培南-西司他丁、亚胺培南-西司他丁＋利奈唑胺/康替唑胺、莫西沙星＋亚胺培南-西司他丁＋万古霉素、万古霉素＋头孢哌酮-舒巴坦、美罗培南＋依替米星、替加环素＋莫西沙星＋亚胺培南-西司他丁联合抗感染，阿昔洛韦抗病毒，患者仍每日反复高热，体温最高可达41℃，白细胞波动于（23.1～33.66）×10^9/L，C反应蛋白波动于59～101.4 mg/L，降钙素原波动于0.62～1.62 ng/mL。02-19～02-23患者曾静脉应用甲泼尼龙40 mg qd×5d，其间体温可降至正常，伴白细胞及C反应蛋白好转（甲泼尼龙应用期间白细胞最低降至20.88×10^9/L，C反应蛋白最低至21.53 mg/L），但停用激素后第2日再发41℃高热，伴白细胞最高升至53.23×10^9/L，C反应蛋白163.97 mg/L，降钙素原22.74 ng/mL。动态复查腹部彩超示左肝包块似有缩小（02-15 62 mm×42 mm→02-18 60 mm×45 mm→02-26 51 mm×41 mm），为进一步诊治来我院门诊，门诊拟"肝脓肿"收入我科住院。

患病以来，患者精神可，胃纳可，睡眠好，大小便正常，体重下降2～3 kg。现用药：恩替卡韦分散片每天1次，每次0.5 mg。

既往史及个人史

10年前发现乙肝表面抗原阳性，口服恩替卡韦抗病毒治疗，5年前自行停药，1个月余前在当地医院住院期间查HBV DNA 2.24×10^7 IU/mL，再次开始口服恩替卡韦抗病毒治疗。否认结核史，否认外伤输血史，否认药物过敏史。吸烟史：吸烟20年，平均20支/天。饮酒史：饮酒20年，社交性饮酒，量少。

婚育史

已婚已育，否认家族遗传性疾病史。

入院查体

T：36.5℃，P：110次/分，R：20次/分，BP：106/66 mmHg，身高：169 cm，体重：57.5 kg。神清，发育正常，回答切题，自动体位，查体合作，步入病房，全身皮肤黏膜未见异常，无肝掌，全身浅表淋巴结无肿大。双侧瞳孔等大等圆，对光反射灵敏，颈软，无抵抗，甲状腺无肿大。双肺呼吸音清，未闻及干、湿性啰音。心率110次/分，律齐。腹平坦，腹壁软，全腹无压痛，无肌紧张及反跳痛，肝脾肋下未触及，肝区叩击痛。双下肢无水肿。

入院后实验室检查及辅助检查

- 血常规（2024-03-05）：白细胞计数35.26×10^9/L，中性粒细胞百分比85.4%↑，血红蛋白105 g/L↓，血小板计数283×10^9/L。

- 外周血涂片（2024-03-06）：（血液）片上可见有核细胞数量增多，以中性粒细胞为主，易见中性粒细胞核左移现象，寻找中偶见幼稚粒细胞。

- 肝肾功能(2024-03-05)：谷丙转氨酶280 U/L↑，谷草转氨酶16 U/L，碱性磷酸酶141 U/L↑，γ-谷氨酰转移酶138 U/L↑，乳酸脱氢酶247 U/L，总胆红素15.8 μmol/L，直接胆红素9.5 μmol/L↑，白蛋白34 g/L↓，尿素5.9 mmol/L，肌酐69 μmol/L，尿酸0.300 mmol/L。
- 凝血功能(2024-03-05)：凝血酶时间15.0秒，纤维蛋白降解产物3.3 μg/mL，活化部分凝血活酶时间27.4秒，国际标准化比值1.11，D-二聚体0.77 FEUmg/L↑，纤维蛋白原定量4.4 g/L↑，凝血酶原时间12.9秒，抗凝血酶Ⅲ 52.0%↓。
- 炎性指标(2024-03-05)：红细胞沉降率47 mm/h↑，C反应蛋白79.78 mg/L↑，降钙素原0.37 ng/mL，白介素6 35.93 pg/mL↑，血清淀粉样蛋白A 236.3 mg/L，铁蛋白86 500 ng/mL↑，白介素2受体2 307 U/mL↑。
- EB病毒抗体(2024-03-08)：抗EB病毒早期抗原IgG 30.00 U/mL↑，抗EB病毒核抗原IgG>200 U/mL↑，抗EB病毒衣壳抗原IgG 67.96 U/mL↑。
- 乙肝病毒标志物(滴度)(2024-03-06)：乙型肝炎病毒核心抗体(A) 8.60 s/co(+)，乙型肝炎病毒e抗原(A) 0.59 s/co(−)，乙型肝炎病毒e抗体(A) 1.08 s/co(−)，乙型肝炎病毒表面抗原(A)>250.00 IU/mL(+)。
- 乙型肝炎病毒DNA定量检测(2024-03-06)：1.55×10^5 IU/mL。
- 新型冠状病毒核酸检测—快速(咽拭子)(2024-03-06)：(+)。
- 病原体筛查：血清隐球菌荚膜多糖抗原、结核感染T淋巴细胞γ-干扰素释放试验、甲型、乙型流感病毒抗原、G试验、血培养、单纯疱疹病毒IgM抗体以及HIV、丙型肝炎病毒、梅毒检测未见异常。
- 其他检查：抗心磷脂抗体、抗核抗体谱、免疫固定电泳、粪便常规、尿常规、血糖、淀粉酶、糖化血红蛋白、乳酸、免疫球蛋白G4未见异常。
- 心脏超声(2024-03-06)：静息状态下经胸超声心动图未见明显异常；功能诊断：左心收缩功能正常，左心舒张功能正常。
- 肝脏MRI增强(2024-03-06)(图21-1)：肝脏大小、各叶比例正常，肝左叶及右叶散在条片状混杂信号影，边界欠清，部分DWI示高信号，增强后动脉期左叶病灶周围可见异常灌注，肝内胆管未见扩张。脾脏、胰腺及胆囊的形态、大小及信号均未见异常。肝门及腹膜后肿

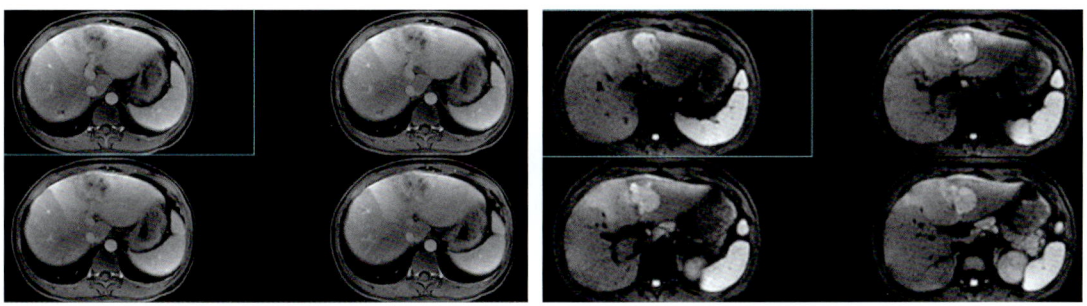

图21-1　肝脏增强MRI(2024-03-06)　左：LAVA-Flex 3ph+C序列；右：DWI序列。

大淋巴结,未见腹水征。检查结论:肝内散在异常信号,结合病史考虑感染性病变,左叶脓肿,右叶小脓肿待排,建议抗感染治疗后复查;肝门及腹膜后肿大淋巴结。

• **B超**(2024-03-06):甲状腺左叶结节,TI-RADS 3类。双侧颈部、锁骨上、腋下、腹股沟未见明显异常肿大淋巴结。双侧甲状旁腺未显示。肝左叶实质为主混合性占位灶(56 mm×48 mm不均质回声团块,边界欠清,形态不规则,内可见极少量无回声)、肝右叶血管瘤。胆囊多发息肉。后腹膜多发淋巴结肿大(较大28 mm×11 mm淋巴结多枚,皮质增厚,髓质少量)。胰、脾、双肾未见明显异常。门静脉、肝静脉脾静脉未见明显异常。双侧胸腔未见积液。

• **胸部CT扫描**(2024-03-06):左肺上叶下舌段、左肺下叶后基底段实性小结节,考虑增殖灶可能,随诊。双肺尖及双下肺背段胸膜下部分气肿、肺大疱。

临床关键问题及处理

关键问题1 患者发热伴"肝脓肿",经广谱抗感染治疗无效,应该如何诊断和鉴别诊断?

患者为中年男性,急性病程(1个月余),入院时仍有发热,体温>39℃,结合白细胞明显升高,以中性粒细胞为主,外院影像学及我院影像学均提示肝脓肿,从优先考虑"常见病常见表现"的角度,肝脓肿的确是第一考虑。但需要注意到患者的几个特殊之处:① 患者没有明显的免疫缺陷病史,但是经验性抗感染治疗已经覆盖了肝脓肿常见革兰阳性菌和阴性菌,对患者的体温、血象、炎症指标似乎毫无效果,反而是糖皮质激素有效;② 患者持续寒战、高热,外院多次血培养甚至"脓肿"穿刺培养都没有获得阳性病原学结果;③ 患者的"脓肿"已经经过两次穿刺,一次是"血性液体",培养阴性;一次穿刺是组织,mNGS测到大量的EB病毒序列及部分新型冠状病毒序列(EB病毒序列数65159、新型冠状病毒序列数424)。这些特殊之处提示我们需要警惕肿瘤性病变,特别是EB病毒相关肿瘤性疾病的可能。

因此,在首先考虑肝脓肿并给予亚胺培南-西司他丁1 g ivgtt q6h联合奥马环素(首剂加倍)0.1 g ivgtt qd抗感染的基础上,患者进一步完善了以下检查。

(1) EB病毒筛查:EB病毒DNA定量检测(血浆)(2024-03-07) $2.32×10^5$ copies/mL;EB病毒DNA定量检测(全血)(2024-03-07) $2.11×10^5$ copies/mL;EBV淋巴细胞分选(2024-03-08):T细胞$1.68×10^3$/mL,B细胞$8.56×10^2$/mL,NK细胞(-)。

(2) 骨髓穿刺流式+活检:骨髓流式细胞学未见明显异常造血淋巴细胞群;骨髓涂片示增生性骨髓象,以粒系为著。部分粒细胞有退行性变,NAP积分升高;骨髓病理见骨髓活检示十来个髓腔,造血细胞约占50%,巨核细胞可见,各系造血细胞未见明显异常,请结合临床。

(3) PET-CT(2024-03-07):① 肝左叶散在稍低密度影(SUVmax 22.9,较大摄取范围5.7 cm×5.8 cm),心膈角、肝门区、肝胃间隙及腹膜后多发淋巴结(SUVmax 5.5,较大摄取范围2.6 cm×2.1 cm),伴FDG代谢不同程度增高,结合病史,考虑炎性病变可能大,建议治疗后随诊;余全身包括脑PET显像未见FDG代谢明显异常增高灶。② 双侧颈部、双侧锁骨区、纵隔、双侧肺门、双侧内乳区、双侧腋窝及双侧腹股沟淋巴结炎。③ 右侧上颌窦炎,左侧下鼻甲肥大。④左肺近斜裂胸膜小结节,未见FDG代谢异常增高,考虑良性,建议随诊;双肺陈旧灶;双肺大疱。⑤肝右叶稍低密度影,未见FDG代谢异常增高,考虑良性可能大(血管瘤?),建议超声随诊;肝脏钙化灶。⑥轻度食管炎;胃炎。⑦骨髓反应性改变。

(4)肠镜检查(2024-03-11,图21-2):未见明显异常。

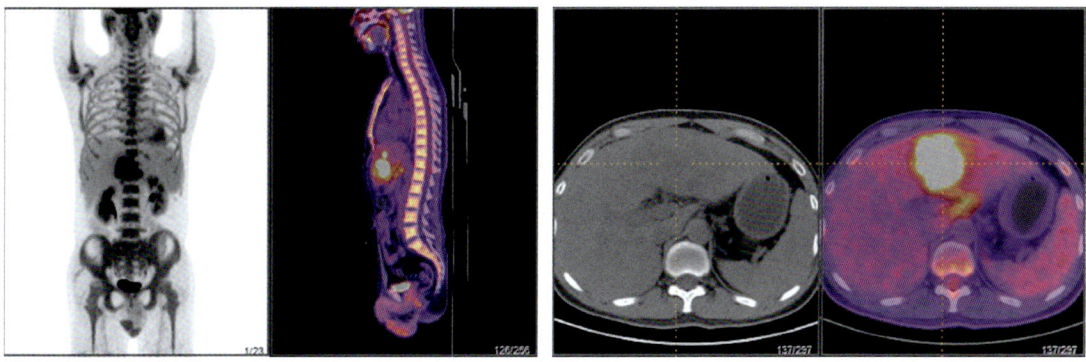

图21-2 PET-CT扫描(2024-03-07)

关键问题2 更换抗感染治疗方案后疗效如何?肝脏占位该如何进一步处理?

经亚胺培南-西司他丁+奥马环素抗感染治疗后患者体温高峰有所下降,间断体温正常,但复查B超肝脏占位无明显缩小(B超肝左叶混合回声团块大小:03-06 56 mm×48 mm,03-12 69 mm×47 mm)。结合全血和血浆中的EBV-DNA异常升高,患者的肝脏占位仍需高度警惕EB病毒相关淋巴瘤的可能,考虑到如果是淋巴瘤,患者再次肝穿刺活检的出血风险极高,而肿瘤性疾病又亟需病理明确诊断,于是我们借阅了此前肝穿刺的病理切片会诊,并邀请包括病理科、肝胆外科、影像科在内的多学科进行病例讨论。03-13 MDT讨论中,影像读片虽考虑脓肿可能,但结合病史,抗感染治疗后白细胞未明显下降,PET-CT提示肝脏病灶SUV值异常升高,MRI不能完全排除胆管细胞癌可能。肝穿刺,我院病理会诊提示:(肝穿刺)炎症、坏死伴纤维组织增生的背景中见灶性核异型细胞增生,部分表达上皮和组织细胞标记,EBER阳性着色,淋巴上皮样癌或滤泡树突状细胞肉瘤不能除外,因可检查组织过少,建议获取更多病变组织后进一步检查;免疫组化结果:CD3(散在+),PAX5(少量+),cD21(−)特染:PAS(−),抗酸(−),ISH:EBER(+)。其中EBER阳性主要分布于上皮细胞,考虑胆管细胞来源淋巴上皮样癌伴脓肿可能,肌纤维母细胞瘤不完全除外,建议手术治疗,同时送检更多组织进一步检查。与患者及家属充分沟通病情,多学科及患方一致同意至肝胆外科进一步手术治疗。

患者于2024-03-19行腹腔镜下肝段切除术,术中探查,肝脏与网膜、膈肌广泛粘连,行粘连松解后探查腹腔,见腹腔无腹水,胃、肠、胰、脾及盆腔脏器未及异常,腹腔未见明显转移结节,肝脏质软,未见明显硬化。左肝与周围大网膜广泛粘连。肝门多发淋巴结肿大,大小0.5～1.5 cm。结合术前影像和术中B超,见肿瘤1枚,累及右肝Ⅵ和Ⅲ,大小7 cm×3 cm×2 cm,肿块质韧,边界尚清,有包膜。病理检查结果(图21-3)如下。①特殊肝段

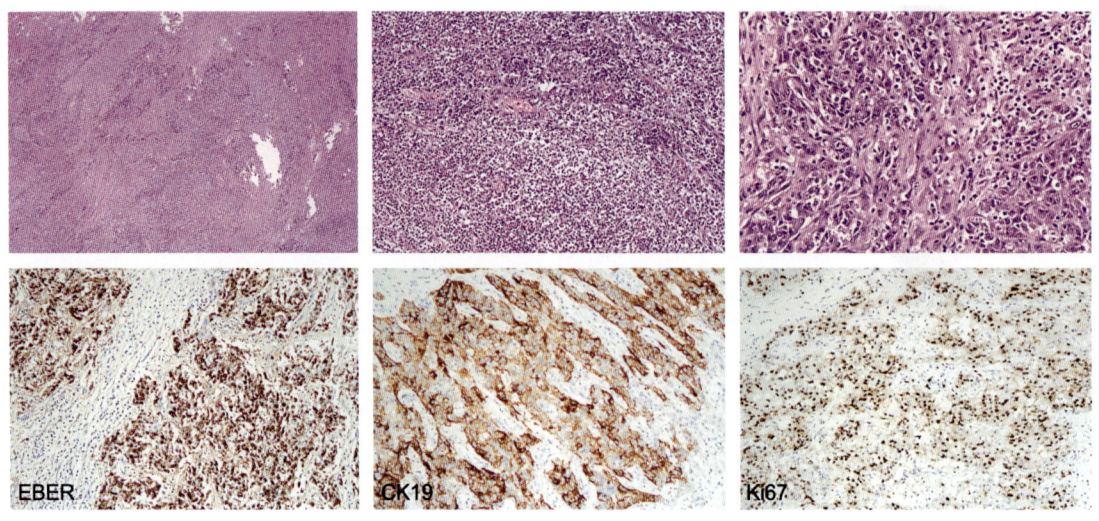

图21-3 术后病理

切除标本：大小16 cm×14 cm×8 cm，剖开切面见灰白质硬肿块；大小8 cm×7 cm×6.5 cm，未见包膜，边界不清，余肝切面匀细。② 病理诊断:(肝)淋巴上皮瘤样癌，胆管型;(肝门淋巴结)5枚，均未见肿瘤转移(0/5)。③ 免疫组化检查：CK7(-)，EMA(个别+)，MUC5AC(-)，CK8(+)，HEP1(-)，Ki67(40%+)，GPC3(-)，CD56(-)，cK19(+)，P53(部分+)，SMAD4(+)，EBER(+)，CD34(血管+)，CK18(少量+)，HBsAg(+)，CEA(-)，GPC-3(-)，CK5/6(-)，P40(-)，P63(-)。特殊染色结果如下。① 肿瘤：网染(网状支架塌陷)，MASSON(网状支架塌陷)；② 周围肝：网染(假小叶形成)，MASSON(假小叶形成)；③ 补充免疫组化评估：PD1肿瘤内淋巴细胞阳性约10%；④ PDL1(clone E1L3N)：肿瘤细胞阳性约5%，淋巴组织细胞阳性约10%，CPS评分约20。

患者术后体温及血常规白细胞迅速恢复正常，一般情况可，03-24出院。原拟于术后1个月至肝胆外科进行术后化疗，但患者于04-08再次出现发热，夜间体温最高39.3℃，服用退烧药后可短时体温下降，无腹痛、腹泻等不适。口服莫西沙星1片qd无效，仍持续发热，于04-17前往当地医院急诊，予以甲硝唑0.5 g ivgtt bid治疗2天未见明显效果，04-19再次收入我科。患者入院后查血常规(2024-04-19)：白细胞计数$16.04×10^9$/L↑，中性粒细胞绝对值$11.91×10^9$/L↑，血红蛋白116 g/L↓，红细胞沉降率37 mm/h↑，C反应蛋白48.33 mg/L↑；复查EBV DNA定量检测(血浆)$1.76×10^5$ copies/mL，EBV DNA定量检测(全血)$4.75×10^4$ copies/mL。B超检查见后腹膜胰腺颈部浅面上方实质性占位；进一步复查上腹部MRI增强(图21-4，2024-04-23)：肝脏术后改变，术区渗出改变及少许腹水；心膈角、肝-胃间隙肿大淋巴结，较前2024-03-06增大，考虑转移；术区旁肝左内叶异常灌注，延迟期环状强化可见，建议密切随诊；门静脉增宽；肝右叶血管瘤；结合临床随诊。

关键问题3 患者术后短期内再发高热及新发腹膜胰腺颈部病灶，是之前肿瘤转移还是新发EB病毒相关的淋巴瘤？

根据文献学习，患者肿瘤属于EB病毒相关淋巴上皮样肝内胆管癌，一般预后较好，少有

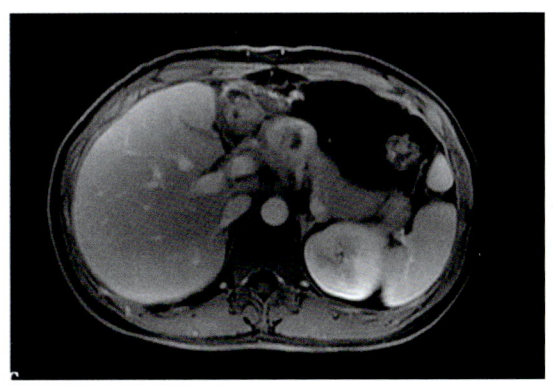
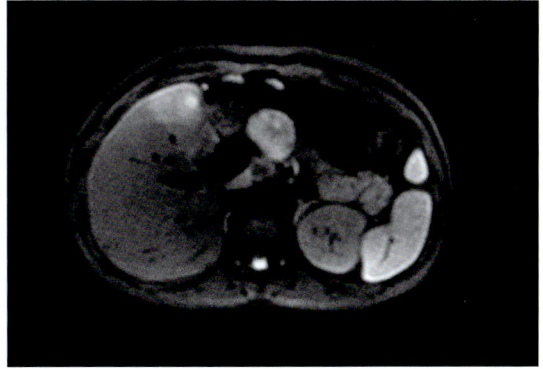

图21-4　肝脏MRI增强（2024-04-23）　肝-胃间隙肿大新发病灶。左：LAVA-Flex 3ph+C；右：DWI。

转移，但患者在手术后短期就出现转移，结合血浆高拷贝EBV-DNA，需要高度警惕EBV相关淋巴增殖性疾病可能，影像学上同样不能除外淋巴瘤可能。2024-04-26全麻下行ERCP取活检。术中见胰腺颈部上方见约35 mm×32 mm低回声病灶，边界清楚，未见明显包膜。取活检，术后病理提示：(腹腔淋巴结)转移性淋巴上皮瘤样癌，伴小脓肿。排除化疗禁忌后于2024-04-30行化疗联合免疫治疗，方案为：吉西他滨1.6 g+顺铂40 mg+帕博利珠单抗100 mg ivgtt。经治疗后，患者未再发热，化疗过程顺利，准予出院。2024-05-08再次行化疗，方案为：吉西他滨1.6 g ivgtt+顺铂40 mg ivgtt。患者经过含有PD-1单抗方案的化疗后，未再出现发热，体重增加5余千克，一般情况良好。

背景知识介绍

淋巴上皮瘤样肝内胆管癌

大多数原发性肝癌由肝细胞癌（HCC）和肝内胆管癌（iCC）组成。淋巴上皮瘤样癌（LELC）最初发生在鼻咽部，被定义为由未分化上皮细胞和显著淋巴样浸润组成的肿瘤。随后，在包括肝脏在内的许多其他器官中也报告了此类病例。在HCC和iCC中都观察到了肝脏LELC病例，这些病例进一步被命名为淋巴上皮瘤样肝细胞癌（LEL-HCC）和淋巴上皮瘤样胆管癌（LEL-ICC）。肝脏LELC是一种相对罕见的发现，但在过去几年中，报道的病例数量急剧增加，表明这种实体肿瘤可能被低估了。肝脏LELC不仅因其流行病学和病理学特征而备受关注，而且其预后也明显优于典型的HCC和iCC。

大约70.0%的LEL-ICC与EBV感染有关，且大多数病例发生在亚洲国家。回顾性分析表明LEL-ICC病例多发于≤60岁的女性，且以黄种人为主。病因方面，76.5%为EBV感染，38.2%为HBV感染，仅有2例为HCV感染。迄今为止，EBV和HBV在LEL-ICC发生发展中的作用尚不明确，有报道EBV阴性与EBV阳性的LEL-ICC组织病理学差异无统计学意义。虽然大多数病例与EBV有关，但EBV在LEL-ICC发病机制中的具体作用尚不明确。LEL-ICC

的临床表现无特异性,AFP多为阴性,目前尚无特异性的生物标志物可用于诊断。

目前诊断LEL-ICC的金标准仍是病理学,1998年Wada等将LEL-HCC定义为10个高倍视野内出现超过100个肿瘤浸润淋巴细胞,但至今仍无定论,诊断所需的淋巴细胞浸润量或密度尚未确定。从病理特征看,LEL-ICC主要需与LEL-HCC、胆管癌、恶性淋巴瘤、转移性LELC做鉴别。由于报道数量有限,目前尚无关于LELC标准化治疗策略的报道,在几乎所有报道的病例中,手术切除仍然是最有效的治疗方法,少数患者还接受射频消融、免疫治疗联合化疗等治疗,取得良好效果。值得注意的是,文献显示在LEL-ICC中,肿瘤细胞及其间质免疫细胞(包括淋巴细胞、浆细胞和中性粒细胞)均不同程度表达PD-L1,尤其在EB病毒相关的LEL-ICC中表达更明显,提示免疫治疗可能是LEL-ICC潜在的治疗手段。本例患者PD-1高表达,经过含有PD-1单抗方案的治疗后,目前状态良好。

ICC是一种侵袭性极强的恶性肿瘤,手术切除后的5年生存率仅为15%～40%。LEL-ICC的预后优于传统胆管癌,Chan等对7例LEL-ICC患者进行统计分析,发现5年总生存率为100%,部分患者生存165个月无复发。AlenSam Saji报道两例患者,经手术切除肿瘤,随后进行GS方案辅助化疗,以及包括自然杀伤细胞因子诱导杀伤(NK-CIK)和nivolumab(PD-1抑制剂)在内的联合免疫治疗,预后良好,生存期分别为100个月和85个月。部分出现淋巴结转移的晚期患者,经手术及术后放疗后生存期达54个月,无复发。虽然关于LEL-ICC预后的报道不多,但总体上优于典型胆管癌,可能大量淋巴细胞浸润反映了宿主的抗肿瘤免疫反应,因此LEL-ICC的预后优于典型肝内胆管癌,与典型肝内胆管癌相比,LEL-ICC术后复发率较低,生存期较长。

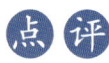

淋巴上皮瘤样癌是一种少见的恶性上皮性肿瘤,原发于肝脏的淋巴上皮瘤样癌更罕见,其在DWI上呈高信号,ADC值明显减低,增强后动脉期明显强化或边缘环形强化的影像学特点与肝脓肿较难鉴别,尤其当患者伴有发热时容易被诊断为肝脓肿。在本例患者中亦是如此,甚至病理报告也考虑化脓性改变,但当抗感染效果不佳,仔细复盘病例相关化验时,不得不质疑究竟能否用感染性疾病来解释整体病程,应积极获取更合理的病理学诊断来指导进一步的治疗。

(刘飞飞　周　晛　王　璇　陆　录　杜尊国　李　宁)

参 考 文 献

[1] Labgaa I, Stueck A, Ward S C. Lymphoepithelioma-like carcinoma in liver[J]. The American Journal of Pathology, 2017, 187(7): 1438-1444.
[2] Qin H K, Xue D D, Guo H B. Lymphoepithelioma-Like Intrahepatic Cholangiocarcinoma Associated with Epstein-Barr Virus and Hepatitis Virus: Case Report and a Literature Review[J]. Cancer Management and Research, 2024, 29: 395-402.

22 鼻窦曲霉病合并淋巴瘤

题记

侵袭性真菌性鼻-鼻窦炎起病急,进展快,在免疫功能低下人群甚至进展为鼻-眶-脑型真菌病,预后差,因此需早诊断,及时治疗。本文报道此病例患者为侵袭性真菌性鼻-鼻窦炎同时合并鼻窦NK/T淋巴瘤,较为罕见,诊疗过程也较为曲折。结合本病例临床诊疗的分析和总结,希望能提高临床医生对该病的认识。

病史摘要

入院病史
患者,女,47岁,2023-10-24入住复旦大学附属华山医院感染科。

主诉
左侧眶周肿胀、间断发热2个月,鼻塞1个月。

现病史
患者2个月前无明显诱因出现左侧眶周肿胀不适,伴发热,体温最高38.7℃,伴流泪,无眼痛,无眼分泌物增多。起初左侧眶周肿胀3~4天后可自行缓解,数天后再次肿胀,程度较前加重,伴发热。自行间断外用滴眼液治疗(具体不详),体温升高时间断口服布洛芬退热。2023-09-18在上海某A医院行鼻窦CT提示左侧鼻窦慢性炎症(前组鼻窦为主),涉及左侧鼻腔中鼻道;右侧筛窦及上颌窦轻度炎症;鼻咽顶轻度淋巴组织增生,双侧中耳乳突炎。建议手术治疗。患者回当地医院住院,2023-09-20于全麻下行鼻内镜下多个鼻窦开窗术(左侧上颌窦、筛窦、额窦),术中左侧中鼻道见大量变应性真菌样暗黄色黏性分泌物,钩突高度水肿。进一步行鼻腔鼻窦炎性组织检查提示:(左鼻腔鼻窦)黏膜慢性炎伴出血坏死。分泌物细菌/真菌培养鉴定:丝状真菌(+)。病理诊断为左鼻腔鼻窦黏膜慢性炎伴出血坏死及真菌团块。2023-09-27起予伏立康唑200 mg q12h po抗真菌治疗。患者出院后仍感左侧眶周明显肿胀、鼻塞,左侧鼻腔及眼角偶有分泌物流出,仍有发热,遂2023-10-05起间断于当地医院应用地塞米松10 mg qd ivgtt,症状缓解后停用,停用地塞米松后会再次肿胀,其间自行服用左氧氟沙星1周后停药。患者病情无明显缓解,为进一步诊治于2023-10-24收入我科。

既往史

2023-09-20于外院行"鼻内镜下多个鼻窦开窗术"。既往体健,否认糖尿病、高血压、心脏病等慢性病史。

入院查体

T: 36.4℃, P: 80次/分, R: 18次/分, BP: 124/78 mmHg, 身高: 160 cm, 体重: 61 kg。神清,精神可,查体合作。右侧眶周轻度肿胀,左侧眶周肿胀明显,表面皮肤稍红,左眼睁眼困难,视力检查未见明显异常。颈软,颈静脉无怒张,气管居中,双侧甲状腺未及肿大。胸廓对称无畸形,双肺呼吸音清,未闻及干、湿啰音。心率80次/分,律齐,各瓣膜听诊区未闻及病理性杂音。腹平坦,腹壁软,全腹无压痛,无肌紧张及反跳痛,肝脾肋下未触及,肝肾区无叩击痛,肠鸣音4次/分。脊柱、四肢无畸形,关节无红肿,无杵状指(趾),双下肢无水肿。四肢肌力、肌张力正常,生理反射正常,病理反射未引出。

入院后实验室检查及辅助检查

- 血常规(2023-10-24):白细胞9.86×10^9/L,中性粒细胞百分比88.3%,血红蛋白116 g/L,血小板计数224×10^9/L。
- 炎症指标:红细胞沉降率20 mm/h,C反应蛋白3.79 mg/L,降钙素原0.08 ng/mL。
- 尿常规、肝功能、肾功能、电解质、凝血功能:未见明显异常。
- 血糖:随机血糖8.3 mmol/L,糖化血红蛋白6.0%。
- 自身免疫抗体谱:抗PM-SCL100抗体69(阳性)。
- 淋巴细胞亚群绝对计数:T淋巴细胞绝对值219 cells/μL(正常范围856～2 669 cells/μL),Th淋巴细胞绝对值97 cells/μL(正常范围491～1 734 cells/μL),Tc淋巴细胞绝对值118 cells/μL(正常范围162～1 074 cells/μL),B淋巴细胞绝对值92 cells/μL(正常范围73～562 cells/uL),NK细胞绝对值38 cells/μL(正常范围108～860 cells/μL)。补体:C3 1.450 g/L(正常范围0.7～1.4 g/L),C4 0.279 g/L(正常范围0.1～0.4 g/L)。

肿瘤标志物:糖类抗原72-4 > 250 U/mL。

- 免疫球蛋白、血尿免疫固定电泳:无异常。
- 病原体筛查:血浆EBV DNA定量4.03×10^2 copies/mL,全血EBV DNA定量5.0×10^3 copies/mL。GM试验<0.1(−),G试验<10 pg/mL(−),血隐球菌荚膜多糖抗原检测阴性,结核感染T细胞检测阴性;烟曲霉m3s IgE、总IgE、霉菌混合mx2 均阴性,2套血培养(需氧+厌氧)均阴性,鼻分泌物细菌培养见金黄色葡萄球菌(MSSA)。
- 头颅MRI增强(2023-10-2):左侧鼻旁窦内及左眶周软组织内广泛异常信号,考虑感染性病变。
- 上腹部B超(2023-10-26):未见异常。

- 胸部CT（2023-10-31）：两肺下叶少许条索灶，右肺中叶外段小斑片炎性灶可能，随诊。

入院后治疗经过

患者入院后左侧面部及左眼睑、右侧眼睑先后出现肿胀，鼻腔及左侧眼角有脓性分泌物，伴发热，体温最高39℃。脓性分泌物培养见金黄色葡萄球菌（MSSA）。完善头颅MRI未见颅内累及。结合患者外院鼻窦组织活检病理提示曲霉感染，诊断考虑"侵袭性曲霉病（鼻-鼻窦、眼眶）、细菌性鼻窦炎"可能。外院伏立康唑抗真菌治疗效果不佳，故治疗上停用伏立康唑，予两性霉素B胆固醇硫酸酯复合物静滴50 mg（2023-10-25）、100 mg（2023-10-26）、150 mg qd（2023-10-27～2023-11-07），后因严重低钾血症停用；联合艾沙康唑静滴200 mg q8h（2023-10-27～2023-10-28）、200 mg qd（2023-10-29～2023-11-20），后序贯伏立康唑200 mg q12h po（2023-11-21至今）抗真菌治疗；辅以地塞米松静注5 mg（2023-10-25）、3 mg（2023-10-26）、1 mg（2023-10-27～2023-11-8），序贯醋酸泼尼松5 mg po（2023-11-09～2023-11-20），后逐渐减停；法罗培南0.1 g tid po（2023-11-06～2023-11-30）抗细菌治疗。

治疗期间患者面部及眼睑肿胀情况较前好转，体温高峰下降，但鼻腔及眼部脓性分泌物、鼻塞症状无明显好转。遂2023-11-08至A医院在全麻下行左鼻内镜下全组鼻窦开放术+左鼻腔鼻窦病变清除术+左侧眼眶减压术。术中取脓液培养，所有切除组织送病理检查。2023-11-09患者突发胸闷不适，D-二聚体6.70 FEUmg/L，NT-pro BNP 3 174.0 pg/mL，肌钙蛋白T 0.027 ng/mL，钾2.8 mmol/L；心电图：窦性心动过速；肺部CT：两肺炎症，两侧胸腔积液，两肺下叶局部膨胀不全。予面罩吸氧8 L/min，补钾、利尿等对症治疗及继续当前抗真菌、抗细菌治疗后，患者症状缓解。

2023-11-23病理结果回报：（左鼻）恶性淋巴瘤，结合组织病理，考虑NK/T细胞淋巴瘤，部分区域肿瘤侵及骨组织。大片变性坏死组织中见霉菌菌丝，部分区域坏死、霉菌菌丝紧贴骨组织，倾向合并侵袭性霉菌病。患者2023-11-29起血液科就诊行GELAD方案化疗，予依托泊苷软胶囊口服治疗。经治疗后患者体温平，鼻塞较前明显好转，左眼肿胀较前缓解。口服伏立康唑200 mg q12h抗真菌治疗至今。

临床关键问题及处理

关键问题 鼻窦曲霉病诊断明确，但治疗效果不佳时如何考虑？

患者外院鼻窦组织活检病理提示曲霉感染，侵袭性曲霉病（鼻-鼻窦、眼眶）诊断明确。但先后给予伏立康唑，两性霉素B胆固醇硫酸酯复合物联合艾沙康唑治疗，均效果不佳，仍有鼻塞、面部肿胀。侵袭性曲霉病（鼻-鼻窦、眼眶）往往发生在免疫功能低下患者，该患者既往体健，结合此次入院血浆及全血EB病毒阳性，需再次考虑患者的诊断是否有合并其他疾病可能，是否有二元论可能。再次进行鼻窦手术，组织病理最后证实该患者为鼻NK/T淋巴瘤合并侵袭性曲霉病。

背景知识介绍

侵袭性真菌性鼻-鼻窦炎

鼻窦部真菌感染临床不少见，鼻窦部真菌感染根据病情进展可分为侵袭性与非侵袭性。侵袭性真菌性鼻-鼻窦炎（invasive fungal rhinosinusitis, IFRS）指真菌感染不仅位于鼻腔鼻窦腔内，同时侵犯鼻窦黏膜及骨壁，并向周围组织结构如眼眶、前颅底或翼腭窝发展。IFRS可分为急性IFRS（acute IFRS, AIFRS）、慢性IFRS（chronic IFRS, CIFRS）和慢性肉芽肿性IFRS（chronic granulomatous IFRS, CGIFRS）。

IFRS主要由曲霉和毛霉引起。曲霉占绝大多数，毛霉其次。曲霉多见于血液系统恶性肿瘤、放化疗后、骨髓移植患者；毛霉多见于糖尿病酮症酸中毒、中性粒细胞减少、慢性糖皮质激素的使用、慢性营养不良和烧伤患者。中国台湾一项对血液病患者15年的回顾性研究表明，IFRS更常见于急性髓性白血病和中性粒细胞绝对计数低于$500/mm^3$超过10天的患者，黄曲霉是最常见的病原菌。

鼻-眼-脑型真菌病（rhino-orbital-cerebral mycosis, ROCM）是指真菌同时侵袭鼻窦、眼部及颅内的感染，是急性侵袭性真菌性鼻-鼻窦炎的一种，约占真菌性鼻窦炎的14.2%，多见于免疫功能下降的患者。本病起病急、进展快，在早期极易被误诊、误治，一旦侵犯至颅内，病死率达80%以上，预后极差。近年来免疫力正常的鼻-眼-脑型真菌病患者的报道明显增多，应该引起临床医生的重视。

IFRS的诊断仍存在一定的困难。早期临床表现为鼻窦炎的症状，如鼻塞、发热、头痛、脓性分泌物、鼻出血等，无特异性，易漏诊。鼻窦CT和MRI是诊断的重要工具，实验室检查包括G试验、GM试验、PCR等，确诊主要依靠组织及无菌体液培养及组织病理活检等。

治疗推荐手术清创和全身抗真菌治疗。有时需要多次手术，最好进行广泛清创。治疗曲霉病首选伏立康唑，备选两性霉素B脂质体、卡泊芬净、泊沙康唑等。治疗毛霉病推荐两性霉素B脂质体、艾沙康唑、泊沙康唑。

鼻窦NK/T淋巴瘤

结外NK/T细胞淋巴瘤（鼻型）（extranodal NK/T-cell lymphoma, nasal type, ENKTCL-NT）是一种与EB病毒（EBV）感染相关的侵袭性恶性肿瘤，主要影响鼻腔或上呼吸道结构，预后不佳。

本病好发于中老年，男女比例4∶1，临床症状主要有鼻塞、鼻区及面颊肿胀、血涕、发热、头晕、咽痛等。鼻内镜检查显示鼻黏膜坏死、溃疡出血，表面有恶臭的干痂或脓痂。晚期NK/T细胞型患者常发生鼻骨、鼻甲、鼻中隔或硬腭广泛骨质破坏。鼻腔鼻窦淋巴瘤大多数为非霍奇金淋巴瘤，病理学上病变区可见大、中、小多型性异常细胞，多伴有片状或灶状坏死，瘤细胞散布于炎细胞之间，或弥漫性瘤细胞增生浸润，可见瘤细胞破坏血管。

根据免疫组织化学分为B、T和NK/T细胞3种类型。NK/T细胞型淋巴瘤最常见，多发生于鼻腔，常见于亚洲、南中美洲和墨西哥，与EB病毒感染有关，易浸润并破坏血管壁，常引起坏死和骨质侵蚀，预后最差。T细胞型淋巴瘤也常发生于鼻腔，单独发生于鼻窦罕见，预后较NK/T细胞型好。B细胞型淋巴瘤最少见，多发生于鼻窦，约占鼻窦淋巴瘤的55%～85%，北美和欧洲多见，预后较好。在我国，多数鼻腔鼻窦淋巴瘤为NK/T细胞型。治疗方面首选化疗，大多数以CHOP为主。另外，局限性的肿瘤也可应用放疗。

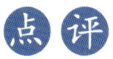

近年来侵袭性真菌性鼻-鼻窦炎在临床并不少见，尤其在免疫功能低下人群，但该患者为侵袭性真菌性鼻-鼻窦炎同时合并鼻窦NK/T淋巴瘤就较为罕见。患者的鼻窦NK/T淋巴瘤是在抗真菌治疗效果不佳二次手术时得以证实，一方面表明该患者侵袭性真菌性鼻-鼻窦炎存在免疫功能低下的宿主因素和解剖学异常，另一方面说明鼻窦NK/T淋巴瘤确实需要多次病理检查才能明确诊断。该患者EB病毒阳性也提示我们需警惕可能存在淋巴瘤的线索。侵袭性真菌性鼻-鼻窦炎的治疗相对困难，需要手术清创和全身抗真菌治疗。这个病例告诉我们手术清创的重要性，有时甚至需要多次手术，广泛清创，这不仅是治疗的需要，有时也是诊断的需要。

（刘袁媛　江英骏　朱利平）

参·考·文·献

[1] Donnelly J P, Chen S C, Kauffman C A, et al. Revision and update of the consensus definitions of invasive fungal disease from the European Organization for Research and Treatment of Cancer and the Mycoses Study Group Education and Research Consortium[J]. Clin Infect Dis, 2020, 71(6): 1367–1376.

[2] Pappas P G, Kauffman C A, Andes D, et al. Clinical practice guidelines for the management of candidiasis: 2009 update by the Infectious Diseases Society of America[J]. Clin Infect Dis, 2009, 48(5): 503–535.

[3] Hafrén L, Saarinen R, Kurimo R, et al. Aspergillus sinusitis: risk factors and phenotyping[J]. J Clin Med, 2024, 13: 2579.

[4] Chen CY, Sheng WH, Cheng A, et al. Invasive fungal sinusitis in patients with hematological malignancy: 15 years experience in a single university hospital in Taiwan[J]. BMC Infect Dis, 2011, 11: 250.

[5] 胡炯. 血液病/恶性肿瘤患者侵袭性真菌病的诊断标准与治疗原则（第四次修订版）解读[J]. 中华内科杂志, 2013, 52 (8): 710–711.

[6] Sánchez-Romero C, Bologna-Molina R, Paes de Almeida O, et al. Extranodal NK/T cell lymphoma, nasal type: An updated overview[J]. Crit Rev Oncol Hematol, 2021, 159: 103237.

[7] Marzouki-Zerouali A, Charbit L, Mitcov M, et al. Extra-nodal NK/T-cell lymphoma, nasal-type, revealed by cutaneous and ocular involvement[J]. Ann Dermatol Venereol, 2019, 146(10): 626–633.

23

慢性肝病背景上出现发热、脾大、血细胞减少表现的脾淋巴瘤

题 记

本病例为慢性乙型病毒性肝炎合并酒精性肝病的患者,出现发热、脾大、血细胞减少,最初怀疑肝硬化门静脉高压,脾功能亢进,细菌性腹膜炎导致发热,给予抗感染、保肝对症及支持治疗后曾一度好转。但在肝功能相对稳定的情况下,再次出现发热、腹部不适,且脾进行性肿大呈巨脾表现,最终通过脾切除病理诊断为脾淋巴瘤。此病例提示我们,在慢性肝病背景上出现反复发热、脾大、血小板减少时,不仅要考虑肝硬化相关并发症,同时也要完善相关检查,鉴别非肝病因素导致的发热、脾大,尤其是当肝功能相对稳定,感染灶不明确而其他症状、体征却呈进展性表现时,要进一步鉴别除外血液系统的肿瘤。

病史摘要

入院病史

患者,男性,80岁,安徽人,2023-09-12收入我科。

主诉

反复发热伴脾大4个月余。

现病史

患者于2023-04-12出现发热,体温最高达39.6℃,伴畏寒、寒战,伴头痛、乏力,无咳嗽、咳痰,无恶心、呕吐,无皮疹,无口腔溃疡及关节酸痛等不适,就诊于当地医院,完善血常规示中性粒细胞计数百分比升高;肝功能:谷内转氨酶145 U/L、谷草转氨酶69 U/L、总胆红素43.6 μmol/L;胸部CT提示右中肺及两下肺少许慢性炎症,附见脂肪肝、肝囊肿、脾大,予静脉使用抗感染治疗1天后体温高峰下降至38℃左右(具体用药和检查资料不详)。为进一步诊治,患者于04-16至上一级医院住院,查体:慢性面容,有肝掌,无蜘蛛痣,肝脾肋下未及,无压痛及反跳痛,移动性浊音可疑阳性,双下肢水肿;血常规:白细胞计数4.31×10^9/L,血红蛋

白86 g/L,血小板计数39×10⁹/L,中性粒细胞百分比86.7%;C反应蛋白72.36 mg/L,降钙素原0.820 ng/mL;凝血功能:凝血酶原活动度72.53%,国际标准化比值1.21,活化部分凝血活酶时间44.90秒,凝血酶原时间15.30秒;肝功能:谷丙转氨酶40 U/L,谷草转氨酶52 U/L,碱性磷酸酶128 IU/L,γ-谷氨酰转移酶158 U/L,总胆红素55.0 μmol/L,直接胆红素29.5 μmol/L,白蛋白32.8 g/L;乙肝表面抗原47.72 IU/mL,乙肝e抗原0.01 PEIU/mL,乙肝e抗体9.54 PEIU/mL,乙肝核心抗体126.38 PEIU/mL,血EB病毒DNA 1.74×10³ copies/mL;腹部超声提示轻度脂肪肝,肝囊肿,脾大,脾周少量积液;上腹部增强CT提示肝硬化,脾大,腹水(少量),门静脉高压,腹腔及腹膜后多发肿大淋巴结;脾梗死;给予恩替卡韦抗病毒、抗细菌(具体药物不详)以及护肝、退黄、利尿等对症及支持治疗,住院期间患者症状明显缓解,04-28复查血EB病毒DNA 8.0 copies/mL;05-01复查血常规:白细胞计数1.64×10⁹/L,血红蛋白75 g/L,血小板计数44×10⁹/L,中性粒细胞百分比72.8%,C反应蛋白25.03 mg/L;肝功能:谷丙转氨酶20 U/L,谷草转氨酶43 U/L,碱性磷酸酶102 U/L,γ-谷氨酰转移酶43 U/L,总胆红素58.5 μmol/L,直接胆红素35.5 μmol/L,白蛋白32.8 g/L;患者05-02起未再发热,观察3天后出院。出院诊断:慢性肝衰竭倾向,自发性腹膜炎,乙型肝炎后肝硬化失代偿期,全血细胞减少,EB病毒感染,酒精性肝硬化,脾大,肝囊肿;出院给予恩替卡韦片1粒qd、熊去氧胆酸1片tid、甘草酸二铵3粒tid,并嘱定期复诊。8月中旬患者出现腹部不适,食欲下降,伴腹胀、腹泻、里急后重、恶心、呕吐,曾于当地医院消化科就诊,腹部超声提示:① 肝脏弥漫性病变,肝囊肿,肝内多发高回声结节;② 胆囊壁毛糙增厚,脾内低回声区(梗死可能),腹膜后低回声结节(考虑淋巴结肿大);建议住院治疗,08-16患者再次出现发热,体温最高40.6℃,伴头皮痛,伴乏力、肌肉关节酸痛,于当地诊所输液治疗后症状缓解(具体用药不详)。08-25至合肥市某医院住院治疗,完善相关检查,血常规:白细胞计数3.17×10⁹/L,红细胞计数3.31×10¹²/L,血红蛋白100 g/L,血小板计数44×10⁹/L,C反应蛋白83.10 mg/L;凝血功能:凝血酶原活动度63.6%,国际标准化比值1.21,活化部分凝血活酶时间34.2秒,凝血酶原时间13.9秒;肝功能:谷丙转氨酶16 U/L,谷草转氨酶39 U/L,碱性磷酸酶89 U/L,γ-谷氨酰转移酶26 U/L,总胆红素25.2 μmol/L,直接胆红素24.2 μmol/L,白蛋白34.9 g/L,乳酸脱氢酶833 U/L;EB病毒DNA阴性;腹部增强CT:肝脏多发囊肿,胆囊炎,脾脏体积明显增大;脾脏斑片状低密度影,考虑脾梗死,肝门及腹膜后多发肿大的淋巴结。予以哌拉西林-他唑巴坦2.5 g q12h,后改为头孢哌酮-舒巴坦3 g q12h联合米诺环素100 mg q12h(首剂加倍)抗感染,呋塞米联合螺内酯利尿,输血小板1 U,间断输入血白蛋白,吲哚美辛退热等对症及支持治疗;因好转不明显,09-08出院至上海市某三甲医院住院,入院完善血常规:白细胞计数5.33×10⁹/L,红细胞计数2.84×10¹²/L,血红蛋白量87 g/L,血小板计数22×10⁹/L,C反应蛋白92.83 mg/L;血氨57.80 μmol/L;凝血功能:凝血酶原活动度51.00%,国际标准化比值1.58,活化部分凝血活酶时间67.80秒,凝血酶原时间18.80秒;肝功能:谷丙转氨酶60 U/L,谷草转氨酶70 U/L,碱性磷酸酶135 U/L,γ-谷氨酰转移酶28 U/L,总胆红素30.26 μmol/L,直接胆红素22.01 μmol/L,白蛋白32.95 g/L,乳酸脱氢酶1 097 U/L;入院给予美罗培南及多西环素抗感染,富马酸丙酚替诺福韦抗病毒,补充白蛋白,螺内酯、托拉塞米利尿，乳果糖通便，门冬氨酸鸟氨酸抗肝性脑病等支持治疗。经治疗后患者仍有发热，体温波动37.5～37.6℃，为求进一步诊治收入我院。患病以来患者精神欠佳，食欲欠佳，睡眠较差，近1个月体重下降明显约5 kg。

既往史与个人史

双下肢水肿20年余，未系统诊治。饮酒史50年余，每日饮42°白酒2两，2023-04发病后已戒酒。本次发病期间发现乙肝，否认其他病毒性肝炎史。否认手术史。否认外伤史。否认食物、药物过敏史。

家族史/婚育史

否认家族遗传病史、肿瘤史。已婚已育。

入院查体

T: 37.3℃, P: 104次/分, R: 19次/分, BP: 148/63 mmHg, 身高: 176 cm, 体重: 62.5 kg。神志清楚，发育正常，营养中等，回答切题，自动体位，查体合作，步入病房，全身皮肤黏膜未见异常，有肝掌，全身浅表淋巴结无肿大。未见皮下出血点，未见皮疹。头颅无畸形，眼睑正常，睑结膜未见异常，巩膜无黄染。双侧瞳孔等大等圆，对光反射灵敏，耳郭无畸形，外耳道无异常分泌物，无乳突压痛。外鼻无畸形，鼻通气良好，鼻中隔无偏曲，鼻翼无扇动，两侧鼻旁窦区无压痛，口唇无发绀。双腮腺区无肿大，颈软，无抵抗，颈静脉无怒张，气管居中，甲状腺无肿大。胸廓对称无畸形，胸骨无压痛；双肺呼吸音清晰，未闻及干、湿性啰音。心率104次/分，律齐；腹膨隆，无压痛及反跳痛，肝肋下未及，剑突下未及，脾脏可触及，过中线2 cm，脐下约4 cm，肝肾脏无叩击痛，肠鸣音3次/分，移动性浊音阴性。脊柱、四肢无畸形，关节无红肿，无杵状指（趾），双下肢中度凹陷性水肿。肌力正常，肌张力正常，生理反射正常，病理反射未引出。扑翼样震颤可疑阳性

入院后实验室检查及辅助检查

- 血常规（2023-09-12）：白细胞计数$5.42×10^9$/L，中性粒细胞百分比67.7%，淋巴细胞百分比18.8%↓，单核细胞百分比12.7%↑，红细胞计数$2.57×10^{12}$/L↓，血红蛋白79 g/L↓，血细胞比容23.7%↓，平均红细胞体积92.2 fl，平均红细胞血红蛋白量30.7 pg，平均红细胞血红蛋白浓度333 g/L，红细胞分布宽度45.9 fl，血小板计数$27×10^9$/L↓。

- 网织红细胞（2023-09-12）：网织红细胞绝对值$0.072\,2×10^{12}$/L，网织红细胞百分比2.81%↑，未成熟网织红细胞指数17.8%↑，网织红细胞高荧光比率6.5%↑，网织红细胞低荧光比率82.2%↓，网织红细胞中荧光比率11.3%，网织红细胞血红蛋白含量36.20 pg/mL↑，低色素红细胞比例0.2%。

- 淋巴细胞亚群绝对计数（2023-09-12）：T淋巴细胞绝对值974 cells/μL，Th淋巴细胞绝对值434 cells/μL↓，Tc淋巴细胞绝对值488 cells/μL，B淋巴细胞绝对值6 cells/μL↓，NK细胞绝对值89 cells/μL↓，T淋巴细胞相对值90.98%↑，Th淋巴细胞相对值40.52%，Tc淋巴细胞相对值45.60%↑，$CD4^+/CD8^+$比值0.89↓，B淋巴细胞相对值0.56%↓，NK细胞相对值8.35%。

- 肝功能(2023-09-12):谷丙转氨酶12 U/L,谷草转氨酶89 U/L↑,总胆红素48.8 μmol/L↑,直接胆红素25.5 μmol/L↑,总胆汁酸22 μmol/L↑,碱性磷酸酶126 U/L↑,γ-谷氨酰转移酶31 U/L,白蛋白36 g/L↓,前白蛋白51 mg/L↓,球蛋白24 g/L,腺苷脱氨酶58 U/L↑,胆碱酯酶3 021 U/L↓。

- 肾功能(2023-09-12):尿酸0.669 mmol/L↑,尿素13.2 mmol/L↑,肌酐128 μmol/L↑,eGFR(EPI公式计算)45.2 mL/(min·1.73 m^2)↓,血清胱抑素C 2.48 mg/L↑。

- 电解质(2023-09-12):钠141 mmol/L,钾3.6 mmol/L,氯化物93 mmol/L↓,血镁0.63 mmol/L↓,血钙2.63 mmol/L↑,无机磷1.36 mmol/L。

- 凝血功能(2023-09-12):国际标准化比值1.47↑,凝血酶原时间16.8秒,抗凝血酶Ⅲ47.7%↓,凝血酶时间16.9秒,纤维蛋白原定量1.6 g/L↓,D-二聚体3.33 FEUmg/L↑,纤维蛋白降解产物7.6 μg/mL↑,活化部分凝血活酶时间39.7秒↑。

- 肝纤四项(2023-09-12):Ⅳ型胶原753.4 ng/mL↑,Ⅲ型前胶原29.7 ng/mL↑,透明质酸1 820.2 ng/mL↑,层粘连蛋白152.0 ng/mL↑。

- 血乳酸:1.85 mmol/L。

- 空腹血糖:5.7 mmol/L。

- 血氨(干式法):14 μmol/L。

- 血脂全套(2023-09-12):胆固醇3.26 mmol/L,甘油三酯1.72 mmol/L,低密度脂蛋白胆固醇2.16 mmol/L,高密度脂蛋白胆固醇0.18 mmol/L↓,脂蛋白(a)162 mg/L。

- 心肌标志物:NT-pro BNP 5 029.0 pg/mL↑,肌钙蛋白T 0.022 ng/mL↑,肌红蛋白321.10 ng/mL↑,CK-MB mass 1.89 ng/mL。

- 心肌酶谱:肌酸激酶90 U/L,α-羟丁酸脱氢酶1 085 U/L↑,乳酸脱氢酶1 478 U/L↑。

- 尿常规(2023-09-13):稻黄色,清亮,pH5.5,白细胞计数3.4/μL,红细胞2～3个/HP,细菌计数118.6/μL↑,白细胞脂酶(-),上皮细胞计数28.8/μL↑,管型镜检0/LP,隐血(-),葡萄糖(-),蛋白质微量。

- 粪便常规+隐血(2023-09-12):稀便,黄色,白细胞0/HP,红细胞0/HP,转铁蛋白(-),寄生虫未找到,隐血(-)。

- 炎症指标:全血C反应蛋白94.57 mg/L,红细胞沉降率10 mm/h,降钙素原0.46 ng/mL↑,白介素2受体>7 500 U/mL↑,铁蛋白951.00 ng/mL↑,中性粒细胞CD64指数29.55↑。

- 自身免疫性肝病抗体谱(2023-09-13):抗RO-52抗体16(弱阳性),余阴性。

- ANA、ENA抗体谱、dsDNA、ANCA、核小体定量、抗GBM抗体、抗心磷脂抗体、抗平滑肌抗体、抗血小板抗体:均阴性。

- 甲状腺功能:促甲状腺激素7.77 mIU/L↑,甲状腺素63.1 nmol/L↓,三碘甲状腺原氨酸0.62 nmol/L↓,游离甲状腺素13.30 pmol/L,游离三碘甲状腺原氨酸1.58 pmol/L↓。

- 补体(2023-09-12):C4 0.416 g/L↑,C3片段0.607 g/L↓。

- 免疫球蛋白(2023-09-12):IgM 0.44 g/L,IgE<42.00,IgG12.20 g/L,IgA1.90 g/L,IgG40.360 g/L。

- 血和尿免疫固定电泳：均阴性。
- 肿瘤标志物（2023-09-12）：糖类抗原12-5 60.10 U/mL↑，神经元特异性烯醇酶87.90 ng/mL↑，余正常范围。
- 乙肝两对半：乙肝病毒表面抗原（A）53.77 IU/mL（+），乙肝病毒表面抗体（A）0.6 IU/L（-），乙肝病毒e抗原（A）0.62 s/co（-），乙肝病毒e抗体（A）0.0 s/co（+），乙肝病毒核心抗体（A）7.2 s/co（+）。
- HBV-DNA：低于检测下限。
- 丙型肝炎病毒抗体、甲型肝炎病毒IgM抗体、戊型肝炎病毒IgM抗体、戊型肝炎病毒IgG抗体：均阴性。
- 血浆EBV-DNA、全血EBV-DNA、全血CMV-DNA：均低于定量检测下限。
- 隐球菌荚膜多糖抗原检测、G试验、GM试验：均阴性。
- HIV抗原抗体检测、RPR、TPPA（2023-09-13）：均阴性。
- 结核感染T细胞检测（2023-09-13）：均阴性。
- 铁代谢：总铁结合力31.6 μmol/L↓，血清铁6.4 μmol/L↓，未饱和转铁蛋白铁结合力25.2 μmol/L，铁饱和度20%。
- 其他：促红细胞生成素28.8 IU/L↑，叶酸3.40 ng/mL，维生素B_{12} 718.0 pg/mL，铜蓝蛋白0.448 g/L↑，$β_2$微球蛋白13.70 mg/L↑。
- 超声检查（2023-09-14）：甲状腺右叶结节，TI-RADS 3类；双侧甲状旁腺未显示。左侧锁骨上淋巴结肿大，余所检各处淋巴结均未见明显异常。肝多发囊肿；胆囊腺肌症；巨脾。胆囊、胰腺、双肾未见明显异常。门静脉及脾静脉内径增宽；肝静脉未见明显异常。腹腔未见明显积液。
- 上腹部MRI增强（2023-09-14）：肝硬化，多发肝囊肿改变；巨脾，脾梗死可能。

临床关键问题及处理

关键问题1 患者有慢性肝病基础，是否可以解释其发热、血小板减少、脾大等？

患者老年男性，有乙肝病毒感染史，且长期饮酒存在酒精性肝病，2023-04中旬第一次发病时外院查体：慢性病容，肝掌，移动性浊音可疑阳性，双下肢水肿；肝功能：谷丙转氨酶145 U/L，谷草转氨酶69 U/L，总胆红素43.6 μmol/L；血常规：白细胞计数$4.31×10^9$/L，血红蛋白86 g/L，血小板计数$39×10^9$/L，中性粒细胞百分比86.7%，C反应蛋白72.36 mg/L；影像学检查曾提示肝硬化、腹水、脾大、门静脉高压，考虑患者存在慢性肝病、肝硬化可能。在此基础上出现发热、脾大、血小板减少等，首先考虑肝硬化合并感染、门静脉高压性脾大以及脾功能亢进等并发症。该患者曾行胸部CT提示右中肺及两下肺少许慢性炎症，未见新发肺部炎症，肺部感染依据不足；患者发病初查体，移动性浊音可疑阳性，腹部CT见少量腹水，细菌性腹膜炎不除外，给予抗细菌、恩替卡韦抗病毒以及护肝、退黄、利尿等对症支持治疗后，患者症状明显缓解,复查血常规:白细胞计数 1.64×10^9/L,血红蛋白 75 g/L,血小板计数 44×10^9/L,中性粒细胞百分比 72.8%,C 反应蛋白 25.03 mg/L,C 反应蛋白下降,体温好转,因此最初考虑细菌性腹膜炎可能。此后,患者戒酒,规律服用恩替卡韦抗乙肝病毒,肝病相对稳定。但患者 2023-08 再次出现发热伴腹部不适、纳差等,当时完善检查,血常规:白细胞计数 3.17×10^9/L,红细胞计数 3.31×10^{12}/L,血红蛋白 100 g/L,血小板计数 44×10^9/L,C 反应蛋白 83.10 mg/L;肝功能:谷丙转氨酶 16 U/L,谷草转氨酶 39 U/L,碱性磷酸酶 89 U/L,γ-谷氨酰转移酶 26 U/L,总胆红素 25.2 μmol/L,直接胆红素 24.2 μmol/L,白蛋白 34.9 g/L,乳酸脱氢酶 833 U/L。腹部超声提示:① 肝脏弥漫性病变,肝囊肿,肝内多发高回声结节;② 胆囊壁毛糙增厚,脾内低回声区(梗死可能),腹膜后低回声结节(考虑淋巴结肿大)。腹部增强 CT:肝脏多发囊肿,胆囊炎,脾脏体积明显增大;脾脏斑片状低密度影,考虑脾梗死,肝门及腹膜后多发肿大的淋巴结。患者本次发热未发现明确感染部位,先后予以哌拉西林-他唑巴坦、头孢哌酮-舒巴坦联合米诺环素,以及美罗培南、多西环素抗感染,仍有低热,难以用一般的细菌感染解释。入院后查体发现脾脏明显肿大,过中线 2 cm,脐下约 4 cm,我院超声提示:巨脾,门静脉及脾静脉内径增宽;肝静脉未见明显异常,无腹腔积液。综合考虑,患者发热伴有巨脾,但肝功能尚可,无明确感染灶,但有脾梗死,肝门及腹膜后多发肿大的淋巴结,不能完全用门静脉高压性脾大及继发感染解释,需要从发热伴脾肿大的相关疾病进一步鉴别。

关键问题 2　发热伴有巨脾,应考虑哪些疾病?接下来将如何明确诊断及治疗?

发热伴有巨脾、血细胞减少,可从感染和非感染性疾病方面进行诊断和鉴别。感染性疾病中,引起巨脾的并不多见,主要为组织胞浆菌和利什曼原虫感染。非感染性疾病中,主要考虑血液系统疾病,如淋巴瘤、骨髓纤维化、慢性髓系白血病等。患者病程中曾出现 EBV-DNA 阳性,且乳酸脱氢酶(LDH)进行性增高(8月份 LDH 833 U/L,9月初 LDH 1 097 U/L,入院时 LDH 1 478 U/L),以上线索均提示我们需要重点排查血液系统疾病。因此,患者入院后我们积极完善血培养,骨髓穿刺涂片、流式、活检和骨髓培养,并与患者沟通后进一步行 PET-CT 检查。血培养和骨髓培养均回报阴性。PET-CT 检查回报(图 23-1):肿大脾脏(伴脾脏梗死可

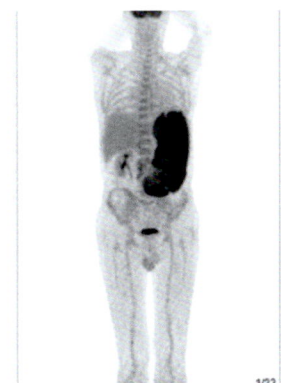
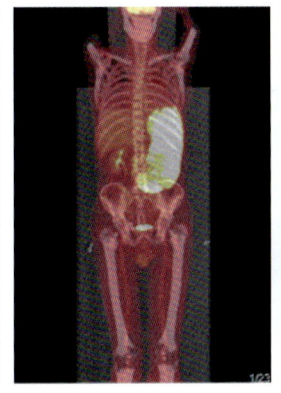
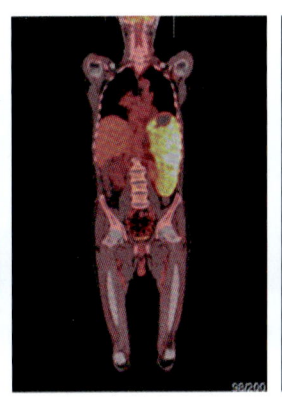
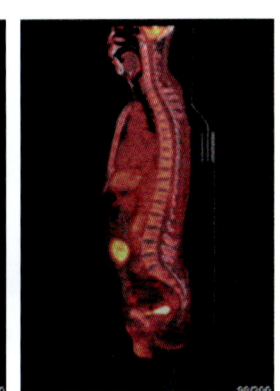

图 23-1　患者 PET-CT

能），肝门区及腹膜后淋巴结，伴FDG代谢异常增高（SUV最大值为9.3），结合病史，考虑血液系统疾病，建议结合穿刺病理；骨髓反应性增生改变，建议结合骨髓穿刺病理。骨髓涂片回报：骨髓象轻度增生，粒系、巨核系有成熟障碍表现；红系较增生，部分有血红蛋白充盈不足；片上可见0.5%幼稚淋巴细胞。骨髓流式细胞检测：可见FSC/SSC较大的异常大B淋巴细胞占有核细胞的0.16%：CD45（+）CD19（+）CD20（+）CD22（+）CD5（+）CD23（+）CD79b（+）sIgM（+）cyCD79a（+）CD10（−）CD38（−）FMC7（−）CD200（−）CD11c（−）TDT（−）κ（+）λ（−）。遂请血液科会诊，考虑发热及脾大系B细胞淋巴瘤可能，向患者及家属详细告知病情，患者巨脾，建议行外科手术切除脾脏，进一步明确病理类型。经与患者及家属沟通后遂转至普外科，2023-09-21全麻下行全脾切除术，贲门周围血管离断术，部分肝切除术，术中见：肝脏呈结节样硬化改变，左上腹粘连；脾脏淤血肿大明显，约35 cm×16 cm×15 cm（图23-2），胃底及胃大小弯处静脉曲张明显，脾门、胰腺周围未见明显肿大淋巴结。术后予保肝、抗炎以及营养支持治疗，患者恢复可。术后病理结果：(脾脏)弥漫大B细胞淋巴瘤，Non-GCB亚型；(肝脏)CH-G2S2，见肿瘤累及（图23-3，图23-4）（注：三打击FISH检测未见 *MYC*、*Bcl-6*和 *Bcl-2* 基因重排）。术后复查血常规（2023-09-28）：白细胞计数$9.84×10^9$/L↑，血红蛋白83 g/L↓，血小板计数$137×10^9$/L；肝肾功能（2023-09-28）：谷丙转氨酶17 U/L，谷草转氨酶26 U/L，总胆红素27.8 μmol/L↑，直接胆红素13.5 μmol/L↑，白蛋白32 g/L↓，前白蛋白91 mg/L↓，尿酸0.349 mmol/L，尿素5.4 mmol/L，肌酐77 μmol/L。出院后回到当地未再接受化疗，术后2个月余死亡。

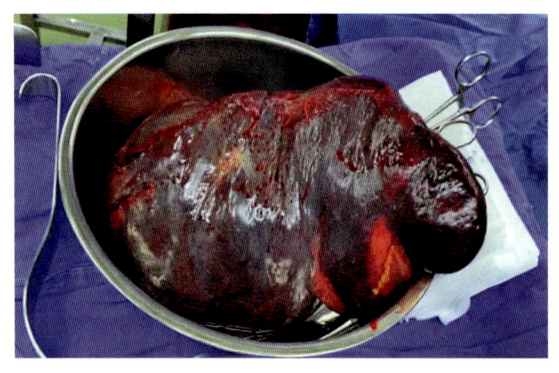

图23-2 手术切除的脾脏（35 cm×16 cm×15 cm）

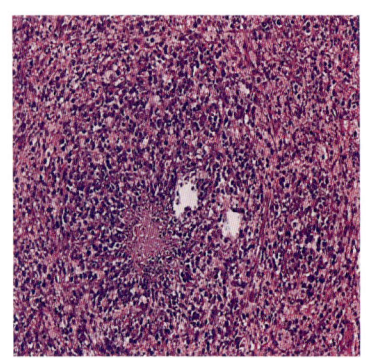 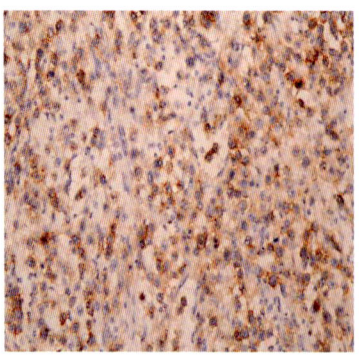 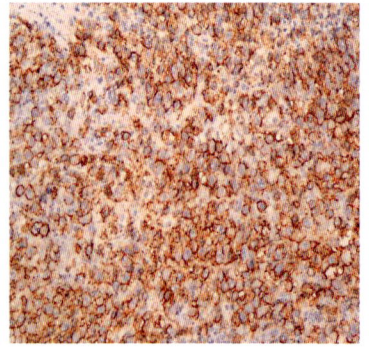

图23-3 脾脏病理 依次为HE染色（×100倍）、CD19标记、CD20标记。

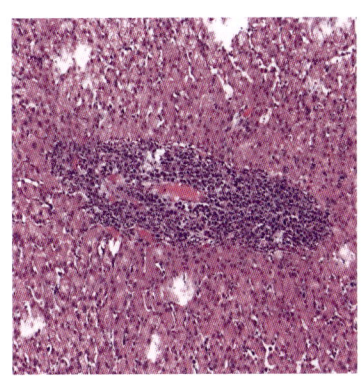 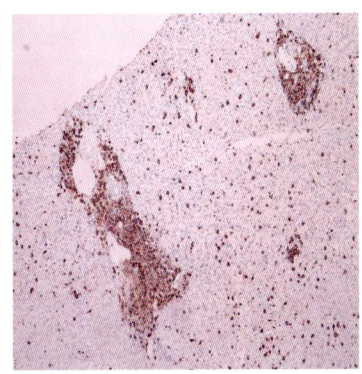 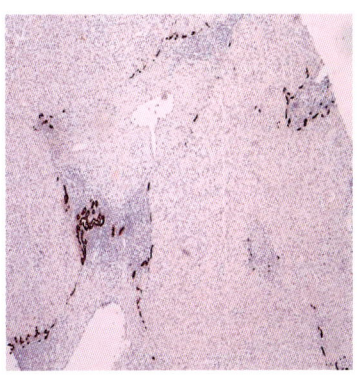

图 23-4　肝脏病理　依次为 HE 染色（×100 倍）、CD20 标记、CK19 标记。

背景知识介绍

脾淋巴瘤

原发脾淋巴瘤（primary splenic lymphoma, PSL）是恶性淋巴瘤的一种类型，其病理种类多样，从脾边缘区淋巴瘤（SMZL）和滤泡性淋巴瘤（FL）等惰性疾病到弥漫大B细胞淋巴瘤（DLBCL）或肝脾T细胞淋巴瘤等侵袭性疾病，是一组广泛而异质性的疾病。美国国家癌症数据库统计 2004—2013 年的 6 540 例脾淋巴瘤患者中，48%（3 123 例）为脾边缘区淋巴瘤，27%（1 747 例）为弥漫大B细胞淋巴瘤，5%（321 例）为滤泡性淋巴瘤，4%（261 例）为套细胞淋巴瘤，4%（263 例）为T细胞淋巴瘤，另有 11%（725 例）病例包括经典霍奇金淋巴瘤、淋巴浆细胞淋巴瘤、伯基特淋巴瘤、小淋巴细胞淋巴瘤或未明确的组织学。目前常采用的 PSL 的诊断标准为：病变首发于脾脏及脾门淋巴结，可以有少数的腹腔淋巴结、骨髓和肝脏的侵犯，无浅表淋巴结累及。PSL 患者即可表现为孤立性脾肿大，亦可有一般淋巴瘤的发热、乏力、体重减轻等症状，也可合并脾肿大、脾功能亢进。临床就诊的症状性病例中发现 PSL 患者多以腹部疼痛不适和巨脾症最为突出，常伴有脾功能亢进，表现为全血细胞减少或伴发热。影像学见到脾脏逐渐增大，病灶日趋增多，是原发性脾淋巴瘤诊断的重要依据。诊断时需排除其他引起类似临床表现的疾病，如感染性疾病中的疟疾、黑热病、组织胞浆菌病、血吸虫病等，非感染性疾病中的系统性红斑狼疮、肝硬化、慢性髓系白血病、恶性组织细胞增生症、骨髓增生性疾病等。PSL 患者脾脏肿大明显，尤其伴有脾脏瘤体坏死或梗死灶者，需要注意任何轻微的腹压增高或轻微外力均可诱发脾脏破裂。既往脾切除术是脾淋巴瘤的主要诊断和治疗方法，近来随着灵敏的诊断成像、流式细胞术和生物分子学技术的发展，已在很大程度上避免了通过侵入性手术诊断或分期淋巴瘤的需要。本例患者虽行骨髓穿刺、流式细胞学检查等，仍未明确诊断，因此行诊断性脾切除术，术后病理类型确诊为弥漫大B细胞淋巴瘤，但患者术后未再接受相关的全身治疗，术后 2 个月余死亡。近期研究表明，虽然脾切除术后的短期病死率较低（4%），但在需要全身治疗的更具侵袭性的组织学肿瘤中长期病死率较高，调整基线特征后发现脾切除术对不同组织学类型脾淋巴瘤的总生存率均没有获益。而且,诊断性脾切除术后的弥漫大B细胞淋巴瘤患者的生存率比未手术组更低,研究中高达29%脾切除的弥漫大B细胞淋巴瘤患者未再接受化疗,可能与手术后长期生存率低有关,因此研究结果也强调了脾脏弥漫大B细胞淋巴瘤进行免疫化疗对预后的重要性。

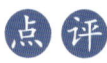

脾淋巴瘤是淋巴瘤中相对少见的类型,惰性病理类型可无明显症状,仅表现为孤立性脾肿大,侵袭性类型中弥漫大B细胞淋巴瘤多见,临床多表现为发热、脾大、血细胞减少等。对于发热伴脾大的患者,淋巴瘤是临床中需要鉴别的一类疾病,同时要与感染性疾病引起的发热、脾大以及肝硬化或其他慢性肝病继发的脾大、脾亢鉴别。本例患者因存在慢性乙型病毒性肝炎、酒精性肝病引起的慢性肝病基础,最初出现发热且有少量腹水的情况下,首先考虑细菌性腹膜炎,而脾大和血细胞减少考虑与肝硬化门静脉高压、脾功能亢进有关,经抗感染以及保肝对症处理后曾一度好转,因此未做进一步的鉴别诊断。但当患者再次出现发热时,未发现明确感染灶,且经验性抗感染治疗无效时,需要警惕少见病原体感染和非感染性疾病的可能,进一步检查发现患者脾脏进行性增大呈巨脾改变,且有脾梗死,肝门及腹膜后多发肿大的淋巴结,与治疗后相对稳定的肝功能不相符,不得不多考虑更多临床可能。因患者病程中曾出现EBV-DNA阳性,LDH进行性增高,因此需要鉴别血液系统肿瘤。最终经骨髓穿刺涂片及流式细胞学检查发现异常B淋巴细胞,进一步通过诊断性脾切除术病理确诊为弥漫大B细胞淋巴瘤。但比较遗憾的是,患者术后未接受相应的全身治疗,未获得良好的结局。

(赵华真　李　冉　秦艳丽　黄玉仙)

参·考·文·献

[1] Fallah J, Olszewski AJ. Diagnostic and therapeutic splenectomy for splenic lymphomas: analysis of the National Cancer Data Base. Hematology, 2019, 24(1): 378-386.
[2] Iannitto E, Tripodo C. How I diagnose and treat splenic lymphomas[J]. Blood, 2011, 117(9): 2585-2595.
[3] 王毅,宋世铎,刘丰,等.原发性脾脏淋巴瘤手术治疗34例分析[J].中国肿瘤临床,2012,39(3):153-155.

24

一场"肝硬化"的迷雾——慢性乙型病毒性肝炎合并门静脉肝窦血管性疾病

题记

在日常诊疗过程中,慢性乙型病毒性肝炎患者若是出现典型门静脉高压症状及影像学表现,是否会被理所当然地诊断为乙型肝炎肝硬化合并门静脉高压呢?本例乙型肝炎患者临床有门静脉高压征象,院外诊断肝硬化,但入院后发现该患者肝脏功能正常,肝硬度基本正常,肝脏形态学尚可。带着"该患者真有肝硬化吗?患者的门静脉高压一定是乙型肝炎引起的吗?"这样的疑问,通过详细的临床和影像学检查,结合精确的病理活检,临床医生最终诊断该患者为慢性乙型肝炎合并门静脉肝窦血管性疾病(porto-sinusoidal vascular disorder, PSVD)。鉴于PSVD诊断的复杂性和迷惑性,目前临床医生对PSVD的认识尚不足。这个案例突显了在面对某些用单纯的肝硬化无法解释的门静脉高压患者,尤其是肝硬度升高不明显的患者,需要完善肝穿刺活检,以明确是否存在PSVD。

病史摘要

入院病史

患者,男性,40岁,上海人,公司职员,2022-09-14收入我科。

主诉

右上腹部胀痛1年,加重1个月。

现病史

患者2021-07无明显原因出现右上腹胀痛不适,无恶心、呕吐、腹泻、发热,无皮肤黏膜出血及黑便,至我院门诊查乙型肝炎表面抗原定量2 625.51 IU/mL,乙型肝炎病毒e抗原阴性,e抗体阳性,HBV-DNA低于检测下限,血常规、肝功能、凝血功能均正常,肝硬度正常范围,腹部B超提示肝硬化、肝内多发结节可能;肝脏MRI增强提示肝硬化、脾稍大,门静脉高压伴侧支血管开放,肝实质动脉期灌注不均(图24-1)。考虑慢性乙型病毒性肝炎、肝硬化,遂予口服富马酸丙酚诺韦片25 mg qd抗病毒治疗。2022-01复查乙肝表面抗原定量1 918.64 IU/mL，HBV-DNA低于检测下限，甲胎蛋白均正常，右上腹部胀痛较前减轻。1个月前无明显诱因出现右上腹胀痛再次加重，为进一步明确病因，收入我科住院。

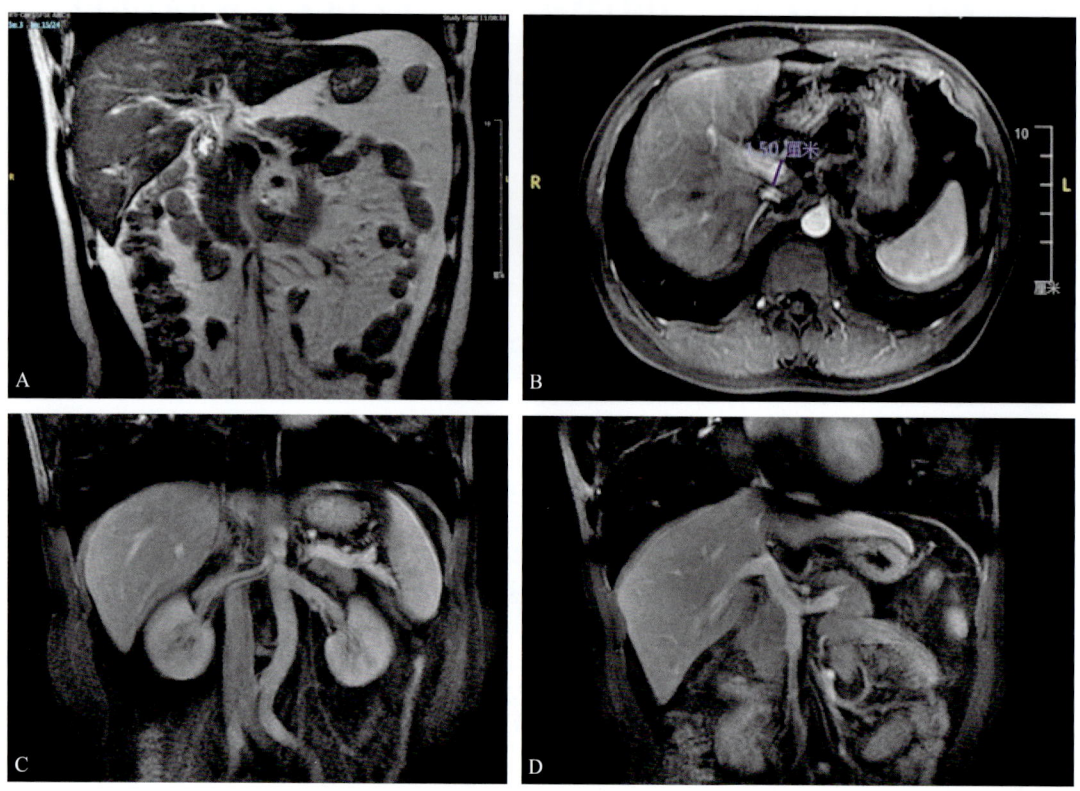

图24-1　肝脏MRI增强　A.肝脏左叶稍大，肝叶比例欠协调，轮廓尚光滑；B.门静脉主干增粗（15 mm）；C.脾静脉增粗迂曲；D.胃底贲门部及腹腔内见较多迂曲增粗静脉影。

既往史及个人史
无乙肝家族史，无嗜酒史。

入院查体
体温平，精神可，皮肤巩膜无黄染，未见肝掌、蜘蛛痣，浅表淋巴结无肿大，颈静脉无充盈。腹软，全腹无压痛，无肌紧张及反跳痛，移动性浊音阴性，肝脾肋下未及，肝区无叩痛，肠鸣音3次/分，双下肢无水肿。

入院后实验室检查及辅助检查

- 血常规：白细胞计数9.68×10^9/L，血红蛋白166 g/L，淋巴细胞绝对值$0.67 \times 10 \times 9$/L↓，血小板计数193×10^9/L。
- 肝肾功能：谷丙转氨酶（ALT）37 U/L，谷草转氨酶（AST）28 U/L，总胆红素19.6 μmol/L，直接胆红素4.4 μmol/L，总胆汁酸<6 μmol/L，碱性磷酸酶（ALP）95 U/L，γ-谷氨酰转移酶30 U/L，

白蛋白48 g/L 球蛋白27 g/L,血肌酐71 μmol/L。
- 免疫球蛋白:IgG 8.37 g/L↓,IgM 2.32 g/L,IgA 1.30 g/L。
- 凝血功能:国际标准化比值(INR)0.95,凝血酶原时间(PT)11.3秒,D-二聚体<0.19 mg/L。
- 血氨:18 μmol/L。
- 抗核抗体阴性,ENA抗体谱阴性,自身免疫性肝病抗体谱阴性。
- 乙肝病毒表面抗原定量:1 667.28 IU/mL。
- HBV-DNA:低于检测下限(<50 IU/mL)。
- B超:肝左叶厚61 mm,右叶斜径厚110 mm,肝包膜较光滑,肝内光点粗糙,肝内弥漫分布大小不一10 mm左右增强回声,边界欠清,血管纹理尚清。门静脉主干内径11 mm,肝门静脉横段-角部-囊部透声良好,肝右支及右前、后分支透声良好,门静脉主干向肝血流约20 cm/s。脾:112 mm×36 mm,脾脏形态大小正常,回声均匀,内未见明显异常。脾静脉内径7 mm,流速19 cm/s。结论:慢性肝病,肝内弥漫性纤维结节。
- 肝脏弹性超声:E 6.5 kPa,CAP 190 dm/B。
- 门静脉CTV:门脉主干及其左、右支内对比剂充盈良好,未见明显充缺或扩张,脾静脉明显迂曲、增粗,食管胃底静脉增多。肝脏外形不规则,脾脏体积无增大。结论:门静脉高压改变,附见肝硬化改变可能(图24-2)。
- 胃镜:胃窦炎,十二指肠球部霜斑样溃疡。

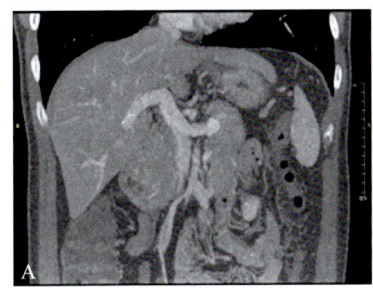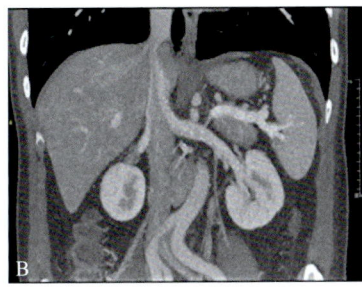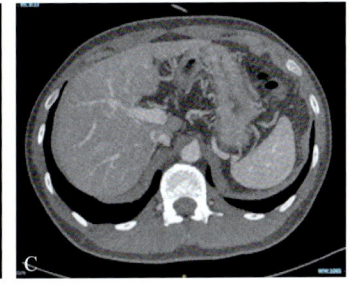

图24-2 门静脉CTV A.门静脉主干增粗;B.脾静脉主干增粗;C.食管胃底静脉迂曲增多。

临床关键问题及处理

关键问题1 为什么会对该患者的"肝硬化"诊断产生疑问?该患者的最终诊断是什么?

该患者肝功能及凝血功能正常,无肝脏失代偿表现,影像学提示门静脉、脾静脉明显增粗,有侧支循环形成,伴有食管胃底静脉增多,临床提示门静脉高压,但该患者肝脏轮廓光滑,没有明显缩小,并不符合典型肝硬化患者所具有的肝脏偏小、表面凹凸不平的表现,且患者肝硬度完全正常,和典型的肝硬化表现并不一致。为明确该患者是否存在肝硬化,和患者沟通后完善肝穿刺活检,结果提示:肝穿刺标本示小叶结构保留,纤维间隔稍增生,小叶内散在点灶坏死,轻度脂肪肝(<33%),CHB-G1S2。与病理科专家共同阅片后发现,该患者门静脉迂曲明显,轻度窦周纤维化,并没有肝硬化表现(图24-3)。结合患者临床显著门静脉高压(clinical significant portal hypertension, CSPH)特征,符合慢性乙型病毒性肝炎合并门静脉肝窦血管性疾病。

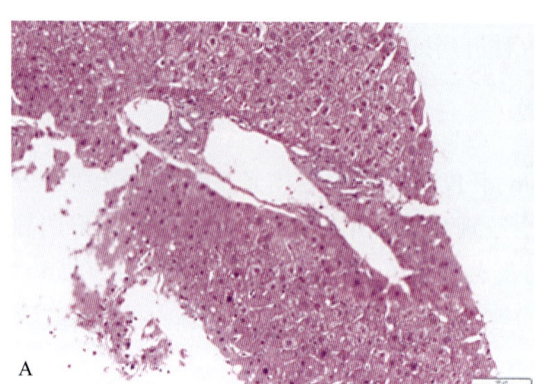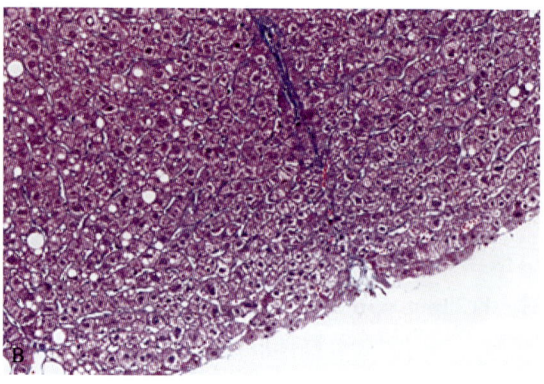

图24-3 病理 A.门静脉迂曲;B.窦周纤维化。

关键问题2 如何诊断PSVD?

门静脉肝窦血管性疾病(PSVD)是2019年才正式提出的一个较为宽泛的临床-病理性概念,是对已有的特发性非硬化性门静脉高压(idiopathic non-cirrhotic portal hypertension, INCPH)概念作出的重要扩展,涵盖了已知的肝损伤病因和早期门静脉与肝窦损伤的情况。其特征是门静脉和肝窦的病变,可伴或不伴门静脉高压。肝活检病理是PSVD诊断的基础,首要条件必须排除肝硬化,其特征性的组织学表现包括结节性再生性增生、闭塞性门静脉病变/门静脉狭窄和不完全间隔纤维化,同时也存在一些非特征性组织学表现,如门静脉异常、结构紊乱、肝窦扩张及轻度窦周纤维化(图24-4)。诊断标准包括:① 肝活检排除肝硬化;② 临床存在特异性门静脉高压征象(食管胃静脉曲张或异位静脉曲张、门静脉高压、门脉血管侧支形成);③ 临床存在非特异性门静脉高压征象(腹水、脾最长轴>13 cm、血小板<150×10^9/L);④ 具有PSVD特异性组织学表现;⑤ 具有PSVD非特异性组织学表现。确立PSVD的诊断需满足①+②或①+④或①+③+⑤。

PSVD是由不同病因引起的一组疾病,完全可以合并酒精相关和非酒精性脂肪性肝病、病毒性肝炎或门静脉血栓形成等,尤其是乙肝患者的门静脉高压,如果不能用肝硬化解释时,需要考虑PSVD的可能。临床上如果出现门静脉高压的表现,但肝硬度LSM < 10 kPa,肝脏表面光滑,或者有某些特殊药物使用史(如奥沙利铂),或者具备血液病(如骨髓纤维化等)基础,需要怀疑PSVD的可能,建议对这类患者尽早完善肝穿刺检查。

关键问题3 如何治疗PSVD?

由于缺乏有关PSVD治疗方案的大型前瞻性和多中心研究,目前仍建议根据肝硬化门静脉高压指南来处理相关并发症,包括药物治疗(如卡维地洛、普萘洛尔等)、内镜下套扎

24 一场"肝硬化"的迷雾——慢性乙型病毒性肝炎合并门静脉肝窦血管性疾病

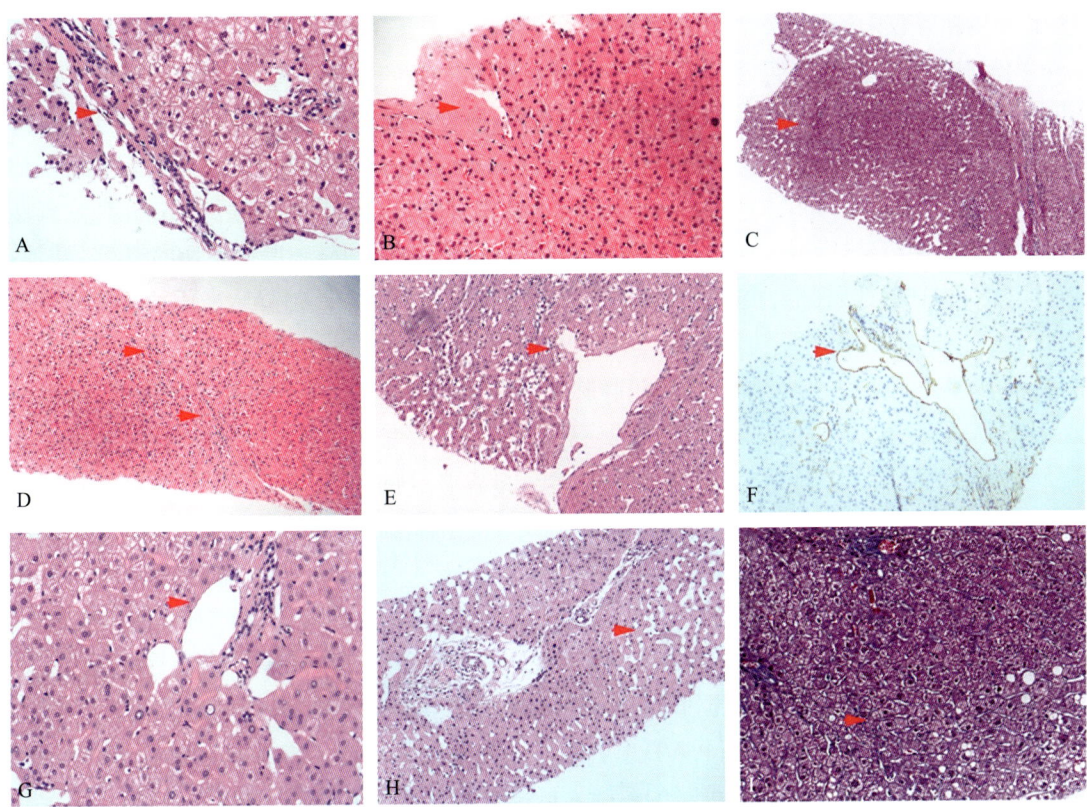

图 24-4 PSVD 的特异性组织学特征和非特异性组织学特征　A. 门静脉闭塞；B. 门静脉纤维化；C. 结节性再生性增生；D. 不完全性间隔纤维化。A～D. PSVD 的特异性组织学特征；E～G. 门静脉异常（疝入、迂曲）。H. 肝窦扩张；I 窦周纤维化。E～I. PSVD 的非特异性组织学特征。

曲张的食管胃底静脉预防消化道出血、介入手术栓塞曲张的静脉、在已经发生消化道出血的患者中进行经颈静脉肝内门体分流术（transjugular intrahepatic portosystemic shunt, TIPS）等。PSVD 的病因学尚在进一步探索中，可能和某些药物（如肿瘤化疗药物奥沙利铂）、免疫性疾病、血液系统疾病、凝血障碍、感染性疾病以及遗传相关，并且这些患者存在同时暴露于多种病因的可能，因此关于 PSVD 的病因值得进一步探索和完善。但去除病因的治疗还是相当重要的，因此临床医生在诊断 PSVD 时需要尽量仔细溯源 PSVD 的相关病因，以求在治疗过程中去除病因。

背景知识介绍

门静脉高压是慢性肝病晚期的主要临床表现之一，可导致静脉曲张出血、腹水。出现门静脉高压往往提示慢性肝病患者已有肝硬化。它通常在患有慢性乙型病毒性肝炎、酗酒、肥胖或其他代谢紊乱的患者中发展成严重慢性肝病。然而，在少数患者中，即使没有肝硬化也可能出现门静脉高压。上述情况被称为特发性非肝硬化门静脉高压（INCPH），其机制尚不清楚,目前的治疗仅限于门静脉高压的管理。

门静脉肝窦血管性疾病(PSVD)是一个更为宽泛的临床-病理性概念,是对已有的INCPH概念作出的重要扩展。既往的观点认为,INCPH是多种病因不明的肝损伤过程的共同结局,即出现门静脉高压与相关并发症。但在发生门静脉高压前,门静脉与肝脏出现的相关损伤却缺乏相关描述与定义。PSVD对这一部分进行了补充,同时也涵盖了已知肝损伤病因(病毒性肝炎、代谢功能障碍性肝病与酒精相关性肝病等)和早期对门静脉与肝窦损伤的情况;此外,相对于INCPH的诊断标准,PSVD未排除合并门静脉血栓(PVT)。门静脉高压可在没有肝硬化的情况下发生,比如免疫功能障碍、感染和血栓形成倾向等因素。然而,在没有门静脉高压的患者中也观察到了主要影响肝窦和门静脉周围血管系统的类似组织学异常。因此,最近引入了PSVD这一概念来描述一组肝脏血管疾病,其特征主要是门静脉和肝窦的病变,而不考虑是否存在门静脉高压。肝活检病理是PSVD诊断的基础,其特征性的组织学表现包括结节性再生性增生、闭塞性门静脉病/门静脉狭窄和不完全间隔纤维化/肝硬化。由于PSVD患者可能会合并其他疾病,包括酒精相关和非酒精性脂肪性肝病、病毒性肝炎或门静脉血栓形成,因此应详细评估以上因素对PSVD的影响。除了组织学和临床诊断标准外,影像学和非创伤性检查,如肝脏和脾脏硬度测量,也有助于诊断。然而,由于缺乏对PSVD患者的大型前瞻性和合作性研究,2020年Baveno Ⅶ共识建议根据肝硬化门静脉高血压指南来处理相关并发症。

作为一个全新的临床概念,PSVD患者的早期诊断仍然存在一定困难,目前肝活检仍是PSVD诊断的金标准,尽早发现可疑的目标人群进行确诊并纳入管理是当前的目标。近年对PSVD伴典型门静脉高压特征患者的研究取得了不错的进展,影像学检查、生物标志物及瞬时弹性成像等可以较好地把这部分患者与肝硬化引起的门静脉高压患者区分开来。然而,有文献表明,近70%的PSVD患者在诊断时并不会出现门静脉高压相关表现,他们的临床表现不明显,疾病自然史不明确,肝穿刺检查的依从性较差,临床医生对该类不典型PSVD患者的认识不足,给这部分患者的诊断带来了巨大的挑战。因此,进一步对PSVD患者进行临床数据分析,发现一些早期诊断及预后评价的无创生物标志物,同时从基础研究中对疾病的相关机制进行研究是未来努力的方向。由于PSVD患者起病隐匿,发病率低,既往国内外研究缺乏大样本量及多中心的数据支持,未来需要更多临床研究进行论证。

临床上门静脉高压表现典型(巨脾、血小板降低、反复消化道出血)的患者,通常会被诊断为肝硬化。但有部分患者如本文报道的这例患者,肝脏合成功能正常,肝硬度基本正常或轻度升高,影像学上肝脏形态不小,很有可能存在PSVD引起的非硬化性门静脉高压。此时需要完善肝穿刺活检明确是否存在肝硬化,并积极寻找引起门静脉高压的其他因素。由于PSVD概念提出时间较晚,大多数临床、影像及病理科医生对该疾病认知不足,特别是对于合并慢性乙型病毒性肝炎的患者,经常容易误诊为乙型肝炎肝硬化引起的门静脉高压,对患者造成心理负担,贻误诊治。随着我们对PSVD的认识不断加深,期待未来能够通过多中心的大型临床研究对PSVD的自然史、病理生理过程有更加清晰的认识,并发现更有效的治疗措施。

（王瑾瑜　朱浩翔　张继明）

参·考·文·献

[1] Schouten J N, Verheij J, Seijo S. Idiopathic non-cirrhotic portal hypertension: a review[J]. Orphanet J Rare Dis, 2015, 10: 67.
[2] Khanna R, Sarin S K. Non-cirrhotic portal hypertension- diagnosis and management[J]. J Hepatol, 2014, 60(2): 421-441.
[3] De Gottardi A, Sempoux C, Berzigotti A. Porto-sinusoidal vascular disorder[J]. J Hepatol, 2022, 77(4): 1124-1135.
[4] European Association for The Study of The Liver. Electronic Address E E E. EASL Clinical Practice Guidelines: Vascular diseases of the liver[J]. J Hepatol, 2016, 64(1): 179-202.
[5] Kang J H, Kim D H, Kim S Y, et al. Porto-sinusoidal vascular disease with portal hypertension versus liver cirrhosis: differences in imaging features on CT and hepatobiliary contrast-enhanced MRI[J]. Abdom Radiol (NY), 2021, 46(5): 1891-1903.
[6] Mackie I, Eapen C E, Neil D, et al. Idiopathic noncirrhotic intrahepatic portal hypertension is associated with sustained ADAMTS13 Deficiency[J]. Digestive Diseases and Sciences, 2011, 56(8): 2456-2465.

25

激素抵抗型重症免疫检查点抑制剂相关肝毒性的诊疗

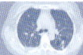

随着免疫治疗在肿瘤患者中的广泛应用,免疫检查点抑制剂(immune checkpoint inhibitors, ICIs)的不良反应并不少见,但是严重至肝功能衰竭,甚为罕见。本例肺癌患者在化疗联合免疫治疗后发生肝功能衰竭,且合并继发性血色病,激素治疗应答不佳,改为免疫抑制剂治疗及控制肝衰竭并发症后病情好转。在此分享其诊疗过程,以期为类似疾病表现的诊治提供参考。

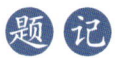

入院病史
患者,男,56岁,安徽省巢湖市无为县人,2023-11-11收入院。

主诉
确诊肺恶性肿瘤5个月余,化疗联合免疫治疗后肝功能异常2个月余。

现病史
患者2023-04无明显诱因出现咳嗽,咳白黏痰,伴消瘦,未予药物治疗。05-09至当地医院呼吸科就诊,胸部CT示:左肺上叶尖后段结节,伴纵隔及左肺门多发肿大淋巴结,部分融合,考虑小细胞肺癌,伴纵隔淋巴结转移可能,包绕肺动脉致其明显狭窄。左肺上叶前段磨玻璃结节,PET-CT提示:左上叶肿瘤伴纵隔及左侧肺门淋巴结转移,FDG代谢增高。06-02收入复旦大学附属华山医院胸外科住院,复查肺部CT(图25-1A)并气管镜下活检病理提示:(左肺气管镜活检)少量穿刺组织内可见散在巢状分布异型上皮样细胞,结合免疫组化符合小细胞癌。于06-16、07-07、08-04和08-23行4次"依托泊苷+卡铂+度伐利尤单抗"(EP+PD-L1)方案化疗,复查肺部CT示肿瘤病灶较前缩小。09-09肝肾功能:谷丙转氨酶(ALT)1 156 U/L↑,谷草转氨酶(AST)475 U/L↑,总胆红素(TBiL)22.8 μmol/L↑,直接胆红素(DBiL)2.0 μmol/L,

碱性磷酸酶（ALP）920 U/L↑，γ-谷氨酰转移酶1 013 U/L↑，总蛋白72 g/L，白蛋白40 g/L，肌酐（SCr）237 μmol/L↑，尿素氮18.3 mmol/L↑，胆碱酯酶6 785 U/L。在4次化疗联合抗PD-L1单抗治疗后，09-18复查肺部CT，肿瘤病灶明显缩小（图25-1B），但出现急性肝功能损害，考虑ICIs相关肝毒性可能，于09-22开始口服甲泼尼龙40 mg qd治疗，10-02减量至36 mg qd，10-07减量至32 mg qd，胆红素继续逐渐下降至正常，转氨酶下降至正常值上限（ULN）3倍以下后，于10-17行"依托泊苷+卡铂+度伐利尤单抗"方案化疗，甲泼尼龙每周减1片。后患者感乏力，胃纳差，逐渐出现皮肤、巩膜黄染，尿色深黄，陶土样大便，为了进一步治疗，收住入院治疗。

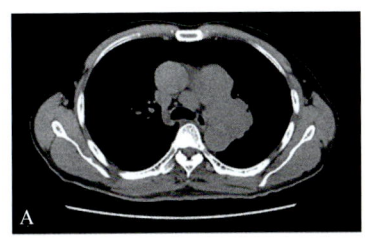 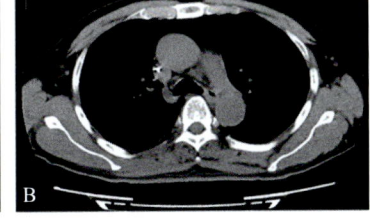 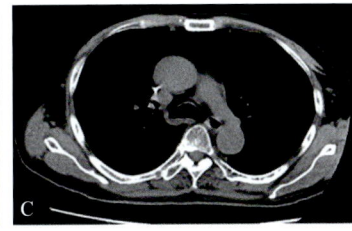

2023-06-04　　　　　　　2023-09-18　　　　　　　2024-03-28

图25-1　化疗前后肺部CT情况　A.为化疗前的肺部CT；B.第4次化疗后的肺部CT；C.停止化疗5个月的肺部CT。

既往史
否认肝炎病史。

个人史
否认化学性物质、放射性物质、有毒物质接触史。否认吸烟、饮酒史。

家族史
否认家族遗传病史。否认家族肿瘤史。

婚育史
已婚、已生育。

入院查体
T：36.6℃，P：82次/分，R：20次/分，BP：102/76 mmHg，身高：166 cm，体重：57.5 kg。神志清楚，回答切题，全身皮肤、黏膜黄染，无肝掌。颈软，无抵抗，双肺呼吸音清晰，未闻及干、湿性啰音。心率82次/分，律齐，未闻及杂音。腹软，全腹无压痛，无肌紧张及反跳痛，肝脾肋下未触及，肝肾脏无叩击痛，肠鸣音4次/分。双下肢无浮肿。

入院后实验室检查及辅助检查
- 血常规（2023-11-12）：白细胞计数$13.20×10^9$/L↑，中性粒细胞绝对值$10.40×10^9$/L↑，中性粒细胞百分比78.8%↑，淋巴细胞百分比13.8%↓，红细胞计数$2.65×10^{12}$/L↓，血红蛋白90 g/L↓，血细胞比容26.6%↓，血小板计数$381×10^9$/L↑，C反应蛋白16.49 mg/L↑。
- 生化检查（2023-11-12）：谷丙转氨酶23 U/L，谷草转氨酶78 U/L↑，总胆红素152.7 μmol/L↑，直接胆红素82.1 μmol/L↑，碱性磷酸酶548 U/L↑，γ-谷氨酰转移酶414 U/L↑，总蛋白69 g/L，白蛋白36 g/L，胆碱酯酶4 802 U/L↓，肌酐137 μmol/L↑，eGFR（EPI公式计

算)49.33 mL/min↓,尿素氮8.1 mmol/L↑,尿酸0.313 mmol/L,血清钾3.6 mmol/L,血清钠136 mmol/L↓,血清磷1.52 mmol/L↑,二氧化碳结合力24.6 mmol/L,血清氯101 mmol/L,血清钙2.34 mmol/L,血清镁0.7 mmol/L,血氨26 μmol/L。

- 心肌酶谱(2023-11-17):乳酸脱氢酶232 U/L,肌酸激酶14 U/L↓,α-羟丁酸脱氢酶191 U/L↑。
- 凝血功能(2023-11-13):国际标准化比值(INR)1.47↑,凝血酶原时间17.0秒↑,活化部分凝血活酶时间32.7秒↑,纤维蛋白原定量5.9 g/L↑,纤维蛋白降解产物<2.5 μg/mL,D-二聚体<0.28 FEUmg/L,凝血酶时间12.5秒↓,抗凝血酶Ⅲ 150.0%↑,抗Xa(普通肝素)0.10 IU/mL,抗Xa(低分子肝素)0.08 IU/mL。
- 病原体筛查(2023-11-14):甲型肝炎病毒IgM抗体、乙肝两对半、丙肝抗体、戊肝IgM抗体、戊肝IgG抗体均(-),全血EB病毒DNA定量检测低于检测下限,巨细胞病毒(CMV)-DNA低于检测下限,人类免疫缺陷病毒抗体(-),梅毒螺旋体抗体(-)。
- 甲状腺功能(2023-11-13):促甲状腺素受体抗体<0.80 IU/L,降钙素6.7 ng/L,促甲状腺激素3.25 mIU/L,甲状腺过氧化物酶抗体15.1 U/mL,甲状腺球蛋白抗体14.0 U/mL,甲状腺素55.3 nmol/L↓,三碘甲状腺原氨酸0.88 nmol/L↓,游离甲状腺素11.90 pmol/L↓,游离三碘甲状腺原氨酸2.82 pmol/L↓,甲状腺球蛋白1.45 ng/mL↓。
- 自身免疫性肝病抗体谱(2023-11-14):抗线粒体M2亚型抗体11(弱+),抗RO-52抗体1(-),抗肝肾微粒体抗体1(-),抗肝细胞溶质抗原Ⅰ型抗体2(-),抗可溶性肝/胰抗体2(-),抗丙酮酸脱氢酶复合物[M2-3E(BPO)]抗体2(-),抗可溶性磷酸化核蛋白(Sp100)抗体4(-),抗核孔膜糖蛋白(gp210)抗体2(-),抗早幼粒细胞白血病抗原(PML)抗体1(-)。

入院后诊疗经过

入院后予甲泼尼龙40 mg qd(11-17～11-24),40 mg q12h ivgtt(11-25～12-01),60 mg qd(12-01～12-08),40 mg qd(12-09起),头孢曲松2 g qd ivgtt(11-24～12-07)抗感染,泊沙康唑口服混悬液预防真菌感染(11-28～12-06),复方甘草酸苷、还原型谷胱甘肽保肝,熊去氧胆酸、腺苷蛋氨酸利胆,予人工肝血浆置换模式治疗6次(11-27、11-29、12-01、12-7、12-13、12-15)。12-04 CMV-DNA回报:$7.37×10^2$ copies/mL,予更昔洛韦0.25 g q12h ivgtt治疗(12-04～12-13),因CMV DNA病毒载量下降缓慢,换为膦甲酸钠6 g qd ivgtt(12-14～12-20)抗病毒治疗,12-18 CMV DNA转阴,12-20停用膦甲酸钠。12-05因患者肝功能转氨酶和胆红素进一步升高,加用免疫抑制剂吗替麦考酚酯(MMF)0.25 g bid po治疗,同时予复方磺胺甲噁唑2片 qd po预防耶氏肺孢子菌感染。后复查肝功能示转氨酶升高,考虑泊沙康唑药物性肝损害不能除外,12-06停用泊沙康唑,加用双环醇降酶治疗。此外,患者铁蛋白、铁饱和度明显升高,存在铁过载,根据血液科会诊建议予地拉罗司祛铁治疗,12-07加用地拉罗司500 mg qd饭前半小时口服。12-15患者出现发热,体温最高39.3℃,伴畏寒,完善相关检查后予万古霉素(12-15～12-20)、美罗培南(12-15～12-20)抗感染治疗,同时再次予泊沙康唑口服液(12-14～12-18)后改为泊沙康唑片300 mg qd po(12-18～12-20)预防真菌感染,患者体温逐渐降至正常。患者球蛋白降低，予丙种球蛋白 5 g qd ivgtt 纠正低球蛋白血症（12-19 ～ 12-21）。

12-23 患者出现 3 次鲜血便，每次约 200 mL，急查血红蛋白 53 g/L↓，予告病危、止血、抑酸及补液等对症处理，并输注红细胞悬浮液 4 U、血浆 200 mL。由于患者处于肝衰竭并且使用激素及免疫抑制剂，此次出现消化道出血，口腔见真菌斑，12-24 予停用 MMF，加用卡泊芬净 50 mg qd 抗真菌治疗。12-25 复查肝功能：谷丙转移酶 78 U/L↑，谷草转移酶 92 U/L↑，总胆红素 397.4 μmol/L↑，直接胆红素 373.5 μmol/L↑，碱性磷酸酶 482 U/L↑，γ-谷氨酰转移酶 822 U/L↑，球蛋白 12.9 g/L。胆红素再次升高的原因考虑急性消化道出血引起缺血、缺氧，从而加重肝损，继续抑酸、止血等对症治疗，并补充球蛋白至球蛋白水平恢复至正常范围。后复查粪隐血阴性，血红蛋白上升，消化道出血控制。胃镜检查（12-27）和肠镜检查（12-28）均未见明显出血灶。复查肝功能（2023-12-28）：谷丙转移酶 462 U/L↑，谷草转移酶 378 U/L↑，总胆红素 424.3 μmol/L↑，直接胆红素 369.5 μmol/L↑，碱性磷酸酶 878 U/L↑，γ-谷氨酰转移酶 1 513 U/L↑；脂肪酶 516 U/L↑，淀粉酶 344 U/L。后续多次复查胆红素及转氨酶下降不明显，考虑患者激素不敏感，予甲泼尼龙逐渐减量（2024-01-02 减至 32 mg qd，01-09 减至 28 mg qd，01-13 减至 20 mg qd，01-18 减至 12 mg qd，01-23 减至 8 mg qd），MMF 逐渐加量治疗 ICIs 相关肝毒性（2023-12-29 加用 MMF 0.25 g bid 治疗，2024-01-02 加量至 0.5 g bid，01-10 加量至 0.75 g bid）。患者有铁蛋白和铁饱和度升高，在治疗过程中激素应答不佳，总胆红素进行性升高，为了明确肝损伤原因，01-10 行肝穿刺，肝脏病理结果回报：(肝) 少量肝组织轻度小叶炎，少许胆汁淤积与肝细胞脱失性坏死，大量铁沉积，符合肿瘤相关性药物治疗后肝损伤伴继发性血色病（图 25-2）。患者确实存在铁过载，但由于病理提示药物性肝损伤为主，结合病史，总胆红素升高的主要原因为 ICIs 相关肝毒性，化疗药物和继发血色病不是肝损伤主要原因，因此暂不予地拉罗司祛铁治疗。患者肝功能虽然碱性磷酸酶、γ-谷氨酰转移酶升高为主，AMA-M2 弱阳性（滴度 11，正常值上限为 10），但是患者化疗前肝功能正常，肝穿刺病理未见原发性胆汁性胆管炎（PBC）典型表现，因此 PBC 依据不足。01-10 查 CMV DNA 5.07×10^3 copies/L，再次予更昔洛韦 0.25 g bid 抗病毒治疗，01-17 复查 CMV DNA 转阴，01-23 停用更昔洛韦。

01-19 复查铁代谢：铁蛋白>10 000 μg/L↑，铁饱和度 91%↑，总铁结合力 36.2 μmol/L↓，

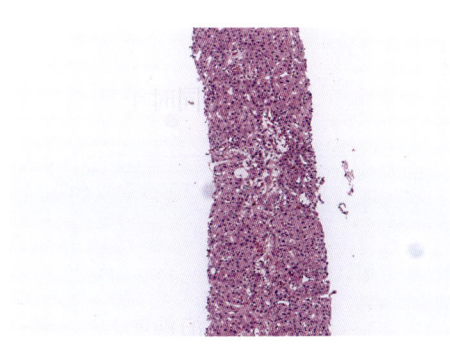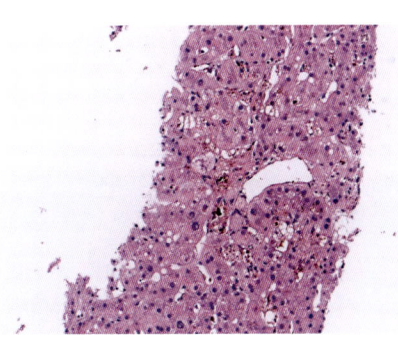

图 25-2　肝穿刺病理图片

转铁蛋白1.8 g/L↓，不饱和铁结合力3.4 μmol/L↓。01-26复查血常规：白细胞计数8.24×10⁹/L，血红蛋白115 g/L↓，血小板计数204×10⁹/L；肝功能：谷丙转移酶185 U/L↑，谷草转移酶138 U/L↑，总胆红素123.7 μmol/L↑，直接胆红素119.6 μmol/L↑，碱性磷酸酶1 024 U/L↑，γ-谷氨酰转移酶1 452 U/L↑，白蛋白34.8 g/L↓；凝血功能：国际标准化比值0.92，D-二聚体0.69 FEUmg/L↑。患者一般情况好，体温平，全身皮肤、巩膜黄染较前明显减轻，肝功能较前好转，01-29予带药出院，口服MMF 750 mg tid，甲泼尼龙8 mg qd，甘草酸二铵肠溶胶囊100 mg tid，熊去氧胆酸胶囊250 mg tid，艾司奥美拉唑镁肠溶胶囊20 mg qd，碳酸钙1片qd等药物治疗。

出院后02-14查肝功能：谷丙转移酶195 U/L↑，谷草转移酶95 U/L↑，总胆红素88.6 μmol/L↑，直接胆红素57 μmol/L↑，碱性磷酸酶583 U/L，γ-谷氨酰转移酶1 598 U/L，INR 0.77。02-21复查肝功能：谷丙转移酶174 U/L↑，谷草转移酶92 U/L↑，总胆红素61.9 μmol/L↑，直接胆红素38.9 μmol/L↑，碱性磷酸酶629 U/L，γ-谷氨酰转移酶1 538 U/L，INR 0.77，甲泼尼龙减量为4 mg qd口服。03-01复查肝功能：谷丙转移酶200 U/L↑，谷草转移酶115 U/L↑，总胆红素38.6 μmol/L↑，直接胆红素30.2 μmol/L↑，碱性磷酸酶952 U/L，γ-谷氨酰转移酶1 761 U/L，铁蛋白20 159 ng/ml，03-09开始加用地拉罗司500 mg qd饭前30分钟口服。03-28复查肝功能：谷丙转移酶83 U/L，谷草转移酶57 U/L，总胆红素28.7 μmol/L，碱性磷酸酶440 U/L，γ-谷氨酰转移酶944 U/L，白蛋白34 g/L，球蛋白18 g/L，铁蛋白9 890 ng/mL，较前好转，停用激素，MMF保留750 mg bid，熊去氧胆酸、甘草酸二铵和地拉罗司保留原剂量。虽然患者停用化疗较长时间，复查肺部CT示肺部肿瘤病灶无明显增大（图25-1C）。05-09外院复查血常规：白细胞5.4×10⁹/L，淋巴细胞1.5×10⁹/L，血红蛋白114 g/L；肝功能：谷丙转氨酶93 U/L，谷草转氨酶60 U/L，总胆红素22.17 μmol/L，碱性磷酸酶491 U/L，γ-谷氨酰转移酶673 U/L，白蛋白41.6 g/L，球蛋白23.2 g/L，铁蛋白9 053 ng/mL，MMF减量为500 mg bid，肝功能变化趋势见图25-3。目前，患者病情稳定，仍在随访中。

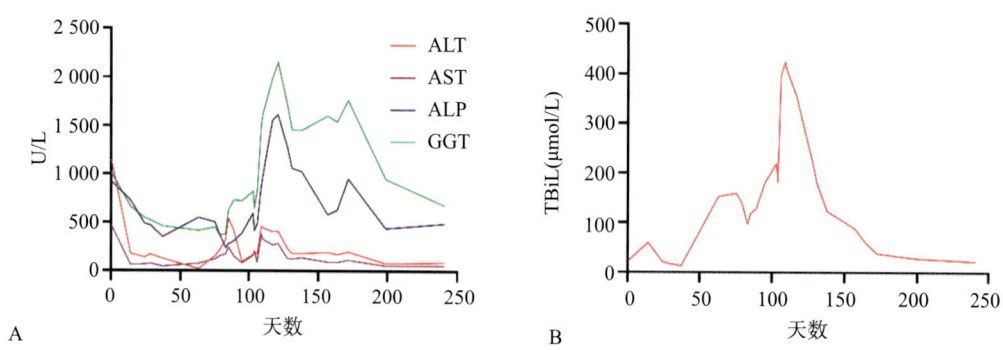

图25-3 肝功能变化趋势图 A.转氨酶变化趋势图；B.总胆红素变化趋势图。
ALT：谷丙转氨酶；AST：谷草转氨酶；ALP：碱性磷酸酶；GGT：γ-谷氨酰转移酶。

临床关键问题及处理

关键问题1 免疫检查点抑制剂肝毒性使用激素治疗效果不佳的时候，如何选择二线治疗药物，以及治疗过程中的注意事项

患者化疗联合免疫治疗4个疗程后发生急性肝损伤，虽然化疗药物也可以引起肝损伤，但化疗药物引起的肝损伤一般是化疗后立即发生的，而ICIs相关肝毒性反应最常出现在首次用药后6～14周，该患者为首次用药后第11周出现肝损伤，因此考虑为ICIs相关肝毒性反应。患者谷丙转氨酶>8倍ULN，为CTCAE分级中的4级不良反应。该患者总胆红素>171 μmol/L，INR>1.5，发生肝衰竭，预后不佳。发生3～4级肝炎患者推荐高剂量的糖皮质激素静脉治疗24～48小时，序贯泼尼松1～2 mg/kg至少治疗30天。如经过糖皮质激素治疗48小时，肝功能无改善或有恶化趋势，推荐MMF 500 mg bid治疗，因此本例患者加用MMF治疗，后由于肝功能改善不明显，MMF加量至750 mg bid，后肝功能逐渐好转。复旦大学附属华山医院感染科的一项10年的病例对照研究发现，肝衰竭患者发生CMV再激活的重要危险因素是使用糖皮质激素，一旦发生CMV再激活，增加3倍的死亡风险，因此建议如果肝衰竭患者使用糖皮质激素，应监测CMV DNA，以早期发现CMV再激活并及时治疗。本例患者发生肝衰竭，在使用激素的过程中，监测CMV DNA，发生2次CMV再激活，经过及时治疗，CMV DNA转阴。

关键问题2 继发性血色病的治疗方案和启动治疗的时机

血色病是由于体内铁沉积过多导致组织损伤的疾病，遗传性血色病主要治疗方法是放血疗法，继发性血色病需根据病因进行治疗，可予去铁胺或地拉罗司药物祛铁治疗，其中去铁胺需静脉或肌注治疗，地拉罗司为口服治疗，后者使用更为方便。血色病病理上一般很少有炎症反应，不能解释本例患者肝功能转氨酶和总胆红素急性升高。由于有文献报道地拉罗司在1期和2期临床试验中出现肝肾功能损伤，因此等该患者肝功能好转后再开始用地拉罗司祛铁治疗。03-01总胆红素降低至2倍ULN以内，加用地拉罗司治疗。经过地拉罗司治疗后，患者复查铁蛋白逐步下降。

背景知识介绍

免疫检查点抑制剂已成为肿瘤治疗领域的突破性进展之一，在临床应用中会出现由于ICIs独特的作用机制导致不良反应事件发生，称为免疫相关不良事件（immune-related adverse events, irAEs）。这些不良事件存在预测和识别困难，并发症多等问题，不但影响疗效，还严重威胁患者生命安全。既往研究显示，irAEs可累及全身各脏器和组织。所有级别irAEs的发生率为65%～76%，3级以上irAEs发生率为3%～5%，尽管大部分毒性为轻度且可逆，但仍存在0.3%～1.3%的严重致死性毒性，是造成肿瘤患者非预期死亡的重要原因。不同的ICIs出现肝炎的发生率不同，抗CTLA-4治疗出现肝炎的发生率为1.9%，抗PD-1为1.2%，抗PD-L1为1.5%，但是抗CTLA-4联合抗PD-1为17.6%。抗PD-1发生3～4级肝炎发生率为1.1%，抗PD-L1为0.8%，但是抗CTLA-4联合抗PD-1为8.3%。该患者使用的度伐利尤单抗为抗PD-

L1药物,发生3～4级肝炎的发生率仅0.8%,发生肝衰竭属于罕见情况。

诊断ICIs相关肝毒性是用药后ALT升高,并且排除包括病毒性肝炎(甲型、乙型、丙型、丁型、戊型肝炎病毒,EB病毒,巨细胞病毒和水痘-带状疱疹病毒等)、自身免疫性肝病(筛查抗核抗体、抗平滑肌抗体、抗自身免疫性肝病抗体谱和抗线粒体抗体等),以及肝脏超声检查以排除门静脉血栓。上述任何项目是阳性结果都应进一步检查,如果阴性结果,患者可以按照ICIs相关肝毒性指南进行治疗。在极少数情况下,可能需要进行肝活检,但风险大且获益相对较低。肝脏组织病理学上,ICIs相关肝毒性的特征是小叶炎症为主,门脉炎症较轻,浸润的炎性细胞主要是$CD3^+/CD8^+$ T细胞,胆管损伤罕见或非常轻微,抗CTLA-4相关肝炎常有非坏死性肉芽肿。该患者总胆红素恢复缓慢,肝穿刺发现患者合并血色病。在有肝病基础的患者,发生ICIs相关肝毒性,需要综合治疗,恢复更困难。

发生1～2级ICIs相关肝毒性通常是密切监测肝功能,以确保早期发现肝功能恶化至3～4级。发生3～4级肝毒性患者推荐高剂量糖皮质激素静脉治疗24～48小时,序贯泼尼松1～2 mg/kg至少治疗30天。在肝功能恢复到至少1级之前,停止免疫治疗更安全。任何超过正常上限8倍的肝功能损伤都应每周查3次肝功能,直到发现好转趋势。如经过激素治疗48小时,肝功能无改善或有恶化趋势,推荐MMF 500 mg bid治疗。在难治性病例中,有报道抗胸腺细胞球蛋白(anti-human thymocyteglobulin, ATG)1.5 g/kg的剂量持续48小时,成功治疗了1例伊匹木单抗(ipilimumab)相关肝毒性的患者。有一项研究使用抗IL-6抗体托珠单抗(toclizumab)治疗包括肝炎在内的所有IrAE,近80%的患者获得临床改善。ICIs相关肝毒性在停药后可能需要长达3个月左右的时间才能完全缓解。

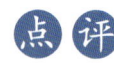

IrAE早期识别和治疗至关重要,因为大多数得到适当治疗的患者表现出良好的临床反应,病情缓解,严重并发症较少。ICIs相关肝毒性需要密切监测,在严重病例中有时需要暂时停用ICIs,但总体而言,对糖皮质激素的治疗反应良好。但本例患者开始对糖皮质激素治疗反应良好,激素减量后肝炎复发,激素加回原剂量治疗应答不佳,加用MMF后肝功能逐步恢复。在激素和免疫抑制剂使用过程中,患者并发CMV等机会性感染也得到及时有效的治疗。此外,患者还合并继发性血色病,正确判断肝损伤的原因,恰当的启动祛铁治疗时机,也是十分重要的。并且,即便是肝衰竭患者亦主要死于并发症,而非死于高胆红素血症,去除诱发因素,控制并发症,等待肝细胞再生,ICIs相关肝毒性多数3个月可以完全缓解。

(王冰瑶　邓杨柳　杜尊国　徐玉萍　陈小玲　胡亚男
郑建铭　虞胜镭　金嘉琳　杨飞飞)

参·考·文·献

[1] Shivaji UN, Jeffery L, Gui X, et al. Immune checkpoint inhibitor-associated gastrointestinal and hepatic adverse events and their management[J]. Therap Adv Gastroenterol, 2019, 12: 1756284819884196.

[2] Yang Q, Zhou Z, Yang X, et al. Latent Cytomegalovirus Reactivation in Patients With Liver Failure: A 10-Year Retrospective Case-Control Study, 2011−2020[J]. Front Cell Infect Microbiol, 2021, 11: 642500.

[3] Adams PC, Jeffrey G, Ryan J. Haemochromatosis[J]. Lancet, 2023, 401(10390): 1811−1821.

[4] 中国医师协会呼吸医师分会,中国医师协会肿瘤多学科诊疗专业委员会.免疫检查点抑制剂相关毒性防治与管理建议[J].中华医学杂志,2022,102(24):1811−1832.